信息素养文库·高等学校信息技术系列教材

本教材为南京医科大学康达学院2020年度特色教材（KD2020TSJC003）
江苏省第十六批"六大人才高峰"高层次人才选拔培养C类资助项目（XYDXX-245）
江苏高校"青蓝工程"资助项目
江苏高校哲学社会科学研究资助项目

医学信息素养教程

主　编　张鸿来　顾金媛

副主编　胡　月　闫珮珮　曹悦德
　　　　郑洪燕　沈广东　张志伟

　南京大学出版社

内容简介

本教材作为医学信息素养教育的教学参考书,包括信息素养基础、信息检索基础、书目信息检索、特种文献、中文数据库、外文数据库、网络信息检索、医学信息评价与利用等内容。本教材深入浅出、简明扼要,对医学生提高信息素养,具有很强的指导性和实用性。本教材的宗旨在于帮助医学生学习利用各种信息资源,掌握信息检索的知识和技能,提高医学生获取信息的能力,增强信息意识,提高医学信息素养。本教材可作高等医学院校教材,也可作为医药卫生工作人员提高信息和科研素养能力的学习资源。

图书在版编目(CIP)数据

医学信息素养教程/张鸿来,顾金媛主编. — 南京:
南京大学出版社,2020.12
(信息素养文库)
ISBN 978 - 7 - 305 - 23918 - 2

Ⅰ.①医… Ⅱ.①张… ②顾… Ⅲ.①医学信息－信
息素养－医学院校－教材 Ⅳ.①R - 058

中国版本图书馆 CIP 数据核字(2020)第 220661 号

出版发行	南京大学出版社
社　　址	南京市汉口路 22 号　　　　邮　编　210093
出 版 人	金鑫荣

书　　名	**医学信息素养教程**
主　　编	张鸿来　顾金媛
责任编辑	吕家慧　　　　　　　　编辑热线　025 - 83592655
照　　排	南京开卷文化传媒有限公司
印　　刷	南京人民印刷厂有限责任公司
开　　本	787×1092　1/16　印张 13　字数 320 千
版　　次	2020 年 12 月第 1 版　　2020 年 12 月第 1 次印刷
ISBN	978 - 7 - 305 - 23918 - 2
定　　价	34.80 元

网　　址	http://www.njupco.com
官方微博	http://weibo.com/njupco
官方微信号	NJUyuexue
销售咨询热线	(025)83594756

前　言

　　信息素养(information literacy)又称信息素质、信息能力，本质是全球信息化需要人们具备的一种基本能力，最早是由美国信息产业协会主席保罗·泽考斯基(Paul Zurkowski)于1974年提出的，并概括为"利用大量的信息工具及主要信息源使问题得到解答的技术和技能"。2015年初，美国大学与研究图书馆协会(ACRL)专门针对高等教育制定了新的信息素养教育标准——《高等教育信息素养教育框架》，强化了当今时代大学生应当具备的综合信息素养，尤其是在学术能力、研究能力、批判性思维能力、反思性学习能力等与元素养有关的元认知能力的培养。至此，信息素养教育的内涵和外延更加丰富和宽泛。那么，如何变革信息素养教育，提升大学生的信息素养能力，就成了需要深入探讨和迫切需要解决的命题。

　　随着科技的迅猛发展和医学信息的快速增长，社会对医学信息素养的要求越来越高。当代医学生、广大医疗工作者只有掌握医学研究最新动态，不断学习，才能更好地提高医疗技术并应用于临床实践。而医学信息检索、收集、评价和有效应用是医学生在专业学习中重要的一环，也是医务工作者终身学习的必备技能之一，培养和提升医学生信息素养能力是高等医学院校培养目标之一。

　　本教材共8章：第1章信息素养基础，简要介绍医学信息素养的基础理论和基本概念，包括信息类型、信息素养的概念等，并对信息意识、信息伦理、信息法律等相关内容做了阐述。第2章信息检索基础，详细讲解计算机检索基本原理，检索语言，信息检索技术，信息检索的途径、方法和步骤以及检索效果评价。第3章书目信息检索，主要介绍图书馆馆藏数目的检索，包括中国图书馆分类法、书目检索系统及图书馆服务等内容。第4章特种文献，详细介绍学位论文、会议文献、专利文献、标准文献、政府出版物、科技报告等特种文献的概念、类型及检索工具。第5章中文数据库，以SinoMed、中国知网、万方、读秀等为例，介绍中文医学信息检索的方法和途径。第6章外文文摘数据库，以PubMed、Web of Science、Science Direct、Wiley Online Library等为例，介绍国外主要生物医学数据库和综合性全文数据库的检索方法和途径。第7章网络信息检索，介绍网络医学信息资源，包括搜索引擎、网络医学参考工具书、基础医学信息资源、临床医学信息资源等内容。第8章医学信息评价与利用，介绍医学文献管理、常用文献管理软件、医学论文写作以及信息伦理道德及规范等内容，为医学生和医务工作者更好地利用医学信息资源提供帮助。

本教程深入浅出、简明扼要，对医学生提高信息素养，具有很强的指导性和实用性。本教程的宗旨在于帮助医学生学习利用各种信息资源，掌握信息检索的知识和技能，提高医学生获取信息的能力，增强信息意识，提高医学信息素养。

在本书的编写过程中广泛吸取了国内外大量的相关研究成果，参考和引用了许多专家学者的有关著述，在此谨致以诚挚的谢意。

本书由南京医科大学康达学院的张鸿来，顾金媛担任主编，一并负责全书的整体策划及统稿；南京医科大学康达学院的胡月、闫珮珮、曹悦德、郑洪燕，南京卫生高等职业技术学校的沈广东和南京大学金陵学院的张志伟担任副主编；编委成员还有(以姓氏笔画为序)：南京医科大学康达学院的马超、王欣、汤昕霖、张宁、陆茹、陈孝东、杨维静、孟颖、路阳等。感谢教材编写组成员在各自繁琐的工作之余以极其认真、细致的态度撰写自己负责的部分。感谢领导对该教材编写工作的指导和支持。

由于水平所限，本教程难免有错误或不当之处，望读者指正。

编　者

2020 年 10 月

目 录

第1章

信息素养基础

1.1 信息素养的相关概念

1.1.1 信息素养的概念

信息素养(information literacy)又称信息素质或信息能力,其本质是全球信息化需要人们具备的一种基本能力。信息素养最早是由美国信息产业协会主席保罗·泽考斯基(Paul Zurkowski)于1974年提出的,并概括为"利用大量的信息工具及主要信息源使问题得到解答的技术和技能"。简单定义来自1989年美国图书馆学会(American Library Association, ALA),该定义包括:能够判断什么时候需要信息,并且懂得如何去获取信息,如何去评价和有效利用所需的信息。现在一般认为信息素养是个体(人)对信息活动的态度以及对信息的获取、分析、加工、评价、创新、传播等方面的能力,它是一种对目前任务需要什么样的信息、在何处获取信息、如何获取信息、如何加工信息、如何传播信息的意识和能力。

随着人们对信息素养进一步的认识,现在认为信息素养是信息意识、信息能力和信息道德的总和,是人的整体素质的一部分。它是未来信息社会生活必备的基本能力,是创新型人才的基本素养。

1.1.2 信息素养的内容和内涵

(1) 信息素养的内容

信息素养包含了技术和人文两个层面的意义:从技术层面来讲,信息素养反映的是人们利用信息的意识和能力;从人文层面来讲,信息素养也反映了人们面对信息的心理状态。具体而言,信息素养应包含以下五个方面的内容。

① 热爱生活,有获取新信息的意愿,能够主动地从生活实践中不断地查找、探究新信息。

② 具有基本的科学和文化常识,能够较为自如地对获得的信息进行辨别和分析,正确地加以评估。

③ 可灵活地支配信息,较好地掌握选择信息、拒绝信息的技能。

④ 能够有效地利用信息,表达个人的思想和观念,并乐意与他人分享不同的见解或资讯。

⑤ 无论面对何种情境,能够充满自信地运用各类信息解决问题,有较强的创新意识和进取精神。

美国提出的"信息素养"概念则包括三个层面:文化层面(知识方面)、信息意识(意识方面)、信息技能(技术方面)。经过一段时期之后,正式定义为:"要成为一个有信息素养的人,他必须能够确定何时需要信息,并已具有检索、评价和有效使用所需信息的能力。"

而在《信息素养全美论坛的终结报告》中,再次对信息素养的概念做了详尽表述:"一个有信息素养的人,他能够认识到精确和完整的信息是做出合理决策的基础;能够确定信息需求,形成基于信息需求的问题,确定潜在的信息源,制定成功的检索方案,以包括基于计算机的和其他的信息源获取信息、评价信息、组织信息用于实际的应用,将新信息与原有的知识体系进行融合以及在批判思考和问题解决的过程中使用信息。"

(2) 信息素养的内涵

信息素养的内涵包括四个方面:信息意识、信息能力、信息道德、终身学习的能力。

① 信息意识

信息意识指人们对情报现象的思想观点和人的情报嗅觉程度,是人们对社会产生的各种理论、观点、事物、现象从情报角度的理解、感受和评价能力。具体来说它包含了对于信息敏锐的感受力、持久的注意力和对信息价值的判断力、洞察力。

② 信息能力

信息能力也可以说是信息技能,包括确定信息需求的时机、选择信息源、高效获取信息、处理评估信息、有效利用信息的能力。

③ 信息道德

信息道德指人们在信息活动中应遵循的道德规范,如保护知识产权、尊重个人隐私、抵制不良信息等。

④ 终身学习的能力

获得终身学习的能力是信息素养教育的终极目标。信息素养教育应该把焦点放在学习者身上,即受教育者或者被培训者身上,而不是放在指导者或者教员身上,让学习者学会学习,获得终身学习的能力。

1.1.3 信息素养的特征

信息技术的发展已使经济非物质化,世界经济正加速向信息化迈进,人类已自然地进入信息时代。21 世纪是高科技时代、航天时代、基因生物工程时代、纳米时代、经济全球化时代等等,但不管怎么称呼,21 世纪的一切事业、工程都离不开信息,从这个意义来说,称 21 世纪是信息时代更为确切。

在信息社会中,物质世界正在隐退到信息世界的背后,各类信息组成人类的基本生存环境,影响着芸芸众生的日常生活方式,因而构成了人们日常经验的重要组成部分。虽然信息素养在不同层次的人们身上体现的侧重面不一样,但概括起来,它主要具有五大特征:① 捕捉信息的敏锐性;② 筛选信息的果断性;③ 评估信息的准确性;④ 交流信息的自如性;

⑤ 应用信息的独创性。

1.1.4 信息素养的表现

信息素养主要表现为以下 8 个方面的能力：

（1）运用信息工具

能熟练使用各种信息工具，特别是网络传播工具。

（2）获取信息

能根据自己的学习目标有效地收集各种学习资料与信息，能熟练地运用阅读、访问、讨论、参观、实验、检索等获取信息的方法。

（3）处理信息

能对收集的信息进行归纳、分类、存储记忆、鉴别、遴选、分析综合、抽象概括和表达等。

（4）生成信息

在信息收集的基础上，能准确地概述、综合、履行和表达所需要的信息，使之简洁明了、通俗流畅并且富有个性特色。

（5）创造信息

在多种收集信息的交互作用的基础上，迸发创造思维的火花，产生新信息的生长点，从而创造新信息，达到收集信息的终极目的。

（6）发挥信息的效益

善于运用接收的信息解决问题，让信息发挥最大的社会和经济效益。

（7）信息协作

使信息和信息工具作为跨越时空的、"零距离"的交往和合作中介，使之成为延伸自己的高效手段，以此同外界建立多种和谐的合作关系。

（8）信息免疫

浩瀚的信息资源往往良莠不齐，需要我们有正确的人生观、价值观、甄别能力，以及自控、自律和自我调节能力，能自觉抵御和消除垃圾信息和有害信息的干扰和侵蚀，并且完善合乎时代的信息伦理素养。

1.1.5 信息素养的评价标准

国外的信息素养标准很多，其中以 ACRL 标准、ANZIIL 标准以及 SCONUL 标准最为著名。

（1）ACRL 标准

ACRL 标准是美国大学与研究图书馆协会（ACRL）在 2000 年制定的高等教育信息素养评价标准，它包括 5 个一级指标，22 个二级指标和 86 个具体的三级指标。

（2）ANZIIL 标准

ANZIIL 标准是澳大利亚与新西兰高校信息素质联合工作组（ANZIIL）在 2001 年颁布的《澳大利亚与新西兰高校信息素养框架：原则、标准及实践》，并于 2004 年修正了部分内容,它由 6 个一级指标,19 个二级指标和 67 个三级指标组成。

（3）SCONUL 标准

SCONUL 标准是英国高校与国家图书馆协会（SCONUL）在 1998 年提出的信息素质能力模式,该模式在名称上不是指标体系,但实际上是一个高校信息素质能力的指标体系,由 7 个一级指标和 17 个二级指标组成。

对国内而言,1999 年中共中央、国务院做出《关于深化教育改革全面推进素质教育的决定》,对信息素养的评价标准做出总体的规划,为信息素养的评价提供指导框架。《北京地区高校信息素质能力指标体系》作为北京市高校学生信息素养评价的重要指标,由 7 个维度、19 项标准、61 条具体指标组成,是我国第一个比较完整、系统的信息素养能力体系。

1.1.6　对大学生信息素养的要求

（1）能够准确地确立信息问题

能够准确地确立信息问题是指将学习、生活当中的实际问题、某一项任务或科学研究课题等转变为能够被现有的信息资源系统或其他人所理解和应答的信息问题。这是一切信息活动的起点,又是制订信息获取计划的基本前提。

（2）能够高效地获取所需要的信息

获取信息是确立信息问题和制订计划后的重要环节。获取信息的技能至少包括传统的图书馆技能、信息检索技能、计算机技能、社会调查能力以及各种科学探究方法等。

（3）能批判性地评价信息及其来源

批判性思维和评价能力几乎在信息活动的各个环节发生作用。主要包括以下几点。

① 对信息问题的评价和调整。

② 对信息来源的评价和调整。

③ 对信息获取方式和策略的评价和调整。

④ 对信息的评价和筛选。

（4）能够有效地分析与综合利用信息

主要是指对筛选的信息进行分析和综合,概括出中心思想,得出新的结论或新观点,与学生自身的知识体系整合,产生个体的新知识或人类的新知识,并灵活运用写作技能、多媒体信息技术等将其充分表达出来,有效地与他人交流信息成果。

（5）懂得有关信息技术的使用所产生的经济、法律和社会问题

此要求主要是指在获取、使用和交流信息,使用信息技术时能够辩证地看待言论自由与审核制度。懂得尊重信息作者的知识产权,遵守基本的信息安全法规,理解和维护信息社会的各项道德规范,具有强烈的社会责任感,等等。

1.1.7　信息素养教育与文献检索课

检索技能是现代社会必备的基础技能,是信息素养教育的必备核心素质,充分利用信息检索课开展信息素质教育,丰富和完善信息素养教育的内容,通过对信息检索课的学习完成

对学生从简单的信息检索能力培养提升到全面的信息素养的培养。

　　无论是社会发展的需要,还是个人自身发展的需要,信息素质都是其重要的基本素质之一。因此,任何一所高校都必须重视大学生的信息素质教育,重视文献检索课,大学素质教育有必要重新审视这门课程,加强对其重要性的认识,改进课程内容、方法和质量,以适应信息时代的教育对我们提出的要求。

1.1.8　医学信息素养教育

　　医学是一个对信息依赖性极高的学科,要想成为一名合格的医生,具备信息素养尤为重要。医学生除了具备通用信息素养外,还应该具备适应医学专业需要的信息能力,而这个能力又与全球医学教育最低基本要求密切相关。1999 年 6 月,美国中华医学基金会(CMB)理事会批准资助,成立了国际医学教育专门委员会(IIME)。该委员会的任务是为制定"全球医学教育最低基本要求"(以下简称"基本要求")提供指导。"基本要求"是指世界各地医学院校培养的医生都必须具备的基本素质,包括医学知识、临床技能、职业态度、行为和职业道德等方面。将这些领域所需的能力与信息素养内涵相对应可以看到,信息素养几乎渗透进了医学教育的所有领域。

　　① 涉及信息意识和信息道德的条目

　　"自我调整的能力,认识到不断进行自我完善的重要性和个人的知识和能力的局限性,包括个人医学知识的不足等""认识有关病人文件、知识产权的权益、保密和剽窃的伦理和医学问题"。

　　② 涉及信息能力的条目

　　"注意倾听、收集和综合与各种问题有关的信息,并能理解其实质内容""建立和妥善保管医疗档案""能综合并向听众介绍适合他们需要的信息,与他们讨论关于解决个人和社会重要问题的可达到的和可以接受的行动计划"。

　　③ 涉及信息分析与利用的条目

　　"采集包括职业卫生等在内的相应病史资料""运用基本的诊断和技术规程,对获得的观察结果进行分析和解释,确定问题的性质""运用循证医学的原则,在挽救生命的过程中采用恰当的诊断和治疗手段""进行临床思维,确立诊断和制定诊疗方案""发展独立、自我引导学习的能力,以便在整个职业生涯中更好地获取新知识和技能"。

　　④ 涉及信息管理全过程的条目

　　"从不同的数据库和数据源中检索、收集组织和分析有关卫生和生物医学信息""从临床医学数据库中检索特定病人的信息""运用信息和通信技术帮助诊断、治疗和预防,以及对健康状况的调查和监控""懂得信息技术的应用及其局限性""保存医疗工作的记录,以便于进行分析和改进""建立和妥善保管医疗档案"。

　　⑤ 涉及信息评价和批判性思维的条目

　　"在职业活动中表现出有分析批判的精神、有根据的怀疑、创造精神和对事物进行研究的态度""懂得根据从不同信息源获得的信息在确定疾病的病因、治疗和预防中进行科学思维的重要性和局限性""应用个人判断主动寻求信息而不是等待别人提供信息""根据从不同来源获得的相关信息,运用科学思维去识别、阐明和解决病人的问题"。

　　从上述分析可以看出,信息素养在医学教育具有相当重要的地位。

1.2 信息意识

1.2.1 信息意识基本概念

国外对信息意识(information consciousness)的研究,主要存在两个视角:一是在信息行为过程描述时所用的"信息意识",它与信息意识的觉醒重叠,即"意识到自身存在信息需求",因此应该理解为信息的觉知或觉醒;二是作为信息素养培养目标的信息意识,主要指对信息的主动性、敏感性和持久性等。当我们在讨论如何培养"信息意识"时,则应该理解为信息的意识指向、意识内容及意识情感。

中世纪的后期开始,被宗教理念长期禁锢着的人内心的自由理念和信息意识在文艺复兴的熏陶下开始明显地出现于文字当中。16世纪,法国科学家笛卡儿第一次将内在灵魂和信息意识的同一性理性客观地用自己的语言表示出来,通俗地说就是信息意识的表现形式有很多种,比如人的知觉、大脑的思维、内心的愿望等。到了17世纪,思想家洛克把人类所有的精神世界的表现归集起来统一称为信息意识,也就是说信息意识包含于人类的所有想象、创造、感情、信念和肢体动作当中。19世纪,德国著名的哲学家、科学教育家约翰·弗里德里希·赫尔巴特在演讲中指出,人类现存的所有观念的中和就是信息意识。

国内对"信息意识"的研究存在多样性,由于意识本身的复杂性,在信息意识的发展过程中,对于信息意识的定义及构成要素的认识并不统一。随着信息社会的不断发展,对信息意识培养的研究也在逐步引起我们的注意。在学术刊物上也出现了越来越多研讨高校信息意识培养的文章。已有的研究主要从三种视角来界定信息意识的概念:

(1) 从意识的内涵角度,借鉴哲学中意识的概念

部分学者借鉴哲学意识形态的概念,认为信息意识是指信息主体对客观存在的信息现象的能动反应,即人作为信息主体对信息交流活动在社会中的地位、价值、功能和作用的认识。学者张斌在《影响信息意识形成的因素及信息意识的培育》一文中认为信息意识是对信息活动的认识过程,强调意识在认知过程中的动态特征。常正霞在《大学生信息伦理现状及对策研究》文中又以上述概念为基础增加了信息主体对信息需求的认识。王蕾在《提高信息意识是实施大学生信息素质教育的关键》一文中指出信息意识中还应包括对信息现象的感受、理解和评价。曾德良等在《大学生信息素质调查与分析》中强调对信息的控制、超越,和对自身行为的控制、约束。此外,李华奇在《论信息素质教育与创新人才培养》一文中认为,信息意识是指对知识信息的本质及功能的认识,是对知识信息重要性的认识和对知识信息的敏感程度,即人们从信息的角度对社会中各种现象、各种行为的感受、理解和评价这种自觉的对信息的心理反映。

(2) 从心理学意识的角度出发,借鉴心理学意识概念

从心理学意识的概念出发,部分学者认为信息意识是意识的延伸,或者是意识的子系统。解敏认为"信息意识是一种扩展的意识,是信息主体在与信息有关的认知活动中产生的感受,并在感受积累的基础上形成的对信息活动的一种觉知能力"。严丽在《信息素养析义》一文中认为"信息意识是指人脑对信息在社会发展中的性质、地位、价值和功能的认识和反

应"。赵波和喻丽在《我国高校信息素养教育创新路径探讨》中指出,信息意识一方面体现在人们是否能主动寻求信息的获取,主要指人们在用信息的层面来对自然现象、社会上的各种现状、形式等去体会和理解,同时从中甄选和判断出对自身有利用价值的信息。王锦贵在《论信息素养》中指出,信息意识即人们对身边信息的灵敏程度,换句话说也表示为人们主动获取信息的一个内在的过程,人们在用信息的层面来对自然现象、社会上的各种现状、形式等去体会和理解,主要有人们对信息的内在需求、自身分析、主动获取、筛选和吸收的心理活动。

(3) 通过信息意识的外部特征,界定信息意识概念

吴娱和李晓新在《中外信息素养教育比较研究》中指出,信息意识是指人们对实际生活中存在的信息的一个主观能动的需求和获取能力,也指对信息的内在的灵敏程度和对未知信息的感应和预估能力,对已知信息的持续获取的能力。

通过综合分析众多学者对信息意识定义的阐释,我们不难从中得出这样的结论:信息意识是一个具有多种含义的概念,不能只是简单地从某一方面来解释,而应从不同层次、不同角度来把握信息意识这个词汇。我们认为信息意识至少应具有以下几种含义:

第一,是信息在人脑中的集中反映。即社会的人在信息活动中产生的认识、观点和理论的总和。这一点是就其作为社会意识形态的一种而言的。马克思主义哲学认为意识是物质世界长期发展的产物,是客观世界在人脑中的反映意识包括认识的感性阶段和理性阶段。信息意识属于意识的一种,自然应具有意识的本质属性。也就是说,在对信息意识下定义时应牢牢把握住它的哲学含义。在信息社会中信息充斥于社会生活的各个方面,人们的各项社会活动都离不开信息,信息活动融于各项社会活动之中。信息意识就是在这种情况下产生于人们的社会实践,是社会发展和信息产业兴起的必然产物。感性认识是对信息表象的认识,是理性认识的基础,而理性认识则是对信息的本质、内在联系的认识、感性认识与理性认识的结合,就是人们在信息活动中产生的认识、观点和理论的总和。

第二,是人们捕捉、判断、整理、利用信息的意识,即人脑作为高级神经系统在生理上对知识转化为信息具有兴奋性,同时人脑有特有的兴奋点去促进信息的转化及利用。从生理学角度来看,意识是人脑的机能,是人所特有的对客观现实的反映。那么,信息意识就是人所特有的通过脑生理机制对信息的反映,这与人们的观察力、注意力、联想能力、分析能力等有一定关系。通过观察捕捉到可能成为有效信息的"源信息",再经过人脑的判断、分析、整理从纷繁芜杂的"源信息"中提取出有效信息并加以利用。

第三,是对信息与信息价值所特有的敏锐的感知力、感悟力和较强的亲和力。换句话说就是对信息所特有的自觉反映。意识在心理学上一般指有意识的、能自觉意识到的心理活动。信息意识是一种心理上的潜意识。这是因为信息爆炸即信息过多会降低人们对信息的敏感度。这就要求个体的自身调节意识,强调有意识的、自觉的反映和思维。另外,人们对信息的心理需求越强,意识就越明确,自觉性、能动性就越大。实际上,信息意识的强弱经常表现为人们捕捉、判断、整理、利用信息的自觉程度的高低。

第四,是对现代技术的快速的认知力。也就是说,有意识地关注信息技术的最新发展并主动地加以利用。需要指出的是社会发展的各个时代都有反映该时代的基础设施。农业社会的基础设施是犁和拉犁的牲畜,工业社会的基础设施是引擎和供给引擎的燃料。在信息社会,信息技术的迅速发展尤其是计算机和通信技术的发展及其结合形成了信息基础设施。

目前,信息技术的广泛应用正在改变人们的生活、学习、工作方式。今后人们获取信息将在很大程度上依赖信息技术。因此,在对信息意识定义时,应对信息技术加以强调。

基于上述四个方面的考虑,我们对信息意识的定义为:信息意识是信息在人脑中的集中反映,即社会成员在信息活动中产生的认识、观点和理论的总和,是人们凭借对信息与信息价值所特有的敏感性和亲和力,主动利用现代信息技术捕捉、判断、整理、利用信息的意识。

1.2.2 信息意识基本组成

信息意识主要包括:

① 能认识到信息在信息时代的重要作用,确立在信息时代尊重知识、终身学习、勇于创新的一些新的观念。

② 对信息有积极的内在需求。每个人除了自身有对信息的需求外,还应善于将社会对个人的要求自觉地转化为个人内在的信息需求,这样,才能适应社会发展的需要。

③ 对信息的敏感性和洞察力。能迅速有效地发现并掌握有价值的信息,并善于从他人看来是微不足道、毫无价值的信息中发现信息的隐含意义和价值,善于识别信息的真伪,善于将信息现象与实际工作、生活、学习迅速联系起来,善于从信息中找出解决问题的关键。

1.2.3 信息意识在高校信息素养中的重要作用

在日本,信息水平测试每年举行一次,已成为仅次于高考的全国第二大的大型考试。日本本土公司也常年开办培训班对进行信息水平考试的人进行信息意识培养,提高员工的信息意识水平和信息能力。在法国,政府提出要把对信息意识培养普及到高中。

可以看出,在很多发达国家中,在各个方面信息意识都有明显的体现,也在国民经济、体育文化建设、教育科学领域之间搭建了沟通平台。信息意识的培养在其信息素养教育中占有重要的位置。

在信息技术为主导的社会网络环境中,大学生与网络信息接触频繁。信息意识是有效获取网络信息和利用网络信息的基础。信息意识能够帮助大学生对信息的重要性产生足够的认识,对信息自觉形成敏锐的感知能力以及能够形成正确的洞察力和判断力。引导大学生充分利用网络上的信息资源,把网络上有价值的信息吸收、转化为自身的知识体系,以达到信息素养的各方面的共同提升。因而,信息意识是高校大学生信息素养教育的基础环节。在大学生的信息素养培养中具有重要的作用。

(1) 信息意识能使大学生充分认识到信息的重要性

科学技术的发展,特别是计算机和互联网的发展与运用,使社会进入到信息时代。信息以前所未有的迅猛态势渗透于社会生活的方方面面,越来越成为一种不可轻视的重要社会资源,对信息的重要性有充分的认识是信息意识的首要表现。

信息全球化的社会环境中,人们获得信息的方法在不断增加。互联网被广泛使用,更是打破了信息的垄断。由于网络信息在发布上自由和方便性等,网络上的信息资源相当丰富,共享程度极高。各类信息已经广泛渗透到人类生活、工作、学习的各个方面,并给人们带来深刻的影响,人们与信息的关系已经密不可分。当信息发展到生产、经营活动中时,信息同能源和材料等成为世界能源之一,信息的开发、利用则随之成为信息化体系建设中的核心内容,而对信息资源开发和利用的目的则是为了更好地实现信息价值,发挥其效用。

网络信息非常丰富,来源极广,有着更新及时、获取方便、利用成本低等优势,这些网络信息和网上知识对高校中的大学生来说,成为课堂授课外重要的信息和知识来源。给大学生的学习、日常生活等诸方面都带来了很大的帮助,成为高校大学生创造性地完成学习目标,进行创新思维,实现终身学习的必要因素,也为大学生在已经拥有的知识基础上了解前沿知识、创造新知识提供条件。在这个信息成为重要资源的时代,拥有信息量的多少,对信息的准确程度的把握,处理和利用信息的能力大小对当代大学生的社会适应能力有着决定性的影响。

(2) 信息意识能促使大学生养成敏锐的信息感知能力

信息意识本质上是对信息价值自觉认知的意识行为,能够使人在信息搜索过程中产生信息敏感。信息敏感是对目标信息进行定位的前提,体现为一种自觉的信息感知意识。

信息感知能力是指信息通过信息感知的渠道对信息使用者产生刺激,从而刺激信息使用者对信息产生的主观认知能力。敏锐的信息感知能力是信息意识的基本能力,是高校大学生利用好网络信息和掌握知识的基本条件。网络信息层出不穷,鱼龙混杂。大学生在利用校园网和其他的网站,获取各种学习资料以及知识信息的过程中,敏锐的信息感知能力能够起正确的引导作用,帮助大学生迅速地从纷繁复杂的网络信息中,找到与自己的需求目标相符合的信息或是具有重要价值的相关信息资料,摒弃过时的和错误的信息资料。

信息意识具有能动性,良好的信息意识对大学生养成敏锐的信息感知能力有促进作用,会时刻提醒大学生认识到自身的信息需求,密切关注网络上的信息资源,善于发现网络中的各种有价值的信息资料,根据信息的有用性和可用性迅速有效地从获取的网络信息中汲取自己需要的知识,把这些有价值的信息资源整合到自己的知识体系中,以丰富自己的信息储备量和知识积累,从而在实现全面发展上取得卓越的效果。

(3) 信息意识有助于大学生形成有效的信息判断能力

网络信息的价值是通过其对信息使用者的有用性大小来判断的,信息判断能力的形成需要有严谨的态度、缜密的思维和必要的信息常识,信息意识是形成信息判断力的基础。

对信息价值的判断必须在一定的思想意识指导下进行,这个思想意识就是信息意识。网络上信息环境复杂,网络信息良莠并存,有时甚至杂乱无章。对任何信息不能盲目地、无根据地妄下定论,而应对其进行理性的评价和判断。鉴别出信息的真假,掌握其实质,判断信息真假是对目标信息进行有效确认的最先步骤。在对网络信息进行评价和判断中,需要抛开信息的表象,找出信息的本质所在,对信息的实用价值和信息的适用性有所把握。信息要真实可靠,同时还必须与实际需要相符合,从而确定出哪些信息更具有针对性、更合乎目的性。这往往要经过对信息的概括、归纳、比较才能实现。其过程也同时体现作为信息使用主体的人对信息认识的过程,必然离不开信息意识。信息意识基础上的信息评价和信息价值判断,是高校大学生能够有效地、高效地从网络上获取信息并加以利用的前提。

从信息意识的本质来看,它是人脑的基本机能,是人们对信息所产生的认识的发展过程,因而具有发展性和过程性。当对某些信息一时不能做出有效断定的情况时,则需要通过对有效信息进一步积累的方法来提高自己的判断能力。有效的信息判断能力是做好信息处理的基础，也是学生的信息意识养成的重要体现。而且，良好的信息判断能力和信息分析能力能增强大学生对网络信息真伪的判断力，有利于提高高校大学生的认知水平，有利于加强自身的道德修养和诚信意识。

（4）信息意识能指导和控制大学生的信息行为

网络信息使用者对信息的使用过程，简单说来就是一个不断从网上获取信息，不断对信息进行加工处理，并与自身的知识相融合、相转化的过程。在这个过程中，信息意识指导并控制着大学生信息活动的整个过程。

信息需求是指人们在实践活动中为解决各种实际问题而对信息的不满足和必要感。信息需求是引发信息行为的原动力。信息使用者的信息搜索和获取行为是受信息需求支配的。在当前的信息环境下，高校大学生从网络获取信息的目的主要是为了增加知识储备和全面提升自己以更好地适应社会，其信息需求也明显地呈现广泛性、知识性、专业性、现实性、前沿性等特点，信息需求成为高校大学生信息利用过程中必备要素和基本需求。处在形形色色的网络信息中，清楚地知道自己需要怎样的信息资料，显然是受信息意识的清晰程度控制的。信息意识明确的大学生，其信息需求越强烈，其信息行为的目标性和动力就越大，其信息行为就会越积极主动；信息意识弱则信息需求就不会很强，其所进行的信息搜索和信息获取的动力也就越少，其信息行为会缺少自觉性和主动性。

信息行为是指人们在信息心理驱使下，在适当的信息环境中从事信息活动的行为过程，合理地利用信息技术从网络中获取有用信息，是有效使用网络信息的必要步骤。在信息意识引导下，大学生能形成对网络信息的特有感知力，引导大学生从信息海洋中及时地发现有价值的信息资源，做出对目标信息的有效定位。信息意识在大学生根据自己的需求目标准确地获取学习资料和信息的过程中发挥着指导作用。信息意识指导大学生对收集到的信息资料进行分类整理、分析评价，在现有信息的基础上转换创造出新的信息等等一系列的信息行为。并且，高校大学生在信息利用的过程中，信息意识始终控制和调动着其他各项能力的协调运用和发挥。比如，大学生在运用各类信息工具对网络信息进行访问、阅读、检索、收集、评价和利用、创新的一系列过程中，信息意识从来都是一直参与其中并发挥着积极的能动作用。

信息意识作用下的大学生信息行为更具有科学性和高程度的主动性，其信息支配能力也越强。因此，信息意识在影响高校大学生的信息需求和信息行为的同时，信息意识还会直接影响高校大学生对信息利用情况，并对大学生的信息利用效果产生决定作用。对网络信息的利用是高校大学生信息行为的最终目标。信息利用首先受信息支配能力的影响，信息的支配能力大小决定了信息行为的结果。明确的信息意识会使大学生的信息活动的目标更加清楚，针对这一目标所进行的信息搜索和信息获取行为就越稳定越高效，其对信息的支配能力也就越灵活，就能够做到更好地掌握选择使用信息，拒绝负面信息，充分发挥网络信息的价值。

信息技术犹如一把双刃剑，它在为人们提供了极大便利的同时，也产生了一些与传统伦理道德相悖的现象，如信息的滥用和泛滥、计算机病毒肆虐、电脑黑客、网络安全、网络信息共享与版权等问题，这就对人的道德水平、文明程度提出了新的要求。作为信息社会中的现代人，应认识到信息和信息技术的意义及其在社会生活中所起的作用与影响，要有信息责任感,能抵制信息污染,遵循一定的信息伦理与道德,规范自身的信息行为活动,主动参与理想的信息社会的创建。

1.3　信息伦理

1.3.1　信息伦理基本概念

信息伦理(Information Ethics)是由计算机伦理和网络伦理发展演化而来的。简单来说,计算机伦理是用来调整与计算机活动相关的人与人之间关系的规范和准则;网络伦理是用来调整与计算机网络有关的人与人之间关系的规范和准则;信息伦理是调整信息活动中人与人之间关系的规范和准则。从三者的概念进行区分,可以发现信息伦理是立足于一般的信息或信息技术层面,而网络伦理中的互联网络是基于计算机的,且网络伦理一般不论及人工智能、专家系统等方面的伦理问题,但计算机伦理却不能回避这些问题。所以,网络伦理和计算机伦理都包含在信息伦理之内,信息伦理涵盖计算机伦理和网络伦理。

目前学术界对信息伦理的概念尚未形成一致的看法,这是由于学者们站在不同的角度研究信息伦理的结果。本书以沙勇忠在《信息伦理论纲》中对信息伦理的定义为准,即信息活动中以善恶为标准,依靠人们的内心信念和特殊社会手段维系的,调整人与人之间以及个人与社会之间信息关系的原则规范、心理意识和行为活动的总和。

1.3.2　伦理与道德的关系

在“伦理”一词中,“伦”指的是人与人之间的关系,还指条理、顺序;“理”指物质本身的纹路、层次,客观事物本身的次序。在《辞海》中,“伦理”具有两个含义,一是事物的条理、顺序;二是指人们在处理彼此间的关系时应该遵循的道理和准则。

“道德”一词原本是分开使用的,“道德”二字连用始于荀子《劝学》篇:“故学至乎礼而止矣,夫是之谓道德之极”。由此可见,道德是一种社会意识形态,是人们共同生活及其行为的准则与规范。在西方,“morality”(道德)源自拉丁文的“moralis”一词,其复数形式“mores”有“风俗”或“习惯”的意思。之后,“morality”是指美德、道德、道德原则、道德规范等。

若要对“伦理”和“道德”两个词加以区分,可以从它们产生根源的角度加以区别。伦理产生的根源是社会利益冲突,是从社会的角度提出的处理人与人之间关系的规范;道德的根源却在于人心,是从个体的角度身体力行伦理规范而后有所得。所以,我们往往将伦理的内涵与社会层面的内容关联起来,伦理一词更具客观、外在、社会性意味,而将道德的内涵与个体层面的内容关联起来,道德一词更含主观、内在、个体性意味。而一般情况下,伦理与道德两个词语是可以互换使用的。本书对信息论理、信息道德等术语作为同一概念使用。

1.3.3　信息伦理基本组成

信息伦理不是由国家强行制定和强行执行的,是在信息活动中以善恶为标准,依靠人们的内心信念和特殊社会手段维系的。信息伦理构成可概括为两个方面和三个层次。

所谓两个方面,即主观方面和客观方面。前者指人类个体在信息活动中以心理活动形式表现出来的道德观念、情感、行为和品质,如对信息劳动的价值认同,对非法窃取他人信息成果的鄙视等,即个人信息道德;后者指社会信息活动中人与人之间的关系以及反映这种关系的行为准则与规范,如扬善抑恶、权利义务、契约精神等,即社会信息道德。

所谓三个层次,即信息道德意识、信息道德关系、信息道德活动。信息道德意识是信息伦理的第一个层次,包括与信息相关的道德观念、道德情感、道德意志、道德信念、道德理想等。它是信息道德行为的深层心理动因。信息道德意识集中地体现在信息道德原则、规范和范畴之中;信息道德关系是信息伦理的第二个层次,包括个人与个人的关系、个人与组织的关系、组织与组织的关系。这种关系是建立在一定的权利和义务的基础上,并以一定信息道德规范形式表现出来的。如联机网络条件下的资源共享,网络成员既有共享网上资源的权利(尽管有级次之分),也要承担相应的义务,遵循网络的管理规则。成员之间的关系是通过大家共同认同的信息道德规范和准则维系的。信息道德关系是一种特殊的社会关系,是被经济关系和其他社会关系所决定、所派生出的人与人之间的信息关系。信息道德活动是信息伦理的第三层次,包括信息道德行为、信息道德评价、信息道德教育和信息道德修养等,这是信息道德的一个十分活跃的层次。信息道德行为即人们在信息交流中所采取的有意识的、经过选择的行动。根据一定的信息道德规范对人们的信息行为进行善恶判断即为信息道德评价。按一定的信息道德理想对人的品质和性格进行陶冶就是信息道德教育。信息道德修养则是人们对自己的信息意识和信息行为的自我解剖、自我改造。信息道德活动主要体现在信息道德实践中。

总的来说,作为意识现象的信息伦理,它是主观的;作为关系现象的信息伦理,它是客观的;作为活动现象的信息伦理,则是主观见之于客观的。换言之,信息伦理是主观方面即个人信息伦理与客观方面即社会信息伦理的有机统一。

1.3.4　信息伦理主要特征

科技伦理的观点:"技术不是价值中性的,会产生伦理效应。然而,它究竟产生善还是恶,却取决于人对于这种伦理后果的自觉,取决于人的意志。"大数据时代那种信息是属于善的信息,那种信息属于恶的信息,信息产生、储存、传播等过程都涉及伦理问题,信息伦理较其他伦理有着它独有的特征。孙伟平和贾旭东在《关于"网络社会"的道德思考》中提出了信息道德的三大特征:自主性、开放性、多元性。

第一,自主性。大数据环境下,信息生产速度快、变化快,信息的存储载体多、方式多,信息的传播速度快、模式多,获取信息的途径也多。每个信息的生产者,也可以是信息存储者、传播者。信息存储者和传播者也可以是信息的生产者,每个信息主体都可以在信息角色中变化和转化。他们不但是组织者,也是参与者。在立法相对滞后的信息市场化中更多时候是靠信息参与者的自我约束。他们的道德是自发自觉形成的,自主性更多,依赖性更少。

第二,开放性。大数据信息量大、内容纷繁复杂,是由很多的信息主体参与共同完成的。不同的信息主体有着不同的思维模式、价值观念、道德水平。信息主体在大数据平台,可以随意生产信息,可以自主地表达自己的意愿,也能够包容和接纳他人信息,达到共享和开放。

第三,多元性。大数据时代,可以说大数据信息犹如汪洋大海。信息来源于不同的信息主体,也来源于世界的各行各业、来源于不同角落,有着不一样的内容、不一样的特点、不一样的价值、不一样的评价标准。生产的信息可以是"善"的,也可以是"恶"的,可以是自己的,也存在是别人的,信息主体存在多元化,要保证大数据正常发展,让所有公民都能享受大数据信息带来的便利,必然要接收信息的多元化。

1.3.5　信息伦理发展史

(1) 兴起与发展

信息伦理学的形成是从对信息技术的社会影响研究开始的。信息伦理的兴起与发展植根于信息技术的广泛应用所引起的利益冲突和道德困境,以及建立信息社会新的道德秩序的需要。第二次世界大战后,电子计算机、通信技术、网络技术的应用发展促使西方发达国家率先进入信息社会。在对信息化及信息社会理论的研究进程中,西方学术界逐渐发现了一系列在新的信息技术条件下引发的伦理问题,并为此开辟了一门新的应用伦理学——信息伦理学。它最早源于计算机伦理研究,20 世纪 70 年代,美国教授 W·曼纳首先发明并使用了"计算机伦理学"这个术语,1971 年 G·M·温伯格在《计算机程序编写心理学》一书中,首先对信息技术对社会伦理问题产生的影响进行了研究。从 20 世纪 80 年代中期开始,大量信息伦理论文和专著的涌现,使信息伦理学的研究取得了突破性的发展。1985 年,J·H·穆尔在《元哲学》杂志上发表的论文提出了"计算机伦理"概念。同年,德国的信息科学家拉斐尔·卡普罗教授发表题为"信息科学的道德问题"的论文,研究了电子形式下专门信息的生产、存储、传播和使用问题,他提出"信息科学伦理学""交流伦理学"等概念,并从宏观和微观两个角度探讨了信息伦理学的问题,包括信息研究、信息科学教育、信息工作领域中的伦理问题,他将信息伦理学的研究放在科学、技术、经济和社会知识等背景下进行,他认为任何伦理理论都是对人的自由的反映,通信与信息领域的伦理理论也是如此。这是最早以信息科学作为伦理学研究对象的论文。1986 年,美国管理信息科学专家 R·O·梅森提出信息时代有 4 个主要的伦理议题:信息隐私权、信息准确性、信息产权及信息资源存取权。

(2) 深刻的变化

20 世纪 90 年代,信息伦理学的研究发生了深刻的变化,它冲破了计算机伦理学的束缚,将研究的对象更加明确地确定为信息领域的伦理问题,在概念和名称的使用上也更为直白,直接使用了"信息伦理"这个术语。1996 年,英国学者 R·西蒙和美国学者 W·B·特立尔共同发表题为《信息伦理学:第二代》的文章,他们认为,计算机伦理学是第一代信息伦理学,其所研究的范围有限,研究的深度不够,只是对计算机现象的解释,缺乏全面的伦理学理论。1999 年,拉斐尔·卡普罗教授发表论文《数字图书馆的伦理学方面》,该文对信息时代发生巨大变化的图书馆方面产生的伦理问题加以分析和论述。2000 年,拉斐尔·卡普罗教授又发表论文《数字时代的伦理与信息》,这篇论文的主题还是论述数字时代图书馆的伦理问题,但指出:"作为一种描述性的理论,信息伦理学揭示了一种权利结构,这种权利结构对不同文化和不同时代的信息观念和传统观念的态度产生影响,作为一种不受约束的理论,信息伦理开创了对道德态度和道德传统的批判。"随后拉斐尔·卡普罗教授又发表题为《21 世纪信息社会的伦理挑战》的论文,专门论述了信息社会的伦理问题,特别讨论网络环境下提出的信息伦理问题,他将信息伦理学从计算机伦理学中区分出来,强调的是信息伦理学。他认为,新的信息技术提出了对伦理学的挑战,在虚拟现实中存在着对传统的伦理关系的威胁。拉斐尔·卡普罗教授的信息伦理学观点的变化,反映出信息伦理学理论的发展和变化。

（3）工业化信息化结合

在全球化的信息浪潮中,我国必须把工业化和信息化结合起来,充分吸取西方发达国家信息化的成功经验,力争跳跃式地实现向信息社会的转型。而要顺利地完成我国信息化的任务,要构建一个有序的信息社会,除了加快信息技术的发展,信息资源的开发之外,构建适合我国国情的信息伦理体系也势必成为当务之急。中国是一个有着悠久历史的文明古国,本土文化资源极为丰富且影响深远,在这样的背景下,更需要正确地把握和处理文化传统与新型的信息伦理之间的关系。

1.3.6 信息伦理主要问题

当今社会是大数据快速发展的时代,由于大数据技术本身还需完善和使用大数据信息的主体道德素质高低不同,出现了部分破坏大数据环境的现象,使得大数据信息在使用过程中陷入伦理困境。结合目前社会现实状况,以伦理学视角分析大数据时代信息伦理问题产生的原因。

（1）信息造假和恶意传播消减社会信任

大数据的发展,保证数据信息真实有效是首要条件,数据信息真实性直接影响信息采集的真实性,对后续大数据信息使用和传播有着极大的影响。在实际生活中,确实存在信息造假问题。有部分信息生产者为保护自身隐私或达到某种目的,有可能生产的就是虚假信息,甚至盗用他人信息进行虚假加工。信息采集员可能受到经济利益诱导和他人的强加干扰,更改信息源,混淆信息源真伪。大数据的发展,信息传播起到极大作用,信息传播速度越快,信息更新和使用越快,对各行各业发展乃至社会进步都有益处。正是由于信息传播有着速度快的特性,一旦出现恶意传播,后果不堪设想。信息言论自由是公民的基本权利,随着经济条件越来越好,国家越来越发达,公民的自主意识越来越强,个人随意性也越来越强,在大数据这个网络虚拟平台里,认为自己有发表言论、传播信息的权利,可以不顾道德约束,随意或者肆意发表言论传播信息。

信息造假不仅会对信息资源造成浪费,最主要是造成人与人之间的不信任、破坏社会秩序,给社会诚信造成严重冲击。社会诚信是一种社会风气,是人与人之间,人与社会之间相互关系中逐渐形成被社会和个人都广泛认可的诚实守信的规则和道德。特别是对于违背社会公德和影响社会稳定的虚假信息恶意传播,信息传播者无视社会公德,为了自己一己私欲,或者为了趁热点,对目前社会关注的、影响大的数据进行捏造篡改后,甚至加上自己不当言论,再进行传播,形成网络暴力,给社会信任和传统的道德极大冲击,并且大数据信息传播速度特别快,公民辨别能力参差不齐,也有可能跟着继续传播或者篡改信息再度恶意传播,引起社会民众的恐慌。比如信息主体为了达到某种目的,将大数据信息修改为自己和公众期望的大数据信息,给公众错误的引导。大数据信息主体是如何运用大数据收集数据、分析数据、修改数据是公众无法了解的,公众看到的就是数据的本身。所以小部分信息主体为自身利益和目的,会利用大数据信息误导公众破坏大数据环境,造成了民众对社会的不信任。舍恩伯格,牛津大学的著名教授,业界公认的大数据时代预言家,代表作《大数据时代》,他的观点是没有信任就没有大数据。从他的观点中,我们能明白,信任是社会关系的基础,若是行为主体之间缺乏信任,会对大数据信息产生恐慌,个人的隐私被外界无休止的使用,会担心自身信息被他人非法使用，会加剧人与人之间的矛盾，从而不敢生产数据信息，最后导致大数据时代的结束。所以根据舍恩伯格的告诫，只有改善和加强信息行为主体之间的信任才能进一步发展大数据。

（2）隐私窃取和泄露对人格的损害

大数据时代，不法分子会利用大数据技术漏洞，运用非法手段，窃取他人隐私，为自身谋取利益和财富，损害他们隐私及经济利益。所以个人信息安全在大数据时代显得更为重要。不法分子非法入侵大数据信息储存载体，手机、电脑、网站还有各种注册个人信息的软件等，获取数据库信息进行黑市交易或者造假再生产。特别是对于个人隐私信息，包括电话、姓名、职业、住址、喜好、购物、信贷等多种信息。将个人信息交易给不同需要信息的企业或者个人。隐私泄露是指个人不愿意公开的、敏感的、重要的、涉及自身利益的、机密的信息没有经过信息主体授权或非信息主体意愿授权和运用不正当手段让信息主体无法掌控个人信息等情况下让他人知晓。隐私泄露表现在两个方面：一方面是泄露自己的隐私。有因缺乏自我保护意识，把个人信息随意告诉他人，也有被迫泄露自己隐私的。例如有些应用软件设置了读取使用人个人信息功能，若消费者不同意读取个人信息，就不能使用该软件，使用者为享受大数据带来的诸多便利，被迫泄露个人隐私。另一方面泄露他人隐私。大数据时代是个信息共享的时代，每个公民除了生产和推送个人信息给他人共享外，也能共享他人信息。大数据时代获取他人信息比报纸、广播电视等传统媒介获得他人信息速度更快、更多、渠道更广。有部分人在利益面前，通过不正当手段获取他人隐私，信息生产主体对个人信息无法正常掌控，只能任由他人泄露。

隐私的窃取和泄露不光损坏了他人利益，还可能会对他人造成人格损害，影响极其恶劣。美国的社交网络服务网站脸书（Facebook），为了测试用户在面对各类复杂信息时所表现出的情绪和反应是否能够被 Facebook 所监控，其于 2012 年对 Facebook 上的 70 万名用户进行了隐秘测试。此次隐秘测试过程中，Facebook 故意在网络信息的页面上加设了部分关于情绪反馈的关键性词语，通过 Facebook 用户在网络信息阅读过程中涉及的情感反馈内容和关键词，以此判断 Facebook 用户在阅读时所流露的情感反应和变化。对 70 万 Facebook 用户的情绪测试整整持续了一周，通过该隐秘测试，Facebook 不但成功地收集了 Facebook 用户的情感反馈数据，且能够通过该数据较为精准的预测和判断用户之后对于各种信息的情绪和态度。该测试被 Facebook 用户知晓后，对 Facebook 的行为表示了强烈的反对和谴责，认为其侵犯了个人隐私。Sheryl Sandberg（Facebook 副总裁）在第一时间对 Facebook 未经同意的实验表示了歉意，但这种私自使用用户信息进行测试的做法受到了整个行业的谴责和批评。此次测试事件也让社会各界感到焦虑，并为拥有"大数据"资源享有绝对控制权的企业和社会组织，其对用户数据的使用是否需要道德和法律进行约束和规范提出了新的思考。

从信息伦理的角度来对此案例进行分析，Facebook 未经过用户同意，而私自利用"大数据"绝对优势对用户信息使用以及情感流露习惯进行实验不合基本的道德准则。这种未经允许，对用户个人信息进行分析甚至对个人情绪倾向进行预测，不仅侵害了用户的个人隐私权利，伤害了用户的个人尊严；而且作为美国的社交网络服务的主流网站，同时也是一家上市企业，其行为不但没有履行社会责任，且还危害了社会的稳定。更令人担忧的是，Facebook 作为美国主流的社交网络服务网站，其受到了社会各界以及企业内部的监督和控制,从一定程度上 Facebook 的行为还会有所限制,但其他中小型对大数据信息资源拥有控制力的企业和组织能否自觉履行社会责任无法保证。

(3) 信息分配不公平导致数据权利不平等

所谓信息不公平,蒋永福教授的观点是"信息不公平指不同信息主体之间配置和占有信息资源的不对等、信息使用的不均衡导致的信息主体之间经济和社会地位差距大,因为差距大又引起信息垄断、信息霸权等更多的不平等"。信息分配不公平和信息主体差异化都会导致信息不公平。

国家城市区域发展不一致,各地各行业需求信息不同,从宏观角度来看,参与信息分配者会存在分配信息不公平。因为发达地区获取信息更快、更多,也会吸取更多的人口和产业参与,为了保证发达城市的稳定,信息分配者在分配信息时会有倾向性,还是会把更好的、更多的信息分配给他们;偏远或贫穷地区获取信息较慢、较少,获得分配的信息也越少。信息分配对地域是这样,对个人或群体也是如此。正常情况下,社会层级越往下的,参与信息分配的机会少,得到分配的信息越少。而某行业的佼佼者、顶层人物、受教育多的、经济实力雄厚的、有社会地位的人得到分配的信息更多。这样导致有获取信息能力的能分配到更多的信息,没有获取信息能力的分配到更少的信息,两级主体差距越来越大,贫富差距越来越大。

在大数据发展过程中,信息主体的文化涵养、接受教育程度、个体职业等都影响着信息主体生产信息、传播信息、使用信息等。首先信息主体的文化涵养和接受教育程度的差异,直接影响信息主体对信息源的真实生产、对信息真伪的分辨、获取信息的途径、传播信息的价值观。在大数据信息瞬息万变的情况下,不同的人会对大数据信息形成不同的看法、不同的理解,对信息利用形成不同的认知、不同的态度。其次是个体职业拉大信息主体的差异。谢俊贵教授通过调查研究在《我国信息弱势群体的人口特征分析——基于湖南信息分化调查及相关资料》一文中指出"在三资企业、党政机关就职者获得与拥有信息方面明显优于在私营企业、乡镇企业、其他单位和农村就职者;在事业单位、国有企业就职者也在很大程度上优于在私营企业、乡镇企业、其他单位就职者"。对信息资源的利用一般情况下取决于信息主体所处的信息环境,所以从事信息化职业或者与信息化产业联系密切的,接受信息化教育和知识越多,获取的信息量越快、信息捕获能力越强。如计算机工作人员、大数据技术操作员等。

在大数据时代,信息分配不公平,主体差异会导致部分大数据信息只属于某个人、某团体、某地区等,其他人员不能享有。大数据信息分配过程中突出信息主体的职业、经济、性别等因素作为了获取信息的决定要素,而这些要素又不是个人能够决定和控制的,这样直接导致了公民获取信息不平等,也就是权利的不平等。地区差异,带来的信息分配不公平,让地区差异越来越大,地区文化和经济会形成自我保护,导致地区和地区之间经济、文化差距更大。这种不公平的信息分配还会造成信息垄断,会让部分信息主体依法并合规地拥有信息专属权。信息垄断可以分为市场竞争中的信息垄断和非市场竞争中的信息垄断,信息分配不公平形成的是非市场竞争的信息垄断,会刺激甚至扰乱市场竞争中信息垄断行为。"由于这些现状的存在,使得目前在国内外都存在信息资源分布不平衡、信息主体间信息权利的不平等以及获取信息的物质条件、技术条件的差距日益加大的现象,进而导致信息利益分配的失衡,因此就造成了多领域、多层面的信息不公平现象。"整体来讲,信息分配不公平就是剥夺了部分主体的获取信息的机会、让部分主体丧失了信息权利,会造成地域独立、团体对立、利益冲突等社会畸形问题,影响社会稳定。

(4) 信息分化影响社会公平

信息不公平,导致贫富差距拉大,随之又进一步加大信息不公,这是个恶性循环,更是个动态循环。大数据越发展,信息不公平现象越明显,这个现象最明显的体现就是信息分化。谢俊贵教授在当代信息分化问题调查研究中指出"人们之间经济地位和经济能力的不同,必然会造成人们之间一般生活资料消费水平、一般生产活动投资能力以及一般生存方式的巨大差别,而且会造成人们信息消费水平、信息投资能力和信息化生产方式的巨大差别。在当代中国人民之间的收入差距存在并且不断加大的趋势下,人们之间的信息分化不可避免,甚至会愈演愈烈。"在大数据主体主动获取信息上也是有差距的,要获取大数据信息,前提是掌握使用互联网。谢俊贵教授在《城乡信息分化的新态势及其因应策略——基于 CNNIC 互联网普及率统计数据》一文中提到我国经济越发达、城市化建设和发展越高的地区,大数据信息越富有;经济越落后、城市建设和发展越落后的地区,大数据信息越贫瘠。城市居民占有大数据信息高于农村居民占有大数据信息。2017 年国家发展改革委副主任兼国家统计局局长宁吉喆在新闻发布会上曾介绍,2016 年全国居民收入中城乡居民人均收入倍差2.72。同时信息作为一种商品在市场上流通售卖,价格高低代表了信息价值,拥有大量信息的或者处于信息核心区域的便能用信息取得利润。财富对信息主体获取信息和占有信息有着极大的诱惑。一方面占有大量信息的主体用信息收获利益,会更加拼命获取信息、利用信息获得收益,财富会越聚越多;相反信息贫乏者、社会层次低者、社会弱势群体等本身接收信息途径少,接受社会分配的信息少,当然用信息获得利润就少,如此循环,贫富差距越拉越大。另一方面把信息作为商品售卖会让更多信息主体为了追求高额利润,不顾法律道德,在信息获取少或者困难时,采取非法手段窃取他人信息,对他人信息再加工或者为了引起关注成为信息热点,不惜制造虚假信息等。社会经济越发展,大数据信息市场越成熟,社会和相关政策越会倾向于提高信息经济,但是信息经济越发达,信息分化也会随之严重。

社会要长治久安,离不开安定团结的社会环境,既要发展经济,也要和谐稳定,社会的公平公正就显得尤为重要。在大数据环境中,信息公平是社会公平的重要表现。而信息分化是信息不平等的明显体现,也是影响社会公平的因素。信息分化反映了主体对信息资源获取机会、占有信息资源和信息分配过程中的不平等,对于信息资源的占有和利用,会影响和决定信息富有者更加富有,信息贫瘠者更加贫瘠。信息主体的职业、教育、政治以及其他机会都会随着信息分化而加剧。例如,就业机会,部分信息主体对信息资源嗅觉敏锐、信息处理能力强能够获得更多的就业机会,能选择高收入职业;而部分信息主体自身条件受限,文化层次不高,在社会的底层,获取信息少,获得就业机会也少,获得的工作劳动量大、经济收入低并且不稳定。信息分化导致的不公平还体现在城市农村的信息差距,贫富差距,收入和消费的差距等,所以信息分化影响了社会的公平公正。

1.3.7　信息伦理主要成因

重点对大数据信息伦理问题的原因进行分析。具体从伦理道德滞后大数据发展,经济利益的影响,隐私意识与保护能力的缺乏,大数据信息过程的复杂化,大数据发展与法律法规监管不平衡等几个方面对大数据信息伦理问题原因进行分析。

（1）伦理道德滞后于大数据发展

大数据依托网络为载体，大数据行为主体之间的交流不是面对面的交流，而是通过网络在交流，面对的都是没有感情的机器，所有网络数据行为缺乏主体之间交流、缺乏真实监督。面对机器，没有人在乎信息会对谁造成伤害，信息又侵犯了谁的权利，行为主体之间道德关系很冷漠，相互不信任。同时在利益面前，道德会给利益让位。大数据发展越快，社会会发生越多的相关规范偏离现象，信息行为主体在道德观念、道德意识、行为规范支配下，做出的自觉行为，部分在破坏大数据环境，破坏社会的公平公正。随着社会经济、政治、文化多方面的进步，伦理道德没有跟上大数据发展的步伐，相对滞后。

（2）经济利益的影响

马克思理论中较为重要的一部分就是经济因素。"在《德意志意识形态》这本著作里，马克思和恩格斯提出了由'物质生产——交往形式（生产关系）——理论和意识形态'序列组成的科学的社会结构理论。正是马恩最早发现了'经济基础决定论'的观点。"大数据时代所产生的信息伦理问题一个根本的因素就是经济因素。

林德宏教授于《"双刃剑"解读》一文中指出："求利的本性使得技术成为人们谋取物质利益的物质手段，因为人的利益问题，技术应用往往会带来负面效应。"在大数据时代，大数据带了巨大的经济效益，有部分信息行为主体因为眼前的经济利益或者让经济利益最大化，非法收集他人信息，侵犯他们隐私，大肆篡改他人信息进行黑市交易等，无视政府监管、国家法律法规和大数据信息环境，借助大数据技术为收集信息带来的快捷，利用大数据信息速度快的特性，不顾他人利益和社会公德，一味追求最大经济利益，在给自己带来经济利益的同时却造成他人信息被侵害，社会矛盾加剧，大数据信息环境混乱。例如：2017年4月《财经杂志》报道了《追踪"数据堂"：特大侵犯个人信息专案，震动大数据行业》，引起人们极大关注。这一数据信息大案件涉及在国内非常有名的大数据公司数据堂（北京）科技股份有限公司的多名相关工作人员，警方抓获的其中5人涉嫌传播敏感公民个人信息20余万条，涉案资金高达20万元，警方还发现这5人并非数据交易的源头，背后还涉及其他上游买家。最后据检方起诉书上称数据堂（北京）科技股份有限公司向买方提供了包含公民个人信息数据60余万条，买方又向需求客户发送个人信息168万余条。该数据信息大案涉及泄露他人隐私，信息量大，金额高，在大数据行业内引起巨大动荡。

经济利益减弱了公民追求精神价值。公民随着经济的发展，变得越来越浮躁，都认为追求经济利益就是在追求幸福，金钱无所不能，越来越觉得获得经济利益，内心的满足感就越强。这样长此以往，有越来越多的公民通过获取经济利益来填补精神世界的不足，对幸福的理解产生偏差，会让追求不当得利行为越来越多，社会秩序越来越混乱。但是实际上，物质价值不能替代也不可能超越精神价值，再充足的物质条件，若不追求精神价值，内心也是空虚的，精神也是没有灵魂的。

（3）隐私意识与保护能力的缺乏

大数据要发展，数据信息共享是必须要满足的；伴随着社会经济的发展，相较于传统的集体而言，个人发展成独立的单位，个人独立性越来越强，自我权利保护和自我财产占有也越来越强。为了社会发展，个人信息是否应该被共享，就成为隐私认识的一大挑战。每位公民都有隐私权，是从出生便能享有的一种自然的权利。隐私权是公民诸多权利中的一种，与之息息相关的是每位公民的独立和自由。隐私的最高价值就是个人的人格尊严和自由独立,所以可以说隐私是无价的。美国是重视隐私的典型和先驱国家,美国制定了《个人隐私法》、德国还有其他欧盟国家也将隐私权列为个人权利并计入宪法文件中,让隐私权利受到法律保护。如美国《个人隐私法》规定:"个人隐私权是受合众国宪法保护的一项个人基本权利。"德国基本法规定:"人的尊严不可侵犯,尊重和保护此项尊严为所有国家机关之义务。"隐私权是个人权利,隐私也是属于个人受保护的对象,隐私对自己而言是无价的。所以不愿让他人知晓自己的信息,例如,家庭情况、信贷情况、购物情况等,这是个人的权利,是隐私信息对信息主体权利的价值,他人若非法获取,是侵犯信息主体权利。但在大数据时代存在部分公民不知道什么是隐私,隐私的价值是什么,哪种情况侵犯了隐私,甚至都不知道泄露了自己隐私和他人隐私。

隐私意识是指"人们对待自己隐私而形成的一种思想性的意识,表现为尊重自己隐私并保护他人隐私的一种心理态度"。隐私问题是大数据信息伦理中常见的伦理问题,隐私保护意识薄弱是大数据信息隐私问题的重要原因之一。目前大多数公民在大数据应用中,不够重视个人隐私的保护,甚至个人隐私被泄露和侵犯都不知道。例如:在下载日常生活常用软件时,需要填写个人信息,为了生活便捷,大多数公民会选择如实填写个人信息,这些个人信息包括个人姓名、家庭成员情况、电话、住址等,但是却忽略了软件还设置让个人主动授权使用信息的小功能,大多数人没有拒绝的意识,就直接勾选授权,软件能够轻松获取填写的个人信息,甚至获取公民在第三方的记录,如购物情况、信贷情况等。这些信息如果被非法利用,后果严重。

公民隐私被窃取,还有部分原因是缺乏隐私保护技能。在我们实际的生活中,手机和电脑是常用的网络工具,在大数据环境下,无论是使用手机还是电脑,都应有良好的使用习惯。一是有些人没有习惯安装杀毒软件,或者对杀毒软件提示的高危风险不予重视,不及时修复;二是对病毒软件和网站没有分辨和防范意识,对某些带病毒的网址随意登陆,系统对风险行为进行提示也没有重视,对高危漏洞会提供病毒传播认识不足,不重视扫描和杀毒;三是网络应用技术差,对某些应用软件应该设置用户密码的而没有设置密码,或者没有设置相应保护力度强的密码;四是有些人对云端信息的安全风险认识不足,将个人隐私信息上传云端。

(4) 大数据信息过程复杂化

大数据信息生产是大数据发展的前提。大数据信息生产内容范围广,形式变化快,主体差异性大,生产的信息真假难辨,大数据信息生产难以掌控。

大数据信息分布广泛,流动性强,信息生产主体各不相同,生产主体的职业、道德、文化层次都不同。目前大数据信息存储技术发达、存储方式多,存储载体形式多样,手机、电脑、U盘、光碟、邮箱、网站、信息平台等均可随时存储大数据信息,也正是因为存储范围广、形式多样,信息安全就变得不可控。每个公民都有一个或有多个信息存储载体,而这个信息存储载体随时都在接收和发放大数据信息,并且还存在从一个存储载体转移到另一个存储载体,在用信息存储载体接收、发放或者传输大数据信息时,就是空白空间,虚拟空间没有监控,信息很有可能会在这空白空间被他人窃取,成为他人信息。特别是以信息系统或者信息平台作为信息存储载体的,安全风险更大,需要配套安全软件,对信息安全进行实时监控。

大数据信息使用方式灵活多变,大数据信息的使用方式是由信息使用人决定的,大数据信息的使用主体有个人、企业、社会团体、国家机构等,使用主体的道德有高低,不同的使用主体,使用方式不同,大数据信息产生的价值也各有不同。大数据发展的前提是信息共享,国家机构运用大数据信息,分析方向,做出各行各业政策引导;企业有使用大数据信息获取正当利益,并坚持大数据信息伦理,维护大数据市场环境的,也有因法律法规不健全,大数据信息伦理意识淡薄,对大数据信息进行"垄断"的,在黑市上交易,获取不正当利益的。个人使用大数据信息,个体有贫富和地域差异,有尊重大数据信息,合理利用的,正常发挥大数据信息作用的,也有使用大数据信息谋求私利的,损害他人利益。信息使用主体使用大数据信息方式多样,不好掌控,也是大数据信息伦理问题的原因之一。

(5) 大数据发展与法律监管不平衡

大数据技术促进社会发展,也带来诸多的信息伦理问题,并且这些伦理问题没有被纳入法律法规治理范围之中,没有相关配套的法律法规予以制止和惩戒。虽然 2013 年我国颁布了《信息安全技术公共及商务服务信息系统个人信息保护指南》,该指南针对信息安全技术涉及的个人信息保护给予明确指导,指出在使用大数据进行个人信息采集时,需要得到信息主体的授权,特别是使用个人信息,更要得到信息主体的授权,才是合法有效。即使如此,对于大数据信息伦理的治理还是不够的,特别是隐私的治理。加之该指南只是引导,没有法律量刑,没有强制性,很难得到信息使用者的配合。其他的信息伦理问题也缺少针对性的法律法规。

直至 2017 年 6 月 1 日,《中华人民共和国网络安全法》才得以正式实施,这是我国第一部全面规范网络空间安全管理方面问题的基础性法律。《网络安全法》明确了网络空间主权的原则,网络产品和服务提供者的安全义务和网络运营者的安全义务,完善了个人信息保护规则,建立了关键信息基础设施安全保护制度。然而《网络安全法》并不完美,法律规定比较粗糙,部分细节需要慢慢完善,还需要不断磨合,建立起一个完善的立法体系。2020 年 7 月 3 日,《中华人民共和国数据安全法(草案)》在中国人大网公布,公开征求意见,征求意见截止日期为 2020 年 8 月 16 日。目前该法案尚未正式通过,但能看到我国正在逐步加快完善网络信息安全立法的步伐。

大数据监管滞后,体现在以下几个方面:第一,是对大数据技术本身的监管滞后。大数据技术本身还需要完善,还有部分空白区域,技术本身还存在安全漏洞,还需要加大技术研究,没有监管部门对大数据技术使用和研发进行监管。第二,是大数据信息监管机构滞后。在大数据应用过程中,一方面监管机构不清晰,没有一个明确的监管机构专门监管大数据信息,虽然国家有工信部在指导信息化建设,保护国家信息安全,但是这个部门对大数据信息具体的伦理问题没有监管职能,也不能进行相应处罚;第二方面监管责任不明确,责任落实不够到位,大数据信息通过网络快速传播,存在信息不真、信息泄露等问题,事实告诉我们,大数据信息还没有得到有效监控,出现问题也不能对监管部门和相关责任人精准问责;第三方面是监管力度不够,措施不够。对于出现的一系列信息伦理问题,事实告诉我们监管力度是不够的,措施是不够的,监管部门的主观能动性是不够的,处罚力度是不到位的。

1.4 信息法律

1.4.1 信息法律基本概念

关于信息法律,目前最完整的定义是:信息法律是在调整信息活动中产生的各种社会关系的法律规范的总称。其调整对象是在信息活动中产生的各种社会关系,如信息获取关系(或称采集、收集)、信息加工处理关系(或称整理)、信息传播关系(或称传递、传输和信息存储或称保留、存储关系)等。信息法律的内容包括知识产权法、信息安全法、信息公开法、电子商务法、新闻出版与传播法、有关计算机犯罪的法律等等。

1.4.2　信息法律与信息伦理的关系

比较信息伦理与信息法律的关系,可以发现两者最根本的区别是自治与他治的问题。
"自治",意味着对自己的行为进行自我约束和自我调整,即内在约束。"他治",则意味着有针对外在行为统一而明确的管理标准和决策,即外在强制。信息法律与有组织的国家强制密切相关,专门机构、暴力后盾、程序设置、行为对象、物质结果构成其外在强制标志。它以权利、义务为实质内容,有明确的行为模式和法律后果。信息伦理并非依靠专门机构权威性的力量保证,它在本质上是良心和信念的自由,主要依靠社会舆论的力量、人们的内心信念、良知、传统和教育的方式来维系,无特定、具体的表现形式。通常会体现在一定的舆论、传统和典型行为。

另外,信息法律与信息伦理之间是相互关联的,它们相互组合有四种情况。

首先,我们看伦理且合法和不伦理且不合法这两种情况。我们知道信息法律和信息伦理是作为维系信息活动秩序的两大支柱,它们所调整的社会关系在内容中有一定的重合。由上述两种情况可以推出,在这些关系中信息法律要求和鼓励的行为,也是信息伦理培养和倡导的行为;而信息法律禁止和制裁的行为,也是信息伦理所禁止和谴责的行为。也就是说,信息法律和信息伦理有共同的目标,即共同约束、规范信息行为,保障信息领域的正常秩序,最终达到使信息社会良性运转和协调发展。

其次,伦理但不合法,不伦理但合法这两种特殊情况,可以理解为对于符合信息伦理但不合法的行为。信息法律可以加以制裁。对于合法却不道德的信息行为,信息伦理可以予以规范。由此,可以看出信息伦理与信息法律之间具有相互补充的关系。相对于社会信息问题的具体多变和千态万状,信息法律在全面性和适应性方面存在一定的不足,而伦理的调整范围几乎覆盖社会生活的每个领域。所以对法律无法涉及的信息行为,信息伦理可以通过社会谴责、舆论力量等形式来加以规范。同样的,由于信息伦理的软约束性又可依赖信息法律的强制力来惩罚和遏制那些恶意的信息行为。由此,两者之间相辅相成,强化和巩固了它们对社会的规范调控作用。

最后,信息伦理在一定条件下可以实现法律化。信息伦理为信息法律提供精神支柱和道德基础,诸如正义、平等、公平等信息法律原则,其本身就是人类伦理观念的组成部分,因此,一些具有稳定性的信息伦理能够上升成为信息法律。虽然信息法律在其立法进程上有明显的滞后性,常是在某种信息行为造成了严重的后果后,国家才会开始着手研究相关的立法和制裁问题,但这一过程对于弥补信息法律的不足以及加强信息法制的建设完善具有重要的意义。

1.4.3　信息法律主要内容

从世界各国信息立法的进展以及社会信息化秩序建构的需要来看,信息法律应包括以下一些基本内容:

（1）信息作品著作权

信息作品是指具有信息特征和作用的作品。它对一定事物进行描述，反映事物的状态或特征。信息作品具有资源性、共享性、传播性、商品性、时效性和无形性等特征，能够带给人们精神上的享受，也带来经济效益和社会效益。众多信息作品都是智力活动的成果，是知识财产。同时，信息作品又极易被复制、传播，极易给作者带来损失。著作权法就是为了调整作品作者、作品使用者以及公众之间的利益矛盾而产生的法律制度。

随着网络的普及和信息技术的飞速发展，网络环境中信息作品的著作权问题日渐突出。尤其是计算机程序、数据库、多媒体等多种形式的新型电子信息作品，它们与著作权法所保护的传统作品相比具有一些新的特点，也带来一些新的问题。因此，需要对现有的著作权进行适当的修改和补充，使其适应对网络信息作品的法律保护。

（2）信息传播法律制度

信息传播对于信息社会，犹如血液流动于人的身体。信息传播的法律规范，在我国主要体现在对信息传播主体的组织规范方面和信息传播主体的权利义务规范方面。这些法律包括大量的办法、条例，是信息传播主体的行为依据。到目前为止，我国颁布的这类法律规范涉及著作权保护、新闻出版及广告、国家安全、网络等各个方面。

近年来，我国网络方面的立法进展迅速，主要包括《中华人民共和国计算机信息系统安全保护条例》《中华人民共和国计算机信息网络国际互联网管理暂行规定》《电子出版物管理规定》《中国公众多媒体通信管理办法》《计算机信息网络国际互联网安全保护管理办法》《中华人民共和国网络安全法》等。其中《中华人民共和国网络安全法》作为我国第一部全面规范网络空间安全管理方面问题的基础性法律，是我国网络空间法治建设的重要里程碑，是让互联网在法治轨道上健康运行的重要保障。

（3）信息获取和信息消费法律制度

信息获取和消费是信息利用的重要形式。信息获取权是一个仍存在不同认识的概念。一般认为，信息获取权有广义和狭义的理解。狭义的信息获取权是指为保证公民政治权利的实现，公民有权获取政府机关依职权产生、收集、归纳、整理的信息。广义的信息获取权是指信息主体依法获得政府信息、企业信息、公共机构及公益组织信息的权利。有些学者认为，信息获取权还应包括对某些私人信息的获取。私人信息的获取包含了两种情形：一是私人有权利获取他人、政府机关和其他组织掌握的有关其本人的信息；二是指公众有权获取特定的私人信息，例如政府机关的某些工作人员的私人信息。也就是说，广义的信息获取泛指对一切可依法共享的信息的获取。

信息消费，是指人们使用信息资料满足生产和生活需要的过程，换句话说，信息消费包括信息资料的使用过程，即对信息内容的吸收和利用，以及信息需要的满足过程，即保证吸收的信息与需要相匹配。在我国信息消费的提出和研究时间较短，法律上还没有直接的规定。但是，信息消费中的生活性消费，应当适用《消费者权益保护法》；信息商品的质量管理，适用《产品质量法》等。

（4）信息技术专利权

信息技术的高智力性、高风险性和高商业性决定了对其知识产权予以保护的必要性。而且这种保护不能仅仅停留在思想的表达形式上，而必须保护思想本身。在知识产权制度中,著作权保护是对技术思想的表达形式,例如技术报告、设计图纸、计算机软件和专著等进行法律保护的有效方式,而专利权保护则是对信息技术方案实施法律保护的最有效方式。所谓专利权,是国家专利机关根据专利法的规定,授予专利申请人对某项发明创造所享有的在法定期限内的专有权。

(5) 信息安全与计算机犯罪

信息安全与计算机犯罪是当前信息立法的热点。随着信息技术的发展和互联网的普及,计算机犯罪数量急剧增加,犯罪手段多样化、智能化,单纯用技术手段难以防范计算机犯罪的发生。因此,在保证信息系统开放的前提下,各个国家均采取法律手段保障计算机系统和信息网络的安全,预防和打击计算机犯罪。以美国为例,其在信息安全领域制定了众多的法律法规。除 1980 年颁布的旨在对计算机安全进行宏观规划指导的《计算机安全法》外,还有《可信计算机评价标准》《电讯法》等。由于信息安全已成为信息时代综合国力、经济竞争实力和生存能力的重要组成部分。从国家安全的高度制定、实施信息安全政策与法规,以构筑完整的国家信息安全体系,已成为近年来国际上信息安全立法的一个重要趋势。

1.4.4 国外信息法律现状

现代信息法律以研究信息社会中现代信息技术带来的新问题为中心。以计算机和网络技术为代表的现代信息技术发源于西方,信息社会概念也首先由西方学提出。国外关于信息法律的研究由来已久,在部分国家已经形成了比较有代表性的立法成果。信息社会在一定意义上是全球社会,它大大增强了世界各国之间的信息交流和政治、经济和文化联系,各国在信息社会面临的法律问题具有较强的共通性。

(1) 美国信息法律

美国是世界上信息技术最发达和信息化程度最高的国家之一,在信息立法领域也颇多建树,形成了一些比较有代表性的信息法律法规,影响较大的有《信息自由法》和《统一计算机信息交易法》。美国《信息自由法》(Freedom of Information Act,FOIA)主要规定人们在获得行政情报方面的权利,于 1966 年 6 月通过。制定该法的目的是督促政府机构向公众公开其所持有的档案、文件等信息,以实现对政府权力的监督和制衡。随着社会情况的不断变化,该法历经 1974、1976、1978、1984、1986、1996、2002 年 7 次修改,不断扩大公开程度或缩小例外范围,逐步趋于成熟。为充分实现信息公开的目的,该法在立法形式上,并非罗列何种信息应予公开,而是明确规定不予公开信息的例外情况,除此之外一切信息都必须公开。这样既可保证公众获知绝大部分政府信息,又可避免信息公开对其他权益造成损害,内容也更为简明、清晰。其规定的例外范围有:加密信息、内部人事务、其他法律授权不予公开、机密信息、内部决策、个人隐私、法律执行、金融业及其规章相关信息以及矿井方面的地球物理信息(石油、水等等)。随着现代信息技术的高速发展,美国国会于 1996 年和 2002 年两次增修《信息自由法》,以适应这些技术发展所带来的许多挑战。首先,越来越多的信息平时就可以在机构的网页上获得。随着执法分支管理程序的规范化,公民获取信息已经极为简便。其次,增修条文明确了"文档"一词包括电子文本文档,只要申请者愿意,他们可以获取所需信息的电子文本格式;机构必须尽其合理的努力来检索其电子数据库,满足申请者。美国《信息公开法》对政府透明做出了极大贡献,其成功主要归功于其三个基本的特征:① 涵盖范围的普遍广泛性,这既表现在可以请求查阅的文档类型方面,也体现在可以申请查阅文档的个体的多样性。② 申请过程相对简单、廉价和迅捷。③ 对是否公开信息决定的独立审查。

《统一计算机信息交易法》(Uniform Computer Information Transactions Act, UCITA)由美国统一州法全国委员会(NCCUSL)起草,于 1999 年 7 月通过并于 2002 年进行了修订,作为示范法供美国各州立法采用。UCITA 是美国最重要的一部关于网上信息交易的法律,它首次将以计算机信息为交易标的的直接电子商务纳入了法律调整范围,它的许多概念界定也具有开创性。UCITA 将计算机信息界定为"是指以电子形式存在的信息,此种信息系由于或通过计算机的使用而取得,或是以计算机可以处理的形式存在。该术语包括上述信息的拷贝,及与此种拷贝相关联的任何文件或文件包"。计算机信息交易被定义为"就计算机信息或其中的信息权力的生成、修改、转移或许可使用而达成的协议,以及对此种协议的履行"。UCITA 最大的贡献是提出的"信息权"的概念,它包括调整专利、版权、掩膜作品(mask works)、商业秘密、商标、公开权(publicity rights)的法律创设的信息上的所有权利,或根据授予某人不依赖合同,基于权利持有人(holder)的该信息上的权益,控制信息或阻止(preclude)其他人使用或访问信息之权利的任何其他法律创设的所有权利。信息权的概念对于大陆法系也非常有借鉴价值,它可以弥补物权法、知识产权法和债权法对信息保护的不足,对于构建完整的大陆法系财产权体系具有补白作用。UCITA 的立法目的是建立电子合同的实体法律框架,以推进计算机信息交易,为此 UCITA 规定了一系列关于电子合同的程序性和实体性规范,包括法律选择条款,管辖法院的协议选择条款(有效解决网上交易双方匿名和无址情况下的管辖问题),电子合同成立方式的条款,当事方确立电子合同条款的方式,点击合同的可适用性,支配访问合同的条款,以及对电子自助的限制条款等,使得合同能以电子形式订立和履行。UCITA 可使用于软件许可或购买合同,软件开发合同,通过因特网访问数据库的合同等内容。UCITA 中的许多规范是任意性规范并存在一系列违约规则。计算机信息交易的当事方可以自己拟定许可证的基本条款,如使用范围、许可费等,而将未约定的内容,如担保等条款由该法规定的违约规则来调整,或者仅做些必要的修改或选择。UCITA 中仅有少数规则,如善意行事、消费者保护等规则是强制性的,不得通过当事方的协议变更,其基本原则仍是合同自由。从这个意义上来看,UCITA 是一部合同法。

(2) 俄罗斯信息法律

俄罗斯信息立法最重要的成果是 1995 年 5 月 25 日通过生效的俄联邦《信息、信息化和信息保护法》。该法于 2006 年 7 月 8 日进行了修订。该法确立了一些信息立法领域基本的法律规则,包括对经济发展的信息保障、国际信息交流、信息资源管理、部门和地区信息化以及信息安全,是俄联邦信息领域的基本法。其主要调整的社会关系范围包括:组织信息资源并提供利用,建立和应用信息系统、信息技术及保障手段、保护信息和信息化环境中的主体权利。该法保护所有参加信息活动主体的合法权益,确定了信息化领域所有主体的地位,规定了国家在组织信息资源和信息化领域中的义务,以及自然人和法人在公开及有限制地存取信息方面的权利和义务。它还提出了一系列信息领域的基本概念及定义,如信息、信息化、信息资源、信息过程、信息系统、信息系统和技术的保障手段、信息主体、公民个人资料信息以及信息资源、信息系统及其保障手段的所有权人和消费者等。其将信息定义为"关于人、事物、事实、事件、现象和过程的情报,而不论其表现形式如何",将信息化定义为"以形成和利用信息资源为基础,创造最佳的条件。满足公民、国家权力机关、自治地方机关、社会组织、团体的信息需求和权利,推动社会经济和科学技术的进步"。此外,该法明确地将法律所调整的信息资源范围确定为文献资源,规定信息资源是自然人、法人、国家之间关系的客体,俄罗斯信息资源与其他资源一样受法律保护,并明确指出信息资源可以是公民、国家权力机关、自治地方机关、组织和社会团体所有的财产,所有权关系由俄联邦民法调整。该法调整的法律关系非常广泛,为俄罗斯在信息领域的进一步立法奠定了重要基础。为了保障《信息、信息化和信息保护法》的实施,俄联邦政府还制定了以下决定:关于保障在国家权力机关中使用的信息化手段和系统技术相互兼容性和相互替代性的决定;关于信息化发展的优先方面和对它们拨款的程序;关于把包含私有化对象和股份化对象的信息资源列为联邦财产、联邦主体财产和市政财产的决定;关于国家信息资源免费和部分收费向用户提供信息服务的清单;关于俄联邦国家信息资源的形成、使用和保护的决定;关于俄联邦信息资源和信息系统登记的决定等。

(3) 德国信息法律

1997 年 6 月 13 日,德国联邦议院通过了《规定信息和通信服务的一般条件的联邦法令——信息和通信服务法》(德文简称 IUKDG),通常被称为《多媒体法》,并于 1997 年 8 月 1 日开始实施。该法由三个新的联邦法律和六个将现有法律适用于新媒体的附属条款所组成。三个新的联邦法律分别为:远程服务法(The Tele-Service Act)、数据保护法(The Data Protection Act)和数字签名法(The Digital Signature Act)。该法的立法目的是为建设自由的信息和通信服务市场提供一个可靠的法律基础,即通过为信息产业创立一个稳定而可靠的法律环境刺激人们在信息产业方面的投资,同时通过市场竞争保护该领域的创新和创造。另外,该法还希望保护用户的公民权利和公共的利益。该法的内容极为广泛,包括了对 ISP 责任的规定,使用数据保护的方法保护个人隐私,为安全数字签名的签署和管理构筑官方框架。加大了对违禁出版物和网络犯罪的打击力度,保护未成年人远离不良信息,数据库保护等内容,是一部全面的综合性法律。

(4) 欧盟信息法律

欧盟信息立法的最重要成果是 1996 年通过并于 1998 年 1 月 1 日实施的《欧洲议会与欧盟理事会关于数据库法律保护的指令》(EU Database Directive,以下简"指令"),其在立法方面的重要贡献是创设了对数据库的二元保护机制。"指令"将数据库定义为"是指经系统或有序的安排,并可通过电子或其他手段单独加以访问的独立的作品、数据或其他材料的集合"。包括我国在内的多数国家将数据库作为汇编作品利用版权法加以保护,而作品具有独创性是版权法保护的前提。按照版权法的观点,汇编作品的独创性体现在对汇编材料的选取和编排上。随着信息社会信息量的爆炸性增长和信息处理能力的提高,现实生活中出现了大量不具有独创性的数据库。这些数据库多数是对从公开渠道获得的信息的堆叠,不可否认的是这些数据库同样是制作者付出劳动和资本形成的,并在现实生活中发挥着巨大的作用。然而按照版权法的观点,这些数据库却因缺乏独创性无法取得版权法的保护。"指令"在承认具有独创性数据库的汇编作品地位和可受版权法保护的同时,创造性地利用"特殊权利"对未达到独创性标准的数据库进行保护。数据库受特殊权利保护的条件是制作数据库的投资或成本必须达到一定数额,特殊权利的主要内容是制作者有权禁止他人提取和再利用数据库的全部内容或实质性部分,创设特殊权利的主要目的是鉴于数据库在现代社会的重要作用,保护制作人为数据库付出的巨大投资,对其投资成果进行确认,以期达到鼓励数据库持续投资的目的。这与产权的权利目标极为相似,可以看出无独创性数据库享有的特殊权利,是信息产权的一种。

由于在信息时代国际间的信息交流增多,导致一些关系到国际间信息安全的国际信息法规出台。1971 年联合国提出了《世界知识产权组织关于保护计算机软件的示范条例》,经济合作与发展组织也在 1985 年出台了《跨国数据流宣言》,地区间的相关信息安全条例和法规可以说不胜枚举。

1.4.5 我国信息法律现状

我国信息化的发展速度十分惊人,单从网民数量看上已于去年跃居世界第一。国家也制定了《2006 至 2020 年国家信息化发展战略》,明确了我国信息化发展的指导思想,战略目标和战略重点。但在信息立法方面,我国在个人信息保护、信息产权与信息交易、信息公平发展等多个领域尚显不足、亟待完善。

（1）政府信息公开立法

我国目前的政府信息公开法是 2007 年 4 月 5 日公布,自 2008 年 5 月 1 日起施行的《中华人民共和国政府信息公开条例》,共 38 条,是目前我国信息立法领域最显著的成果。

（2）信息产权和信息交易立法

我国在信息产权方面的立法,先后颁布实施了《商标法》《专利法》《著作权法》《计算机软件保护条例》《计算机软件著作权登记办法》《关于制作数字化制品的著作权规定》等等。同时为与国际信息市场接轨,我国先后加入了世界知识产权组织及《保护工业产权巴黎公约》《世界版权公约》《商标国际注册马德里协定》《保护文学和艺术作品伯尔尼公约》《专利合作条约》等国际性知识产权保护公约。在信息交易方面,我国《合同法》主要调整一般商品交易,虽然没有明确排除适用于计算机信息交易,但是其中并没有明确的规则来调整信息交易。我国《著作权法》中的著作权包括软件著作权,强调的是对任意复制的控制,并没有涉及计算机信息的内容。《合同法》中有关技术合同的部分涉及了信息的内容,该法第 349 条规定:"技术转让合同的让与人应当保证自己是所提供的技术的合法拥有者,并保证所提供的技术完整、无误、有效,能够达到约定的目标",与美国《统一计算机信息交易法》对计算机信息的内容担保(准确性)的规定一致。但技术只是信息的一小部分,而且还不一定是计算机信息。总结是,我国现行法律中也没有能够很好调整信息交易的法律。

（3）个人信息保护法

2004 年以来,我国陆续修正或出台的《宪法》《民法通则》《合同法》《居民身份证法》《档案法》《民事诉讼法》《刑事诉讼法》《行政诉讼法》《商业银行法》《互联网电子邮件服务管理办法》《个人信用信息基础数据库金融机构用户管理办法》《短信息服务规范》等法律法规,都在其相关条款中不同程度地涉及了个人信息保护的立法问题。2005 年,中国人民银行又通过了一个有关个人信用信息管理及保护的专门性规章《个人信用信息基础数据库管理暂行办法》。该办法对个人信用信息的收集、处理、利用、流通等皆做了较为详细的规定。我国个人信息保护法已纳入立法规划,形成了《中华人民共和国个人信息保护法》专家建议稿,有望在不久的将来出台。2009 年 2 月 28 日公布实施的《中华人民共和国刑法修正案(七)》,在刑法第 253 条后增加一条,作为第 253 条之一:"国家机关或者金融、电信、交通、教育、医疗等单位的工作人员,违反国家规定,将本单位在履行职责或者提供服务过程中获得的公民个人信息,出售或者非法提供给他人,情节严重的,处三年以下有期徒刑或者拘役,并处或者单处罚金。窃取或者以其他方法非法获取上述信息,情节严重的,依照前款的规定处罚。单位犯前两款罪的,对单位判处罚金,并对其直接负责的主管人员和其他直接责任人员,依照各该款的规定处罚。"

(4) 信息安全立法

我国在 1997 年刑法 285 条设立了非法侵入计算机信息系统罪,《刑法修正案(七)》中又增加了"违反国家规定,侵入前款规定以外的计算机信息系统或者采用其他技术手段,获取该计算机信息系统中存储、处理或者传输的数据,或者对该计算机信息系统实施非法控制""提供专门用于侵入、非法控制计算机信息系统的程序、工具,或者明知他人实施侵入、非法控制计算机信息系统的违法犯罪行为而为其提供程序、工具"两种行为作为构成侵入计算机信息系统罪的法定情形,清除了以往司法实践中打击网络"黑客"的法律障碍。刑法 286 条规定了破坏计算机信息系统罪。此外,1994 年 2 月 18 日由国务院颁布施行的《中华人民共和国计算机信息系统安全保护条例》、1997 年 12 月 30 日由公安部发布《计算机信息网络国际联网安全保护管理办法》、2000 年 3 月 30 日由公安部颁布实施的《计算机病毒防治管理办法》等法律法规对侵害信息安全的计算机犯罪行为虽然也有具体规定。

2009 年通过的《刑法修正案(七)》中有两项关于侵犯个人信息犯罪的罪名,分别是"出售、非法提供公民个人信息罪""非法获取公民个人信息罪",2015 年《刑法修正案(九)》中合并成为"侵犯公民个人信息罪"。规定"违反国家有关规定,向他人出售或者提供公民个人信息,情节严重,就可构成犯罪。相比较于《刑法修正案(七)》在扩大了犯罪主体,明确了责任的承担。2017 年 10 月 1 日开始生效的《民法总则》第 111 条明确规定:"自然人的个人信息受法律保护。任何组织和个人需要获取他人个人信息的,应当依法取得并确保信息安全,不得非法收集、使用、加工、传输他人个人信息,不得非法买卖、提供或者公开他人个人信息。在法律上明确了个人信息的保护。"2017 年 6 月 1 日起实施的《网络安全法》明确加强信息安全保护,打击网络诈骗。确定了个人信息运用和保护的原则。

1.4.6　我国信息立法存在的问题

第一,信息立法还缺乏整体的体系架构,表现在:没有统一的有关信息立法的主管部门;信息法律尚未成为法律体系中的独立分支;对信息法学还缺少深入的理论研究;法律的制定和执行条块分割严重,很多颁布的法律仍带有鲜明的部门特色。

第二,从现有具体的法律内容上看,存在不少缺漏。如在《合同法》中,涉及电子合同的规范不到 200 字,已经严重落后于电子商务发展的需求。在网络信息市场的法律方面基本上空白,缺乏明确的交易规则、合理的价格体系和具体可行的信息行业标准和行为规范,对网络市场中的垄断行为和不正当竞争行为没有明确的界定,对信息污染也没有一个明确的处罚标准。

第三,对民众的信息普法工作还很薄弱。整个国民的信息守法、维权意识淡薄。

第四，地区发展不平衡。北京、上海等信息产业发达地区与西部地区在信息化发展水平上存在较大差异，反映在信息立法上就是立法数量和立法水平的较大差异。

1.4.7 我国信息立法的对策

针对我国的现状，未来信息立法的重点是：抓紧对现有法律、法规的修订，适应国家信息化发展的需要；抓紧制定和出台各种法规及配套的管理条例，以形成较完善的法规体系，通过法律手段营造一个公平、合理、有序的竞争环境，还要加快建立、健全相关的执法体系和监督体系。

未来信息立法的法制体系框架应主要包含以下内容：

① 关于信息获取的法律。该法律系列是用来规范机构、个人获取信息的权利和义务，包括信息的采集、存储、传输和利用。

② 关于知识产权保护的法律。随着经济全球化进程的深化，如何在全球知识产权规则下既要尊重他国法规又要加强自我保护是我们亟待解决的问题，因此，关于著作权、版权、商标、集成电路和新生物物种等方面的知识产权问题都需要在未来信息法律体系中予以考虑。

③ 关于信息安全、反信息犯罪的法律。需要整合目前零散的关于信息安全的规定、信息犯罪的界定，出台完整的信息安全和反信息犯罪的法律。

④ 关于电子商务的法律系列。电子商务作为未来商业模式的重要发展方向，要保证并促进其健康发展必须法制先行。在电子商务的法律系列中要包括：电子商务的交易法规、主体法规、市场秩序的法规，电子商务的知识产权法规、安全保密法规，电子商务金融法规等等。

⑤关于共享信息资源和信息服务的法律。要规定关于作为公共财富的信息资源如何保护和获取的问题，以及关于信息提供服务、传输服务、内容制作、信息咨询服务等的管理条例或法规。

【微信扫码】
相关资源

第2章

信息检索基础

2.1　计算机检索基本原理

通过计算机进行的文献信息检索称为计算机检索。计算机检索包括光盘数据库检索、网络数据库检索和互联网信息检索。计算机检索是在计算机技术和通信技术发展的基础上建立起来的。计算机检索产生于 20 世纪 50 年代，发展于 80 年代中期，90 年代后随着国际互联网技术的发展而进入一个崭新的时期。回顾计算机文献检索的发展历程，大致可以概括为脱机检索、联机检索与网络系统 3 个阶段。计算机信息检索服务已成为信息检索服务中最重要的方式。目前国内较大的卫生信息服务机构提供的服务方式多为计算机检索。

与传统的手工信息检索相比，计算机信息检索具有以下特点：

① 检索速度快。手工检索需要数日甚至数周的课题，计算机检索只需要数小时甚至数分钟。

② 检索途径多。除手工检索工具提供的分类、主题、著者、题名等检索途径外，还能提供更多的检索途径。

③ 更新快。尤其是国外的计算机检索工具，光盘多为月更新、周更新，网络信息甚至为日更新。

④ 资源共享。通过网络，用户可以不受时空限制共享服务器上的检索数据库。

⑤ 检索更加方便灵活。支持自然语言检索，并可用逻辑组配符将多个检索词组配起来进行检索，也可以用通配符、截词符等进行模糊检索。

⑥ 检索结果可以直接输出。可以选择性打印、存盘或 E-mail 发送检索结果，有的还可以在线直接订购原文。计算机全文检索工具可以直接检索出全文。

2.1.1　计算机检索系统的构成

计算机信息检索系统从物理构成上包括计算机硬件、软件、数据库、通信线路、检索终端 5 个部分。一般而言，软件由计算机信息检索系统的开发商制作，通信线路、硬件和检索终端只要满足计算机检索系统的要求就行。对检索用户来说，他们必须了解的是数据库的结构和类型,以便根据不同的检索要求选择合适的数据库和检索途径。

1. 数据库的结构

数据库是指计算机存储设备上存放的相互关联的数据的有序集合,是计算机信息检的重要组成部分。数据库通常由若干个文档组成,每个文档又由若干个记录组成,每条记录则包含若干字段。

(1) 文档(file)

文档是数据库中一部分记录的有序集合,包括顺排文档和倒排文档。

顺排文档是按文献信息记录的输入顺序(即序号)排列的文档,相当于印刷型检索工具的正文部分。在顺排文档中,记录按顺序一个接一个地存放,一个存取号对应一条记录,存取号越大,对应的记录就越新。由于它存储有记录的最完整的信息,所以通常又把它称之为主文档(master file)。这种存储方式决定了对记录的存取只能按顺序进行。如果在顺排文档中检索,对每个检索式都应按顺序从头到尾进行扫描,存储的记录越多,扫描的时间就越长,从而严重影响检索的速度。

倒排文档是把顺排文档中具有检索意义的检索标识如主题词、著者姓名、刊名等标引词抽出,按某种顺序依次排列而成的文档。倒排文档实际上相当于印刷型检索工具中的辅助索引。

倒排文档与顺排文档的区别是:顺排文档以完整记录作为处理和检索的单元,倒排文档以记录中的字段作为处理和检索的单元。根据数据库的内部结构,一个数据库至少包含一个顺排文档和一个倒排文档。

(2) 记录(record)

记录是构成数据库的基本信息单元,每条记录都包含原始信息的一系列外表和内容特征,如序号、篇名、主题词、著者、刊名等。文献数据库中的一条记录通常代表一篇文献。

(3) 字段(field)

字段是比记录更小的单位,是组成记录的数据项。一条记录由多个字段构成,如一篇期刊论文的记录由篇名、作者、作者单位、刊名等字段组成。每一字段通常由 2 个字母所组成的代码表示,如 TI(title)、AU(author)。

2. 数据库的类型

(1) 按计算机检索的工作方式划分

① 联机检索数据库。20 世纪 50 年代最早出现的计算机信息检索服务方式是脱机信息检索,尽管它大大提高了检索效率,但也存在着检索周期长、用户不能直接参与检索过程等缺点。20 世纪 60 年代随着计算机处理数据能力的提高和大容量存储介质的出现,单台计算机可以通过通信线路连接多个终端,相应出现的联机信息检索服务弥补了脱机检索的缺点。如 Dialog、Medlars 等联机检索系统。

联机检索方式是一种以大、中型计算机做主机,用户通过终端可以直接和主机实现联机对话,检索主机系统所拥有的数据库的检索方式。随着大容量计算机分时系统以及相应检索软件的研制成功,联机检索由最先的内部使用、发展到面向社会公众的商业性服务:由区域性、全国性的联机检索系统。发展成为跨国性的远距离联机检索。联机检索可以不受地理位置影响,在检索过程中可以随时修改检索策略,检索结果可以有多种输出格式,但它也存在着费用昂贵、检索人员必须熟悉不同检索系统的检索语言等缺点。进入 20 世纪 90 年代后,国际互联网的发展使得联机信息检索向网络信息检索发展,网络信息检索服务已成为联机检索阶段的延伸。

② 光盘检索数据库。光盘检索是利用光盘存储器、微机、光盘驱动器进行的一种文献信息检索方式。光盘(compact disc,CD)于 20 世纪 70 年代末问世,是在激光视频录放技术基础上发展起来的光存储技术,具有密度高、成本低、容量大等特点。按照读写方式,光盘可以分为只读型光盘(CD-ROM)、一次写入型光盘(WORM)和可擦写型光盘(CD-RW)3 种。将数据库内容存储于光盘之上就制成了光盘数据库,通常光盘数据库都使用只读型光盘,即用户只能读出写在光盘上的内容,而无法改变盘上的内容。20 世纪 90 年代,随着光盘塔的问世,光盘检索网络化,使光盘资源实现共享。

光盘数据库具有以下特点:a. 光盘存储容量大,占据物理空间小。例如每年一张的 MEDLINE 光盘可以收录美国的《医学索引》《牙科文献索引》和《国际护理索引》的全年内容,并且多数记录增加文摘内容。b. 读取速度快。利用光盘塔和光盘库等设备可进行跨盘检索,检索浏览范围可以跨及多年。检索策略制定好后,检索一个课题只需要几分钟,甚至更短。c. 费用低。光盘和光驱是批量生产,成本较低,加之光盘检索不涉及远程通信。可以不受时间限制进行检索,整个检索费用相对较低。d. 对硬件有一定要求。随着光盘数据库数量的增多,尤其是一些全文光盘数据库的出现,各信息服务机构面临的是要么增加光盘库或光盘塔,要么增加服务器容量。由于目前多数信息服务机构的做法是将光盘数据库的内容做入磁盘阵列服务器以供局域网内的用户共享,光盘对硬件的压力日益严重。所以网络数据库是检索数据库的主要发展方向。

生物医学领域常用的光盘数据库有 MEDLINE 数据库、中国生物医学文献数据库(CBMdisc)等。

③ 网络检索数据库。网络数据库是检索网络信息资源的数据库。20 世纪 90 年代是网络时代,因特网的出现和万维网的广泛使用使信息的存储、检索和利用发生了巨大的变化。科研机构、高等学校、联机检索系统都将自己的资源放到了网上,供人们检索使用。网络资源大致可以分为两类:一类是来自正式文献信息源的信息,内容可靠、质量高,一般都有检索平台;另一类是各类网站上的信息,这些信息包罗万象、良莠不齐,一般用搜索引擎等网络工具进行检索。从广义上说,局域网内的光盘检索服务和现阶段的国际联机检索都属于网络信息检索范畴。由于局域网内光盘信息检索存在要求存储器越来越大的缺点,许多信息服务机构和出版商都提供了光盘检索数据库的网络版,用户可以通过网络直接在 Web 界面检索供应方服务器上的数据库。

(2) 按内容和功能划分

① 书目数据库(bibliographic database)。书目数据库是机读的目录、索引和文摘检索工具,检索结果是文献的线索而非原文。如许多图书馆提供的基于网络的联机公共检索目录(web-based online public access catalogue)、MEDLINE、CBMdisc 等。

② 全文数据库(full text database)。全文数据库存储的是原始文献信息的全文,有的是印刷版的电子版,有的则是纯电子出版物,如中国学术期刊数据库、中文科技期刊数据库等。

③ 数值数据库(numeric database)。数值数据库主要包含的是各种数据,包括调查数据、统计数据等,是一类以数据形式为用户提供信息服务的数据库,如人口统计数据库、发病率与病死率统计数据库、GenBank 基因序列数据库等。

④ 事实数据库(fact database)。事实数据库存储指南、名录、大事记等参考工具书的信息,如美国医生数据咨询库 PDQ(physician data query)。

⑤ 超文本型数据库(hypertext database)。超文本型数据库存储声音、图像和文字等多种信息,如美国的蛋白质结构数据库(PDB),该数据库可以检索和查看蛋白质大分子的三维结构。

2.1.2 计算机检索原理与技术

1. 计算机检索原理

计算机检索由信息存储和信息查找两部分组成。信息存储即建立数据库的过程,首先是选择文献信息,按照建立数据库的方针和原则,在一定的范围内选择相关信息,然后对信息进行分析、标引和排序,这样就建成了数据库。信息查找是信息存储的逆过程,通过分析课题,明确检索目的及要求,并将用户提问转换成检索语言,并运用计算机检索运算符编制成检索式进行检索。检索的过程实际是一个比较、匹配的过程,用户输入的检索式只有与数据库中的标识及运算关系等相一致时,系统才返回"命中"结果。

信息存储和信息检索两个过程是相辅相成的,信息存储是信息检索的基础,信息检索是信息存储的目的。

2. 常用的计算机检索技术

(1) 布尔逻辑检索

在计算机检索中最常用的检索理论和技术是布尔逻辑检索(Boolean logical),其理论基础是集合论和布尔逻辑。该检索方法采用布尔逻辑表达式来表达用户的检索需求,有 3 个运算符,分别是逻辑与(AND)、逻辑或(OR)和逻辑非(NOT)。

逻辑与(AND),也叫逻辑积。通常用"AND"或"＊"表示,是对具有交叉关系和限定关系的一种组配。检出文献必须同时含有所检的几个检索词,常用来缩小检索范围,提高检索的查准率。如查找"骨髓移植治疗白血病"方面的文献,布尔逻辑表达式为"白血病 AND 骨健移植"。

逻辑或(OR),也叫逻辑和。通常用"OR"或"＋"表示,是对具有并列关系概念的一种组配。检出文献只要与其中一个检索词相关,即检出文献只含有其中一个的检索词即可。常用来扩大检索范围,提高检索的命中率,即查全率。如查找有关"糖尿病和消渴症"方面的文献,由于二者是中医和西医中同一种病的不同名称,属于并列关系,布尔逻辑表达式为"糖尿病 OR 消渴症"。

逻辑非(NOT),也叫逻辑差。通常用"NOT"或"－"表示,是对具有排斥关系的概念的一种组配,其作用是用来排除不必要的概念,减少检索结果,提高查准率。如查找"类风湿性关节炎的非针灸疗法"文献的有关文献,布尔逻辑表达式为"类风湿性关节炎 NOT 针灸疗法"。

布尔逻辑运算符的优先级为:NOT＞AND＞OR。当需要改变运行顺序时,可以使用括号,括号内的逻辑表达式先运行,括号有多层时先运行最内层括号里的逻辑表达式。如查找有关微量元素铜、铁、锌与儿童营养不良的文献、检索表达式为:"(铜(OR 铁 OR 锌)AND(婴儿 OR 幼儿 OR 儿童)AND 营养不良"。

(2) 词间位置检索

词间位置检索(proximity searching)方法主要用来处理检索词之间的位置关系,用位置运算符来表达。常用的位置算符有"WITH""NEAR"等。

WITH 表示检索词存在于同一个字段,次序可以颠倒。如检索式"children WITH leukemia"表示,要查找在同一个字段中同时包含有 children 和 leukemia 的文献。

NEAR 表示检索词存在同一个句子中,次序可以颠倒,NEAR 后面加整数 n,表示检索词之间最多可插入(n−1)个词。如检索式"acute near3 asthma"表示两词间最多可插入 2 个词,可以查找到"acute severe asthma""acute recurrent asthma""acute or chronic asthma"等;检索式"tongue near3 base",可以查到"tongue base"和"base of the tongue"。其他位置算符有:

W、W/N、WITH、WITHIN	两词相邻,按输入时顺序排列
nW	同上,两词中间允许插入 n 个词
PRE	两词相邻,按输入顺序排列
N、NEAR、ADJ	两词相邻,顺序可以颠倒
nN	同上,两词中间可以插入 n 个词
F	两个词同在一个标引字段中
SAME	两个词同在一个段落(paragraph)中

不是每一个检索系统都使用上述位置算符,不同的系统使用的位置算符不同,不同的算符在不同的系统中有时可能含义不同。例如"W"算符,在 DIALOG 检索系统中,表示两词相邻,输入顺序不变;在 ProQuest 系统中,"W"算符表示输入的两词相邻,但顺序可变,如顺序要求不变,则使用"PRE"算符。用户可以查阅 Help 帮助文档说明。

(3) 截词检索

截词检索(truncation)是指检索时将检索词在合适的地方截断,用其中的一个局部进行检索的方法。截词检索在外文检索中广泛应用,因为西文语言的特点是构词灵活,在词干上加上前缀或后缀就可以派生出许多新的词汇,检索时采用截词检索可以防止漏检现象,提高检索的查全率。

截词方式一般按截断的位置来划分,可分为后截断、前截断、中截断 3 种类型;也可按截断字符的数量来划分,可分为有限截断和无限截断两种类型。常用的截词符有"＊""?""＄""＃",不同的系统采用的符号不同。

许多系统用"＊"表示无限截断,"＊"代表零到无数个字符。如检索式"child＊"可用来检索包括"child""children""childhood"相关方面的内容;检索式"＊computer"可以查找到"microcomputer""minicomputer""computer";检索式"颅＊动脉"可以查到"颅内动脉、颅外动脉、颅内外动脉"等。

通常用"?"来代表有限截断,"?"代表零到一个字符。如检索式"disease?"可以查找到"disease"和"diseases"。

但是需要注意的是,截词检索也可能检出无关词汇,造成大量误检,或导致检索失败。

（4）词根检索

有些检索系统不支持使用截词符的截词检索技术,系统默认的是词根检索,即输入一个词,系统会自动检索出同一词根的一组词,例如输入"gene",可以检索出"gene""genic""genome"等。这是一种智能检索方式,但要求系统内必须预先配置词根表。

（5）限制检索

常用的限制符有"IN""<"">""=""<=""">="等。"IN"是字段限制符,表示检索内容必须出现在某一字段,如检索式"肝肿瘤 IN 标题"表示查找文献题目中含有肝肿瘤的文献。"<="">="用于数字字段的限定,如检索式">=2000"表示检索 2000 年及以后的文献。

（6）加权检索

加权检索的方法是:在检索提问式中,根据每个提问词在检索要求中的重要程度,分别给予一定的加权数值加以区别,我们称这个数值为权数;同时再给出检索命中的阈值。检索时,首先提问词与文献的被检索词要匹配,其次要计算所有匹配的检索词权数之和——我们亦称之为所检索文献的权数。当某一文献匹配的检索词权数之和满足阈值条件时,即确认为命中文献。

（7）禁用词

有些词因为单独使用时没有实际意义,或者出现频率过高,检索系统规定这些词为禁用词（stop words）,如 a、about、after、all、also、an、and、any、are、as、at、be、because、been、between、both、but、by 等。

2.1.3　常用的信息检索方法和途径

1. 常用的信息检索方法

检索信息究竟需要采用什么方法,我们必须根据课题性质和研究目的而定,这里主要从文献的角度宏观讲述信息检索的一般方法,具体的各类型信息资源及网络信息资源的检索方式参考后续章节。

（1）常规法

常规法也叫检索工具法,是利用各种检索工具查找文献的方法,即以主题、分类、著者等途径,通过检索工具获取所需文献的一种方法,这种方法又可分为顺查法、倒查法、抽查法和引文法 4 种。

① 顺查法,即由远及近的查找法。如果已知某创作或理论研究成果最初产生的年代,现在需要了解它的全面发展情况,即可从最初年代开始,按时间的先后顺序,一年年地往近期查找。用这种方法所查得的文献较为系统全面,基本上可反映某学科专业或某课题发展的全貌,能达到一定查全率。在较长的检索过程中,可不断完善检索策略,得到较高的查准率。此法的缺点是费时费力、工作量较大。一般在新开课题时采用这种方法。

② 倒查法,即由近及远,由新到旧的查找法。此方法多用于查找新课题或有新内容的老课题,在基本上获得所需信息时即可终止检索。此方法有时可保证信息的新颖性,但易于

漏检而影响查全率。

③ 抽查法,是利用学科发展波浪式的特点查找文献的一种方法。当学科处于兴旺发展时期,科研成果和发表的文献一般也很多。因此,只要针对发展高潮进行抽查,就能查获较多的文献资料。这种方法针对性强,节省时间。但必须是在熟悉学科发展阶段的基础上才能使用,有一定的局限性。

④ 引文法,引文索引法可分为两种:一种是由远及近地搜索,即找到一篇有价值的论文后进一步查找该论文被哪些其他文献引用过,以便了解后人对该论文的评论、是否有人对此做过进一步研究、实践结果如何、最新的进展怎样等。由远及近地搜索,越查资料越新,研究也就越深入,但这种查法主要依靠专门的引文索引,如《科学引文索引》(Science Citation Index)、《社会科学引文索引》(Social Sciences Citation Index)。另一种较为普遍的查法是由近及远地追溯,这样由一变十、由十变百地获取更多相关文献,直到满足要求为止。这种方法适合历史研究或对背景资料的查询,其缺点是越查材料越旧,追溯得到的文献与现在的研究专题越来越疏远。因此,最好是选择综述、评论和质量较高的专著作为起点,它们所附的参考文献筛选严格,有时还附有评论。利用引文法高效率地查找文献的最有用的工具是利用引文索引。

(2) 追溯法

追溯法又称回溯法。这是一种传统的查找文献的方法。当查到一篇参考价值较大的新文献后,以文献后面附的参考文献、相关书目,推荐文章和引文注释为线索而查找相关文献的一种方法。这些材料指明了与用户需求最密切的文献线索,往往包含相似的观点、思路、方法,具有启发意义。循着这些线索去查找,不仅利用了前人的劳动成果,节省了很多时间和精力,而且可能在原来的基础上有新的发现。这是一种扩大信息来源最简单的方法,一般多利用述评、综述或专著进行追踪查找。在没有检索工具或检索工具不完整时可借助此法获得相关文献。但由于参考文献的局限性和相关文献的不同,会产生漏检。同时,由近及远的回溯法无法获得最新信息,而利用引文索引进行追溯查找则可弥补这一缺点。

(3) 综合法

综合法又称为循环法,是把上述两种方法加以综合运用的方法。综合法既要利用检索工具进行常规检索,又要利用文献后所附参考文献进行追溯检索,分期分段地交替使用这两种方法。即先利用检索工具(系统)检索到一批文献,再以这些文献末尾的参考目录为线索进行查找,如此循环进行,直到满足要求时为止。综合法兼有常用法和追溯法的优点,可以查得较为全面而准确的文献,是实际中采用较多的方法。这种检索方法多在创作人员选定了课题、制定了创作计划后才使用,或检索工具不全时使用。

(4) 浏览法

浏览法是在直接浏览各类信息源的过程中获取所需信息的检索方法,就是不通过文献参考检索工具,直接凭经验浏览本专业或本学科的核心期刊和图书资料,从中直接查找到所需要的文献,这样就能及时获得最新最直接的信息和原件全文,基本上能获取本学科发展的动态和水平。但是这样检索的范畴不够宽泛,因而漏检率较大,检索偶然性大,查全率低,回溯检索困难。因此,在开题或鉴定时还必须进行系统的检索。

（5）即期积累法

为尽可能及时全面地掌握文献,除了要引导学生在研究课题的前后突击查找文献外,还应注意平时的日积月累,养成经常阅读的好习惯。即从现刊中查找与课题有关的信息,也能够使学生懂得科学研究要把握最新的动态,及时了解别人在做什么,有什么新的发现,使自己少走别人已经走过的弯路,保证自己的研究处于比较领先的水平。

上述方法,各有其优缺点,查找时要结合检索条件、时间、人手的限制等因素综合考虑。除了考虑方法以外,查阅技巧也是不可忽略的。有时方法对头,检索策略也无问题,可就是查不到近在眼前下的答案。因此,切忌匆匆翻阅,浅尝辄止,这样做往往成为漫无目的地胡猜乱翻,结果一事无成。如果初查失败,要急于丢弃原来的方案,前后多查几页往往会找到有用的线索,甚至是意外收获。

2. 信息检索途径

检索途径依赖于文献信息的特征。文献具有外部和内容两种特征。文献的外部特征主要是指文献载体上标明、易见的项目,包括文献题名、责任者、序号、出版者、出版地、出版年等;文献的内容特征包括所属学科及所属主题等。因此,根据文献的外部特征和内容特征,可将信息的检索途径分为两大类型。

（1）文献外部特征的检索途径

① 责任者途径

责任者途径即通常所说的著者姓名途径。责任者是指对文献内容负责或做出主要贡献的个人或团体,包括著者名、评者、编者等。责任者途径是根据文献著者的名称查找文献信息的途径,是外文检索工具较为重要和惯用的途径。按著者姓名字顺排列,易于利用,又便于编排,也易于机械加工。

使用著者途径检索文献信息须注意文种的不同和姓名排列方式的差异,如单姓、复姓、父母姓连写、本名、教名以及姓名中附加的荣誉称号等。欧美人的姓名习惯名在前、姓在后,而目前使用的各种著者目录和著名索引则按姓在前、名在后的方式以字序排列,因此,在具体检索时应按姓在前、名在后的字顺查找。

② 题名途径

题名途径也称书名途径。题名是表达、象征、隐喻文献内容及特征的词或短语,是文献的标题或名称,包括书名、刊名、篇名等。文献题名有正题名、副题名和辅助题名。题名检索途径是指根据文献题名查找文献信息的途径。它把文献题名按照字顺排列起来编成索引,其排法简单易行,易于查检。但因书名和篇名较长,不宜作为检索标志,又因不同文字的形体结构和语法结构有自己的特色,字尾变化复杂,所以难以把同样意义的文献集中于一处,实际使用价值已不为人们看好而逐渐不为人所重视。

③ 文献类型途径

文献信息检索工具收选的信息源多种多样,如期刊、图书、科技报告、专利、技术标准、政府出版物、会议录等。为满足用户不同的检索要求,如会议文献或专利文献的查找,不少检索工具也增设文献类型检索途径,如专利号索引、图书索引、会议索引、报告号索引等,以满足不同用户的需求。

④ 代码途径

代码途径也称序号途径，是通过已知的文献专用代号查找文献的途径。代码是一些文献类型的特有标志，与文献有对应关系，如国际标准书号（ISBN）、国际标准连续出版物号（ISSN）以及索引号、专利号、合同号等。

（2）文献内容特征的检索途径

① 分类途径

分类途径是指按文献内容的学科分类体系查找文献信息的途径。一般来说，一种检索工具的编制都必须按学科建立自己的分类体系，其收录的文献按分类目录中的排序进行编排，这样编排的结果可将同一学科的文献集中，便于按学科查找文献分类目录和分类索引是普遍使用的分类检索工具。分类途径的缺点是对于较难分类的新兴学科和边缘学科来说，查找不便。利用此途径查找时需首先了解反映学科体系的分类表，再将概念变换为分类号，然后按分类号进行检索。由于概念变换为分类号的过程中易出差错，所以也会导致漏检和误检。但是很多用户希望从其熟悉的分类系统及学科概念的上下左右关系了解事物的派生、隶属、平行等关系，满足族性检索的需求。分类途径能够较好地满足这一要求。

② 主题途径

主题是文献所表达的中心思想、所讨论的基本问题和研究对象。主题途径指根据表达文献主题内容的主题词及其派生出的关键词为标志查找文献信息的途径。其主要检索工具是主题目录和主题索引，或标题词索引、关键词索引、叙词索引等。主题目录按文献内容主题词组织，以文献所讨论的主题直接检索，可以查到分散于各学科里同一主题的文献。主题索引是工具书辅助索引之一，它可揭示包含该主题的文献信息在文献正文中的位置。

主题途径检索文献信息的优点是：用主题词作为标志，表达概念准确、灵活、专指度高，可使同一主题的文献集中，检索效率高；又由于主题词可随科技发展增加或更新，因此便于查找新兴学科的文献信息。在各学科和其分支交叉渗透日益增多的当前，主题途径较好地适应了这一要求。其缺点是：主题索引缺少学科系统的整体性和层次性，因此，难以达到很高的查全率。

③ 分类主题途径

分类主题途径是分类途径与主题途径的结合，它能够尽量避免两者的不足，取其所长。一般来说，它比分类体系更具体一些，无明显的学术层次划分，又比主题法概括一些，但保留了主题体系按字顺排序以便准确查检的特点。

（3）其他检索途径

① 出处途径

出处途径是数据库系统提供的检索途径。输入原文献的刊载处，如报刊名、出版单位名，即可检索到该刊载处出版、发表的有关文献。

② 时间途径

时间途径是以文献的时间范围查找文献的途径。这是数据库检索系统普遍提供的一种检索方式，输入或选择某一时间，可检索到该时间出版发表的所有文献。时间途径一般和其他检索途径配合使用，很少单独使用。

③ 任意词途径

任意词途径也称自由词途径。它是以自然语言编制的全文检索系统所提供的种文献查询方式。自由词或任意词指直接取自文献本身,是未经规范和控制的语言输人字、字符、数字、词或词组等任意字或词,可检出所有在任意一处出现该字、字符、数字、词或词组的文献。

④ 专门术语途径

专门术语途径主要是指一些辅助检索途径,如按化学分子式排出的分子式索引,可提供一种从分子式角度查找化学化工文献的目的,另外还有化学物质索引、合金索引、地名索引等各种专门索引,以满足查检特定种类文献信息的需求。

2.2 检索语言

2.2.1 检索语言及其作用

1. 检索语言的概念

信息检索语言是信息存储与检索过程中用于描述信息特征和表达用户信息提问的一种专门语言,是将标引语言和检索用语进行相符性比较的人工语言。这种人工语言就是从自然语言中精选出来并加以规范化的一套词汇符号,是概括文献信息内容或外在特征及其相互关系的概念标识体系,是沟通文献信息存储和检索两个过程中信息标引人员和信息检索人员双方思路的桥梁,是编制检索工具的各种索引的依据。

当信息存储时,标引人员将搜集到的信息按其外表特征和内容特征用一定的语言加以描述,并赋予一定的标志,如题名、著者、关键词等。将其整理、加工、存储于检索系统中用户进行信息检索时,首先要对检索课题进行分析,用同样的语言抽取出几个能代表检索课题要求的检索标志,通过与检索系统中存储的标志相匹配,获取所需信息。这种在信息检索中用来联系文献信息和用户需求的"语言"就是信息检索语言。所以,信息检索语言是适应信息检索的需要,并为信息检索特设的专门语言。

2. 检索语言的作用

用户要检索到适当的信息,关键是要让自己使用的提问标识与检索系统使用的检索标识一致。二者达到统一的关键在于使用相同的检索语言,因此检索语言在信息检索中起着至关重要的作用。检索语言是沟通信息存储与信息检索的桥梁。在信息存储过程中,用其来描述信息的内容和外部特征,从而形成检索标识。在信息检索过程中,用其来描述检索提问,从而形成提问标识。当提问标识与检索标识完全匹配或部分匹配时,结果即为命中文献。

检索语言的主要作用如下:① 标引信息内容及其外表特征,保证不同标引人员表征信息内容的一致性;② 对内容相同及相关的信息加以集中或揭示其相关性;③ 使信息的存储集中化、系统化、组织化,便于检索者按照一定的排列次序进行有序化检索;④ 便于将标引用语和检索用语进行相符性比较,保证不同检索人员表述相同信息内容的一致性,以及检索人员与标引人员对相同信息内容表述的一致性;⑤ 保证检索者按不同需要检索信息时,都能获得最高查全率和查准率。

2.2.2 检索语言类型

目前,世界上的信息检索语言有几千种,依其划分方法的不同,其类型也不一样。常用的划分方式是按照表述文献特征、结构原理、组配方式。

1. 按照表述文献特征进行划分

按照表述文献特征进行划分,信息检索语言可划分为表达信息外部特征的语言和表达信息内容特征的语言,如图 2.1 所示。

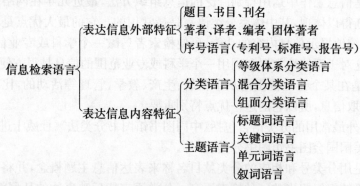

图 2.1　按照表述文献特征进行划分

(1) 表达信息外部特征的语言

表达信息外部特征的检索语言主要是指文献的篇名(题目、书名、刊名等),著者语言(著者、译者、编者、团体著者等),序号语言(专利号、标准号、报告号等)。

(2) 表达信息内容特征的语言

文献内容特征主要指文献正文所论述的主题、观点、简介、结论等。主要是分类语言(等级体系分类语言、混合分类语言、组面分类语言等),主题语言(标题词语言、关键词语言、单元词语言、叙词语言等)。这类检索语言在标引中提供分类语言和主题语言的检索途径。

2. 根据检索语言的结构进行划分

根据检索语言的结构划分,信息检索语言可以划分为分类语言、主题语言、名称语言、代号语言和引文语言,如图 2.2 所示。

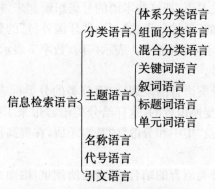

图 2.2　根据检索语言的结构划分

(1) 分类语言

分类语言是将表示各种知识领域(学科及其研究问题)的类目按知识分类原理进行系统排列并以代表类目的数字、字母符号(分类号)作为信息主题标识的一类信息检索语言。分类语言的主要特点是按学科、专业集中信息,并从知识分类角度揭示各类信息在内容上的区别和联系,提供从知识分类检索信息的途径。它犹如一张知识地图,能够使检索者沿着大大小小知识领域的隶属并列关系,找到所要到达的目的地——记载着所需要的知识的文献信息。

分类语言是信息工作中运用特别广泛的信息组织方法,最近几年在网络信息资源组织中的作用也逐渐得以体现,其中体系分类语言是最常用的。它的最大优点是具有按学科或专业集中地、系统地揭示信息内容的功能,可使检索者鸟瞰一个学科或专业信息的全貌,并可触类旁通。这对于系统地掌握和利用一个学科或专业范围的信息是很方便和有效的。由于人们一般都是在某个专业范围内从事科研、生产、教学、管理等活动的,比较习惯于从学科、专业出发获取信息,所以它的这一优点特别重要。

目前,国内外最常用的分类语言包括《中国图书馆图书分类法》《杜威十进分类法》《国际十进分类法》《美国国会图书馆图书分类法》等。

分类语言是用分类号和相应的分类款目名称来表达信息主题概念,并将信息按学科性质分门别类地系统组织起来的一种检索语言。分类语言能反映事物的从属派生关系,便于按学科门类进行检索。它又分为体系分类语言、组面分类语言和混合分类语言三种。

① 体系分类语言

体系分类语言是一种直接体现分类等级概念的标志系统。它以科学分类为基础,以信息内容的学科性质为对象,运用概念的划分与概括的方法,按照知识门类的逻辑次序,从上到下、从总到分,进行层次划分,每划分一次,就产生许多类目,逐级划分,就产生许多不同级别的类目。这些类目层层隶属,形成一个严格有序的等级结构体系。如《杜威十进制分类法》《中国图书馆分类法》(简称《中图法》),使用的就是典型的体系分类语言。分类表则是这种语言的具体体现。体系分类语言的主要特点是:按学科、专业集中信息并从知识分类角度揭示各类信息在内容方面的区别和联系,提供从学科分类检索信息的途径。

② 组面分类语言

组面分类语言是用科技术语进行组配的方式来描述信息内容。这些科技术语按其学科性质分为若干组,称为"组面"。组面内各个术语都附有相应的号码。标引信息时,根据信息内容选择相应的组面和有关术语,把这些术语的号码组配起来,构成表达这一信息内容的分类号。例如,印度阮冈纳赞的《冒号分类法》,其对"牙医外科"的分类号为 L124:4:7,其中字母 L 代表医学,数字 124 表示牙齿,数字 4 表示疾病,数字 7 表示外科,这些字母和数字通过冒号组配就形成一个分类号。

组面分类语言是体系分类语言的发展,组面分类的分类标志是散组式的、组合的、可以分拆的,其中诸因素是可以变换位置的,这样给分类语言带来了很大的灵活性,克服了体系分类标引能力差的弱点,以及"集中和分散"的基本矛盾,在提高检索效率上前进了一大步。

③ 混合分类语言

它是组面分类和体系分类语言的结合,两者有所侧重,因而又有组面体系分类语言和体系组面分类语言之分。《中图法》是我国第一部集中了全国图书馆和信息部门的力量共同编制的一部综合性大型文献分类法。目前广泛应用于各类型图书馆。《中图法》主要是从科学分类和知识分类的角度来揭示文献内容的区别和联系，按学科和专业集中文献，提供从学科和专业出发检索文献的途径。

《中图法》主要由类目表、复分表和索引三部分组成。

A. 类目表。类目表是《中图法》最主要的组成部分，它由基本部类、基本大类、简表及详表构成。

a. 基本部类和基本大类。《中图法》的分类体系是指基本部类与基本大类的构成及其序列，以及所有类目相互联系与相互制约形成的等级结构。基本部类与基本大类的构成及其序列是《中图法》最基本的分类体系。

《中图法》的五大基本部类主要为：马克思主义、列宁主义、毛泽东思想、邓小平理论；哲学、宗教；社会科学；自然科学；综合性图书。这是整个分类表最先确定、最本质、最概括的区分。

《中图法》在基本部类的基础上，根据当前学科状况区分形成了一组具有独立体系的纲领性类目，即一级类目，这是在基本部类基础上展开的知识分类体系框架，是传统的、稳定的、较为概括的学科或知识领域。《中图法》在五大部类的基础上设置了 22 个基本大类的分类框架。

b. 简表。简表是在基本大类的基础上进一步区分出的类目。它是整个分类表的骨架，起着承上启下的作用。简表一般包括三级类目，可以反映出整个分类表的概貌。

c. 详表。详表是在简表的基础上扩展而成的。这是分类表最主要、最本质的组成部分是分类表的主体，也是文献分类标引和分类检索的主要依据。

《中图法》的详表是由分类号和类目组成的集合。类目是类的名称，是具有共同属性的组概念。分类号是类目的标志符号，其主要作用就是简明、系统地表示每个类目在分类体系中的位置，以便组织分类目录和图书排架。类目和分类号一一对应，相辅相成。

《中图法》的编号制度采用基本的层累制。层累制是根据类目的不同等级，配以相应不同位数号码的编号方法，类目的等级与其号码位数是相对应的。层累制的号码可以无限纵深展开，可充分满足类目体系层层展开配号的需要，同时又有良好的表达性。

《中图法》的标记符号采用汉语拼音与阿拉伯数字相结合的混合号码。其中字母表示大类，数字表示其大类下进一步细分的小类（下位类）。一般情况下，数字位数的多少代表其类目划分的级数。

B. 复分表。复分表又称为辅助表、附表，是由共同性的子目构成单独编制，供有关类目进一步区分时共同使用的表。《中图法》的复分表分为总论复分表、世界地区复分表、中国地区表、国际时代表、中国时代表、世界种族与民族表、中国民族表、通用时间地点表。

C. 索引表。《（中国图书馆分类法）索引》单独出版发行。它收录了分类表中已列出的具有检索意义的概念，并将这些概念依汉语拼音字顺排列起来。它的编制目的主要在于提供从字顺查检分类表类目的途径，其次是使分类表具有一定程序的主题检索功能。

（2）主题语言

主题语言又称主题词语言，是一种描述性语言，是用自然语言中的词、词语来描述信息内容特征，即信息所论述或研究的事物概念。换而言之，不论学科分类如何，主题语言直接借助于自然语言的形式，作为信息内容的标志和检索依据，是一种以主题词字序为基本结构的检索语言,比较直观。

主题语言就是以自然语言的语词经过规范处理(采取人工控制措施)后直接作为信息内容主题标识。主题标识按字顺排列,并用参照系统和其他方法来间接地显示概念之间的关系。主题语言的特点是按实物集中信息,用参照系统等方法间接显示概念或实物之间的关系,提供事物名称的字顺检索途径。检索者只要确知他所需要检索对象事物的名称,就可从主题检索系统的字顺中直接检索出该对象事物及其各方面的有关信息,并可通过参照系统等扩大检索范围。

一般来说,用主题语言组织与揭示信息具有直接和直观的特点,即主题语言用于组织信息不仅具有"直呼其名、依名查检"的直接性,而且其标识基本上是独立完整的事物概念。在网络环境中,主题语言检索系统得到发展与完善,尤其是关键词检索,在网络中的应用相当广泛,有相当一部分网络信息资源浏览器搜索引擎都以关键词为组织与揭示信息的重要途径与方法,如 Google、百度、Yahoo! 等。

目前,国内外常用的主题语言有《美国国会图书馆标题表》《医学主题词表》《汉语主题词表》等。

主题语言可分为关键词语言、标题词语言、叙词语言、单元词语言四种。

① 关键词语言

关键词是直接从信息的标题、正文或摘要中抽取出来,未经过规范化处理,能够表达信息主题内容的关键性词汇。关键词语言是一种未经过规范化的自然语言,但具有表达信息概念直接、准确等特点,被广泛应用于手工检索和计算机检索。

关键词索引是以信息中的一些主要关键词作为检索标志,按字顺排列,并指出信息出处的一种索引。按其款目是否保留非关键词(冠词、介词、连词等)及不同的排检方法,分为单纯关键词索引、题内关键词索引和题外关键词索引。

关键词语言的主要特点是:标引完全专指,易于实现自动标引。其不足之处是:由于对词汇不经控制或少量控制,其检索质量较差。

② 标题词语言

标题词是从自然语言中选取并经过规范化处理的,表达事物概念的词、词组或短语。标题词语言是用经过规范化处理的名词术语来直接表达信息所论及的事物或主题,并将全部标题词按字顺排列起来而形成的一种检索语言。它是一种先组式的检索语言,也是最早使用的主题语言。

标题词表是根据标题词语言编制的,收录标题词及其规则的一部标题词典。它对标题词进行规范化处理和管理,通过参照系统显示词与词直接的逻辑关系,是标引和检索信息的依据。例如,美国工程信息公司编制的《工程主题词表》(简称 SHE)。

标题词语言的主要特点有:形式直观,含义明确,操作简便。其主要不足是:概念难以多向成族,无法从多个因素、多个途径检索,灵活性较差等。

③ 叙词语言

叙词语言是从自然语言中优选出来并经过规范化处理的名词术语。叙词语言是采用表示单元概念的规范化语词的组配来对信息内容主题进行描述的后组式词汇型标志系统的检索语言,也是目前使用最广泛的主题语言。

叙词受词表控制,词表中词与词之间无从属关系,都是相互独立的概念单元。检索时可根据需要选出相应的叙词,按照组配原则任意组配检索概念。叙词语言的主要特点是:组配准确,标引能力强;组配方式灵活,可实现多向成族、多途径、多因素检索,检索效果较好。其不足之处是:词表编制和管理难度大,对标引人员要求高,标引难度大。

《汉语主题词表》是由中国科学技术信息研究所、国家图书馆主编的我国第一部全面反映自然科学和社会科学领域名词术语的大型综合性汉语叙词表。它是一种将自然语言转换为检索语言的叙词控制工具,是叙词语言的具体表现。

④ 单元词语言

单元词语言是以单元词作为文献内容标志和检索依据的一种主题语言。所谓单元词,是从文献正文、摘要或题目中抽取出来的最一般、最基本的,其概念不可再分的词。它一般未经过规范化,也无词表。检索时,根据检索课题的内容特征,选取恰当的单元词进行组配检索。例如,美国化工专利使用的《化学专利单元词索引》。

单元词语言的主要特点有:词表体积小,标引专指度高,概念可多向成族,可进行多因素和多途径组配检索,灵活性较大。其不足之处是:直接性较差,采用字面组配,在字面分解与语义分解不一致时,容易产生误差,概念显示不充分,难以进行相关检索。

(3) 名称语言

名称语言是以人名、地名、书名等代表信息特征的名称为检索标识,作为标引和检索的桥梁。不同的数据库中所设置的作者检索途径、机构检索途径等都是运用名称语言对信息的特征予以描述和展开的结果。

(4) 代号语言

代号语言是文献特有的顺序号(包括标准号、合同号等)。在检索时,代号语言的标引和检索都较为直接和有效,检索起来也非常准确。

(5) 引文语言

引文语言是利用文献之间引用与被引用之间的关系,来表达检索文献主题之间的相互关系,不需要标引文献,检索简单而有效,现在数据库检索中用得很多。

3. 根据检索语言的组配方式划分

根据检索语言的组配方式,信息检索语言可以分为先组式信息检索语言和后组式信息检索语言,如图 2.3 所示。

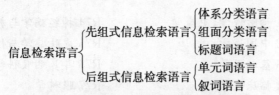

图2.3 根据检索语言的组配方式划分

(1) 先组式信息检索语言

先组式检索语言是指在检索之前,表述文献主题概念的标识已经拟定好的检索语言。先组式语言又分为定组型和散组型两种。定组型是指表述文献主题概念的标识,在编制检索语言词表时已经预先固定组配;散组型是指表述文献主题概念的标识,在编制检索语言时并不预先固定组配,而是在标引文献时,根据文献信息的主题内容予以组配,检索阶段也通过相同的组配与之匹配。主题检索语言中的标题词语言属于先组定组型检索语言,而叙词语言当作标题词语言使用时,则属于先组散组型检索语言。

(2) 后组式信息检索语言

后组式表达文献信息主题概念的标识,在编制检索语言词表和标引文献的时候,不预先固定组配,而是在检索进行时根据检索的实际需要,按照组配规则临时进行组配的检索语言。叙词语言属于此种类型。

2.2.3　医学信息检索常用的检索语言

国内生物医学文献数据库最常使用的检索语言工具有《中国图书馆图书分类法》、美国《医学主题词表》(MeSH)和《中国中医药学主题词表》。

1. 中国图书馆图书分类法

(1) 简介

中国图书馆分类法,简称中图法,是由北京图书馆、中国科学技术情报所等单位于1971年共同编制完成的,1974年出版,并经过多次修订与再版,1999年3月第四次出版。

中图法是体系等级分类语言,它采用五分法,即把知识学科分成5个基本部类:"马克思主义、列宁主义、毛泽东思想、邓小平理论""哲学、宗教""社会科学""自然科学"和"综合性图书"。在各基本部类下再展开,共形成22个大类,用1个英文大写字母表示一级类目名(工业技术类除外),并以字母的顺序反映大类的顺序。根据各学科的内容需要,大类下再依次分二级、三级、四级、五级子类目。各子类目用阿拉伯数字表示。

中图法是国内最有影响力,使用最广泛的文献信息组织工具。国内大多数图书馆、情报机构使用中图法。国内也有一些大型书目数据库使用中图法作为组织数据的工具,并提供分类检索途径,如《中国生物医学文摘数据库》(CBMdisc)、清华同方的《中国学术期刊全文数据库》、维普的《中国科技期刊数据库》等。目前图书情报界的学者们正致力于中图法在网络信息资源组织中的应用研究。

(2) 中图法的医药卫生分类

中图法用"R"代表"医药卫生"大类。该大类又分为17个基本类目(二级类目):

R1 预防医学、卫生学	R74 神经病学与精神病学
R2 中国医学	R75 皮肤病学与性病学
R3 基础医学	R76 耳鼻咽喉科学
R4 临床医学	R77 眼科学
R5 内科学	R78 口腔科学
R6 外科学	R79 外国民族医学
R71 妇产科学	R8 特种医学
R72 儿科学	R9 药学
R73 肿瘤学	

每一个二级类目,又分为若干三级、四级、五级类目,下面是"R2 中国医学"的类目划分:

（三级类）	（四级类）	（五级类）
R21 中医预防、卫生学	R241 中医诊断学	R246.1 内科
R22 中医基础理论	R242 中医治疗学	R246.2 外科针刺麻醉法
R24 中医临床学	R245 针灸学、针灸疗法	R246.3 妇产科
R25 中医内科	R246 针灸疗法与临床应用	R246.4 小儿科
R26 中医外科	R247 其他疗法	R246.5 肿瘤科
R271 中医妇产科	R248 中医护理学	R246.8 五官科
R272 中医儿科	R249 医案医话	R246.82 眼科
R273 中医肿瘤科		R246.83 口腔科
R274 中医骨伤科		R246.9 其他

2. 医学主题词表

医学主题词（medical subject headings，MeSH）是美国国立医学图书馆（NLM）编制的医学领域内权威的主题语言，在医学信息检索系统中得到了广泛的应用，如世界上最大的生物医学数据库（MEDLINE）是由该词表索引和组织文献数据的；国内最大的中文生物医学文献数据库（CBMdisc）也用 MeSH 组织文献；美国 NLM 用 MeSH 组织馆藏；国内大多数医学图书馆和情报机构用 MeSH 对文献进行主题标引，组织主题目录；Medical Matrix 等网络医学搜索引擎用 MeSH 组织网页信息。

MeSH 表由主题词字顺表、树状结构表及副主题同表组成。

（1）主题词字顺表

主题词字顺（permuted index）表是 MeSH 表的主体，主题词和入口词按字顺排列。

MeSH 对词义经过严格的规范化处理，主要体现在"——对应"方面，即一个概念只能用一个语词来表达，一个语词只能表达一个概念。若一个概念存在同义词或近义词，则只选其中一个词作为主题词，所有的文献信息都归在这个主题词下面。这样，可以避免文献信息的分散，便于用户查全信息。如"肝肿瘤"在英文中可以有 liver cancer、liver tumor、liver carcinoma、liver neoplasms 等多种拼写方法，MeSH 选用 liver neoplasms 作主题词，所有的相关文献信息都归在这个词下面，其他的词只作为该词的入口词，通过入口词可以查到主题词。

MeSH 用参照系统揭示按字顺排列的主题词之间的同义、相关和属分等语义关系。如 liver cancer see liver neoplasms，说明这两个词是同义关系。

MeSH 是动态变化的，每年出版修订版，及时对内容进行修订、增补和调整，增加新术语，淘汰旧术语，以满足医学科学技术的发展和进步的需要。2004 年版的 MeSH 包括 22568 个主题词。

（2）树状结构表

树状结构（tree structure）表也叫分类表，是将字顺表中的主题词按学科的隶属关系分成 15 个大类，每大类之下又继续细分，像树的分枝一样，最多可分至 9 级。MeSH 用这种等级结构来组织主题词，通过查找范畴大的上级词可以查到用下级词索引的范畴窄的文献，这种结构也使得检索者可以有效地浏览词表、从而找到合适的主题词。下列就是有关 gastrointestinal neoplasms 的树状结构表：

gastrointestinal neoplasms

intestinal neoplasms

colorectal neoplasms

colonic neoplasms

adenomatous polyposis coli

gardner syndrome

（3）副主题词表

MeSH 副主题词（subheadings）表中共收录了 82 个副主题词，如诊断、治疗、外科学、康复、护理等。副主题词是对主题词的进一步限制，用来检索更为专指的文献信息。如用主题词"脑肿瘤"和副主题词"外科学"，则检索出脑肿瘤外科治疗方面的文献，而不是脑肿瘤其他方面的文献。每个副主题词可以根据其特定含义和使用范围与不同的主题词组配。正确使用 MeSH 的副主题词有助于检索者提高查准率。

3. 一体化医学语言系统

一体化医学语言系统（unified medical language system，UMLS）是检索语言的集成系统，其目的是为了解决因不同检索系统的差异性和信息资源的分散性所造成的检索困难。UMLS 由美国国立医学图书馆（NLM）于 1986 年构建，它整合了各来源词表中的生物医学概念、术语、词汇及其等级范畴。UMLS 包括 4 个部分：超级叙词表（metathesaurus）、语义网络（semantic network）、信息源图谱（information sources map）和专家词典（specialist lexicon），这 4 个部分是一个有机的整体。

超级叙词表是 UMLS 的词汇部分，2001 年版收录了 80 万个概念，共 190 万个词汇。这些概念和词汇来自 60 多个生物医学受控词表、术语表、分类表、专家系统等，其中 MeSH 表是最主要的词汇来源。语义网络是为建立概念、术语间错综复杂的关系而设计的，它为超级叙词表中所有概念提供了语义类型、语义关系和语义结构。语义网络把词汇联结成一个整体，揭示了词汇间的关系。信息源图谱是一个关于生物医学机读信息资源的数据库，用于测度信息源与特定提问的相关性，以便选取最合适的住处源。专家词典是一个包含众多生物医学词汇的英语词典。

UMLS 在计算机数据库和网络资源的组织和检索中具有广泛的应用前景。它不仅可以克服不同系统检索语言的差异性，而且可以实现跨数据库检索的词汇转换，帮助用户对计算机化的病案系统、书目数据库、事实数据库、图像数据库、专家系统等各种联机信息源中的生物医学信息进行一体化检索，以获取符合用户需求的特定或综合的信息。

著名的 PubMed 数据库已使用 UMLS，现已集成了 MEDLINE、PreMEDLINE、GenBank、EMBL、SWISS-PORT、MMDB、OMIM 等 10 多个数据库，用户可以获取其中的生物医学文献信息、DNA 序列信息、蛋白质序列信息、三维结构信息以及基因组信息。PubMed 可以将用户的自然语言转换成 UMLS 中的医学主题词，并自动对数据库进行检索。此外，它还具有自动查找相关文献的功能。PubMed 的数据库的集成功能与智能检索得益于 UMLS 的成功运用。

一些医学专业搜索引擎开始用 UMLS 组织网络信息资源，提高了检索的效率，且使引擎趋向智能化。目前使用 UMLS 的医学搜索引擎包括 Medical World Search、Clini Web International 等。

2.3 信息检索技术

2.3.1 信息检索技术的概念

信息检索技术是指利用检索系统，检索有关信息而采用的一系列技术的总称，主要包括布尔逻辑检索、截词检索、限制检索、位置检索等技术。

1. 布尔逻辑检索

布尔逻辑得名于乔治·布尔（George Boole），他是考克大学的英国数学家，在 19 世纪中叶首次定义了逻辑的代数系统。现在，布尔逻辑在电子学、计算机硬件和软件中有很多应用。

在实际检索中，检索提问涉及的概念往往不止一个，而同一个概念又往往涉及多个同义词或相关词。为了正确地表达检索提问，系统中采用布尔逻辑运算符将不同的检索词组配起来，使一些具有简单概念的检索单元通过组配成为一个具有复杂概念的检索式，用以表达用户的信息检索要求。

所谓布尔逻辑检索，是用布尔逻辑算符将检索词、短语或代码进行逻辑组配，指定信息的命中条件和组配次序，凡符合逻辑组配所规定条件的为命中信息，否则为非命中信息。它是计算机检索系统中最常用的一种检索方法，逻辑算符主要有：与（AND）、或（OR）、非（NOT）。

（1）逻辑"与"

逻辑"与"也称逻辑乘，用关系词"AND"或"＊"表示，A AND B（或 A＊B）表示两个概念的交叉和限定关系，只有同时含有这两个概念的记录才算命中信息。

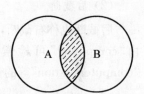

图 2.4　逻辑"与"示意图

检索结果如图 2.4 所示，图中阴影部分即为同时包含 A 和 B 两个概念的命中信息。如，查找"胰岛素治疗糖尿病"的检索式为"insulin(胰岛素)and diabetes(糖尿病)"。

（2）逻辑"或"

逻辑"或"也称逻辑和，用关系词"OR"或"＋"表示，A OR B（或 A＋B）表示两个概念的并列关系，记录中只要含有任何一个概念就算命中信息，即凡单独含有概念 A 或含有概念 B 或者同时含有 A、B 两个概念的信息均为命中信息。

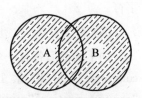

图 2.5　逻辑"或"示意图

检索结果如图 2.5 所示，图中阴影部分即为包含 A 或 B 概念的命中信息。如，查找"肿瘤"的检索式为"cancer(癌)OR tumor(瘤)OR carcinoma(癌)"。

（3）逻辑"非"

逻辑"非"也称逻辑差，用关系词"NOT"或"－"表示。A NOT B（或 A－B）表示两个概念的排除关系，指记录中含有概念 A 而不含有概念 B 的为命中信息。

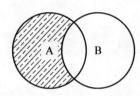

图 2.6　逻辑"非"示意图

检索结果如图 2.6 所示,图中阴影部分即为包含 A 且排除 B 的命中信息。如,查找"动物的乙肝病毒(不要人的)"的文献的检索式为"hepatitis B virus(乙肝病毒)not human(人类)"。

对于一个复杂的逻辑检索式,检索系统的处理是从左向右进行的。在一个检索式中,可以同时使用多个逻辑运算符,构成一个复合逻辑检索式。复合逻辑检索式中,运算优先级别从高至低依次是非、与、或,可以使用括弧改变运算顺序。

2. 截词检索

截词检索(truncation)是指用给定的词干做检索词,查找含有该词干的全部检索词的记录,也称词干检索或字符屏蔽检索。

截词检索是指在检索式中用专门的截词符号表示检索词的某一部分允许有一定的词形变化。截词符一般用"?"或"＊"表示,不同的系统、数据库,其代表的含义有所不同。如美国 DIALOG 系统用"?"表示截词符。

截词的方式有多种,按截断部位可分为右截断、左截断、中间截断、前后截断等;按截断长度可以分为有限截断和无限截断。

(1) 前截断

前截断也称左截断,截去某个词的前部,是词的后方一致比较,也称后方一致检索。如由"? computer"可检索出含有"computer""minicomputer""microcomputer"等的信息记录。

(2) 后截断

后截断也称右截断,截去某个词的后部,是词的前方一致比较,也称前方一致检索。如由"computer?"可检索出含有"computer""computers""computerize""computerized""computeri-zation"等的信息记录。

(3) 中间截断

中间截断也称屏蔽词、两边一致检索。一般来说,中间截断仅允许有限截词,主要用于英、美拼写不同的词和单复数拼写不同的词,如 organi? ation 可检索出含有 organisation 和 organization 的记录。由此可知,中间截断使用的符号为"?",即用"?"代替那个不同拼写的字符。

(4) 前后截断

词干的前后各有一个截词符,截去某个词的前部和后部,也称任意匹配检索。如由"? computer?"可检索出"computer""computers""computerize""computerized""computerization""minicomputer""microcomputer"等的信息记录。

由上述可见,任何一种截词检索,都隐含着布尔逻辑检索的"或"运算。采用截词检索时,既要灵活又要谨慎,截词的部位要适当,它可以起到扩大检索范围、提高查全率、减少检索词的输入量、节省检索时间、降低检索费用等作用。如果截得太短(输入的字符不得少于3 个),将增加检索噪声,影响查准率。

截词检索最早出现在西文检索中,现在中文检索也大量使用。在中文检索中,我们把一句、一段甚至全文当成一个"词",选择检索模式有前方一致、完全匹配、任意匹配三种。前方一致是后截断检索,任意匹配是前后任意匹配。

在多数检索系统中,检索框中输入的检索词,如没有明确选择,大多默认为任意匹配。

3. 限制检索

限制检索(range)是指限制检索词在数据库记录中规定的字段范围内出现的信息,方为命中信息的一种检索技术。限制检索适用于在已有一定数量输出记录的基础上,通过指定字段或使用限制符,减少输出信息数,达到优化检索结果的作用。限制检索的方式有多种,例如进行字段检索、使用限制符、采用限制检索命令等。

(1) 字段检索

字段检索是把检索词限定在某个/些字段中,如果记录的相应字段中含有输入的检索词则为命中记录,否则检不中。在检索系统中,数据库设置的可供检索的字段通常有两种:表达文献主题内容特征的基本字段和表达文献外部特征的辅助字段。如在南京医科大学康达学院图书馆书目检索系统中,选择检索类型,有题名、责任者、主题词、ISBN、订购号、分类号、索书号、出版社、丛书名等字段。

(2) 使用限制符

用表示语种、文献类型、出版国家、出版年代等的字段标识符来限制检索范围。

(3) 使用范围符号

如 less than、greater than、from to 等,如查找 1989～1999 年的文献,可表示为"PY＝1989:1999"或者"PY＝1989 to PY＝1999"。

(4) 使用限制指令

限制指令可以分为一般限制指令(limit,它是对事先生成的检索集合进行限制)和全限制指令(limit all,它是在输入检索式之前向系统发出的,把检索的全过程限制在某些指定的字段内)。

上述几种限制检索方法既可独立使用,也可以混合使用。不同数据库中所包含的字段数目不尽相同,字段名称也不一定相同,常见的检索字段有:

题名	title	TI
文摘	abstract	AB
责任者	author	AU
责任者单位	corporate source	CS
地址	address	AD
刊名	journal	JN
叙词	descriptor	DE
语种	language	LA
主题词	subject	SU
文献类型	document type	DT

4. 位置检索

位置检索也叫邻近检索。记录中词语的相对次序或位置不同，所表达的意思可能不同，而同样一个检索表达式中词语的相对次序不同，其表达的检索意图也不一样。布尔逻辑运算符有时难以表达某些检索课题确切的提问要求。限制检索虽能使检索结果在一定程度上进一步满足提问要求，但无法对检索词之间的相对位置进行限制。

位置检索是在检索词之间使用位置算符（也称邻近算符）来规定算符两边的检索词出现在记录中的位置，从而获得不仅包含有指定检索词而且这些词在记录中的位置也符合特定要求的记录，能够提高检索的准确性，相当于词组检索。位置算符检索是用一些特定的算符（位置算符）来表达检索词与检索词之间的邻近关系，并且可以不依赖主题词表而直接使用自由词进行检索的技术方法。

按照两个检索词出现的顺序、距离，可以有多种位置算符。而且对同一位置算符，检索系统不同，规定的位置算符也不同。以美国 DIALOG 检索系统使用的位置算符为例，介绍如下：

（1）（W）算符

（W）是"with"的缩写，还可以简写为（）。这个算符表示其两侧的检索词必须紧密相连，除空格和标点符号外，不得插入其他词或字母，两词的词序不可以颠倒。

例如，检索式为"communication（w）satellite"时，系统只检索含有"communication satellite"词组的记录。

（2）（nW）算符

（nW）是"nWords"的缩写，表示此算符两侧的检索词之间允许插入最多 n 个词，顺序不可颠倒。

例如，检索式为"laser（1w）print"可检索出包含"laser printer""laser color printer"和"laser and printer"的记录。如"socialist（1w）economy"可同时查出含有"socialist commodity economy""socialist planned economy""socialist national economy"的文献。

（3）（N）算符

（N）是"near"的缩写，这个算符表示其两侧的检索词必须紧密相连，除空格和标点符号外，不得插入其他词或字母，但两词的词序可以颠倒。

例如，"computer（n）network"可检索出含有"computer network""network computer"的记录。

（4）（nN）算符

（nN）表示允许两词之间插入最多为 n 个其他词，包括实词和系统禁用词，且两词的词序可以颠倒。

例如，检索式为"computer（2n）system"可检索出含有"computer system""computer code system""computer aided design system""system using modern computer"等形式的记录。

（5）（F）算符

（F）是"field"的缩写。这个算符表示其两侧的检索词必须在同一字段（例如同在题目字段或文摘字段)中出现,而它们在该字段中的相对次序和相对位置的距离不限。

例如,"water pollution(f)control"表示在同一个字段中(如篇名、文摘、叙词等)同时含有"water pollution"和"control"的记录均可检索出来。

(6)(S)算符

(S)是"sub-field"的缩写,表示在此运算符两侧的检索词只要出现在记录的同一个子字段内(例如,在文摘中的一个句子就是一个子字段),此信息即被命中。要求被连接的检索词必须同时出现在记录的同一句子(同一子字段)中,不限制它们在此子字段中的相对次序,中间插入词的数量也不限。

例如,"high(w)strength(s)steel"表示只要在同一句子中检索出含有"high strength"和"steel"形式的均为命中记录。在检索过程中,可利用检索字段进行后缀或前缀限制。

在检索语句或检索词后加斜线(/),再加后缀代码,或者前缀后加等号(=)来限定查找范围。

例如,查找有关"彩色电视"方面的文献。

? S(colour OR color)(W)(television OR TV)/TI, DE

上式表示只在篇名和叙词字段中查找,缩小查找范围。

例如,查找意大利 Firenze 市的名叫 STABILIMENTO 公司的简况。

? S CO=STABILIMENTO AND CN=Italy AND CY=Firenze

上式利用前缀和后缀代码进行限制。

5. 加权检索

加权检索是某些检索系统中提供的一种定量检索技术。加权检索同布尔逻辑检索、截词检索等技术一样,也是信息检索的一个基本检索技术,但与它们不同的是,加权检索的侧重点不在于判定检索词或字符串是不是在数据库中存在、与别的检索词或字符串是什么关系,而是在于判定检索词或字符串在满足检索逻辑后对文献命中与否的影响程度。加权检索的基本方法是:在每个提问词后面给定一个数值表示其重要程度,这个数值称为权,在检索时,先查找这些检索词在数据库记录中是否存在,然后计算存在的检索词的权值总和。权值之和达到或超过预先给定的阈值,该记录即为命中记录。阈值可视命中记录的多寡灵活地进行调整,阈值越高,命中记录越少。

运用加权检索可以命中核心概念文献,因此它是一种缩小检索范围、提高检准率的有效方法。但并不是所有系统都能提供加权检索技术,而能提供加权检索的系统,对权的定义、加权方式、权值计算和检索结果的判定等方面,又有不同的技术规范。

6. 聚类检索

聚类是把没有分类的事物,在不知道应分几类的情况下,根据事物彼此不同的内在属性,将属性相似的信息划分到同一类下面。聚类检索是在对文献进行自动标引的基础上,构造文献的形式化表示——文献向量,然后通过一定的聚类方法,计算出文献与文献之间的相似度,并把相似度较高的文献集中在一起,形成一个个文献类的检索技术。根据不同的聚类水平的要求,可以形成不同聚类层次的类目体系。在这样的类目体系中,主题相近、内容相关的文献便聚在一起,而相异的则被区分开。

聚类检索的出现,为文献检索尤其是计算机化的信息检索开辟了一个新的天地。文献自动聚类检索系统能够兼有主题检索系统和分类检索系统的优点,同时具备族性检索和特性检索的功能。因此,这种检索方式将有可能在未来的信息检索中大有用武之地。

2.3.2 信息检索技术的热点

目前,信息检索已经发展到网络化和智能化的阶段,信息检索的对象从相对封闭、稳定由独立数据库集中管理的信息内容扩展到开发、动态、更新快、分布广泛、管理松散的 Web 内容。信息检索的用户也由原来的情报专业人员扩展到包括商务人员、管理人员、教师、学生、各专业人士等在内的普通大众,他们对信息检索从方法、技术到结果提出了更高、更多样化的要求。适应网络化、智能化和个性化的需要是当前信息检索技术的研究热点。

1. 智能检索

传统的全文检索技术基于关键词匹配进行检索,往往存在查不全、查不准、检索质量不高的现象,特别是在网络信息时代,利用关键词匹配很难满足人们对检索的要求。

智能检索利用分词词典、同义词典、同音词典改善检索效果,比如用户查询"计算机"时,与"电脑"相关的信息也能检索出来;进一步还可在知识层面或者概念层面辅助查询,通过主题词典、上下位词典、相关同级词典,形成一个知识体系或概念网络,给予用户智能知识提示,最终帮助用户获得最佳的检索效果。比如用户可以进一步缩小查询范围至"微机""服务器"或扩大查询至"信息技术"或相关的"电子技术""软件""计算机应用"等范畴。另外,智能检索还包括歧义信息和检索处理,如"苹果",究竟是指水果还是电脑品牌,"华人"与"中华人民共和国"的区分,将通过歧义知识描述库、全文索引、用户检索上下文分析以及用户相关性反馈等技术结合处理,高效、准确地反馈给用户最需要的信息。

智能检索也称为知识检索,是在现有的信息检索技术以及模型上发展而来的。智能检索和信息检索的不同,就在于知识检索强调了语义,不会与信息检索一样,只是基于字面的机械匹配,它从文章的语义、概念出发,能够揭示文章的内在含义。做好了语义和概念层次上的标引工作,智能检索就提高了查全率和查准率,减轻了用户的负担。

智能检索技术吸取多个学科的研究成果,力图通过对文本、图像和视频信息的智能处理,实现信息的精确检索。

2. 知识挖掘

知识挖掘源于全球范围内数据库中存储的数据量急剧增加,人们的需求已经不只是简单的查询和维护,而是希望能够对这些数据进行较高层次的处理和分析,以得到关于数据总体的特征和对发展趋势的预测。知识挖掘最新的描述性定义是从数据集中识别出有效的、新颖的、潜在有用的,以及最终可理解的模式的非平凡过程。

知识挖掘目前主要指文本挖掘技术的发展,目的是帮助人们更好地发现、组织、揭示信息,提取知识,满足信息检索的高层次需要。知识挖掘包括摘要、自动分类(聚类)和相似性检索等方面。

自动摘要就是利用计算机自动地从原始信息中提取文摘。在信息检索中,自动摘要有助于用户快速评价检索结果的相关程度,在信息服务中,自动摘要有助于多种形式的内容分发,如发往电子信箱、手机等。

相似性检索技术基于文档内容特征检索与其相似或相关的文档,是实现用户个性化相关反馈的基础,也可用于去重分析。

自动分类可基于统计或规则,经过机器学习形成预定义分类树,再根据文档的内容特征将其归类;自动聚类则是根据文档内容的相关程度进行分组归并。自动分类(聚类)在信息组织、导航方面非常有用。

3. 异构信息整合检索和全息检索

在信息检索分布化和网络化的趋势下,信息检索系统的开放性和集成性要求越来越高,需要能够检索与整合不同来源和结构的信息,这是异构信息检索技术发展的基点,包括支持各种格式化文件,如 TEXT、HTML、XML、RTF、MS Office、PDF、PS2/PS、MARC、ISO2709 等的处理和检索;支持多语种信息的检索;支持结构化数据、半结构化数据及非结构化数据的统一处理;与关系数据库检索的无缝集成以及其他开放检索接口的集成等。

所谓"全息检索",就是支持一切格式和方式的检索,从目前的实践来讲,发展到异构信息整合检索的层面,基于自然语言理解的人机交互以及多媒体信息检索整合等方面尚有待取得进一步突破。

另外,从工程实践角度,综合采用内存和外存的多级缓存、分布式群集和负载均衡技术也是信息检索技术发展的重要方面。

随着互联网的普及和电子商务的发展,企业和个人可获取、需处理的信息量呈爆发式增长,而且其中绝大部分都是非结构化和半结构化数据。内容管理的重要性日益凸显,而信息检索作为内容管理的核心支撑技术,随着内容管理的发展和普及,也将应用到各个领域,成为人们日常工作生活中的密切伙伴。

2.4　信息检索的途径、方法和步骤

2.4.1　信息检索的途径

信息检索途径是由提取信息源的外部与内容特征形成的,又称为检索点或检索入口,一般分为外部特征检索途径和内容特征检索途径。

1. 外部特征检索途径

(1) 题名途径

题名途径是指直接利用题名来查找信息的方法。题名包括正题名、副题名、并列题名和题名说明文字,一般都能揭示信息的基本特征,是识别特定文献的一种标识。如,反映学科属性的《中国经济年鉴》《古代汉语》,反映地域范围的《连云港简史》,反映时间范围的《汉书》等。

(2) 责任者途径

责任者途径也称为著者途径。责任者是指对文献内容进行创作、整理,负有直接责任的个人和团体,如著译者、编者、执笔者等。从已知责任者名称查找信息,可系统查出该责任者的全部或大部分论著。但责任者名称多有变化,如用笔名、别名或字、号等,同姓名者也多。因此,利用责任者途径检索信息时应注意鉴别。

（3）序号途径

文献出版时所编的号码，如 ISBN 号、报告号、专利号、标准号、文摘号等。

2. 内容特征检索途径

（1）分类途径

按照学科分类体系查找信息的方法。

（2）主题途径

即所需文献的主题内容，如主题索引、关键词索引等。

（3）时序、地序途径

① 时序途径。凡是利用时间先后编排内容的信息，如历史纪年表、人物表谱、历法、编年书目、索引等工具书刊来查找信息的，即采用时序途径。

② 地序途径。凡是利用按行政地区编排内容的文献信息，如地图、名胜辞典、地方志书等来查找资料的，如查某一地名的历史沿革，即采用地序途径。

（4）其他途径

依据学科特有的特征查找，如分子式索引、环系索引、子结构索引等。

2.4.2 信息检索的方法

信息检索的方法多种多样，分别适用于不同的检索目的和检索要求。常用的检索方法有引文法、常用法、交替法，以及排除、限定和合取法。

1. 引文法

引文法，也称为跟踪法、追溯法、扩展法，就是利用文献后所附的参考文献、相关书目、推荐文章和引文注释查找相关文献的方法。当查到一篇新发表的文献后，以文献后面所附的参考文献为线索，由近及远进行逐一追踪的查找方法。

这种由此及彼地扩大检索范围的检索方法，往往可以查到意想不到的切题文献。在检索工具不完备的条件下，广泛利用文献综述或述评、研究报告等文献后所附的参考文献，不失为扩大检索范围的好方法。优点是不需要利用检索工具，查找方法简单；缺点是检索效率不高，漏检率较大。

2. 常用法

常用法即利用检索工具查找文献的方法，是信息时代应掌握的最基本的信息查找方法，又分为顺查法、逆查法和抽查法。

（1）顺查法，按时间顺序由远及近，缺点是费时，工作量大。

（2）逆查法，按时间顺序由近而远，常用于查找新课题或有新内容的老课题，缺点是不如顺查法齐全，可能漏检。

（3）抽查法又称"选查法"，有选择地抽选某一时间段。常用于对课题分析、判断后，选择某一时间段进行查找。虽省时，但可能漏检。

3. 交替法

交替法也称分段法、循环法、综合法，就是交替使用"引文法"和"常用法"的一种综合检索方法。即先利用常规检索工具找出一批文献,然后利用这些文献所附的引文进行追溯查找,由此获得更多的文献,不断循环,直到满足检索要求为止。优点:当检索工具书刊缺期、卷时,也能连续获得所需年限内的文献资料线索。

例如,对某一时期的文献集散情况较为了解,即先利用抽查法以越过文献稀少时期。而发现某书或某篇论文的附后索引列有切题文献时,即采用引文检索法以查出所需的全部文献。

4. 排除、限定和合取法

这实际上是将信息加工的方法融入检索中。思维中使用排除这一概念,是指对查找对象的产生和存在的状态在实践和空间上加以外在否定。把这一方法移植到检索中就是在时间或空间上极大地缩小检索范围。

如要查中国网络资源建设的文献,确定 1994 年以前 Internet 未进入中国,则可排除1994 年以前的文献资料,这就是排除法。限定法是相对于排除法而言的,指针对查找对象在时间和空间上加以内在的肯定。排除的结果必然是限定,反之亦然。令人满意的答案往往不是完整地记录在某一篇文献中,如果把不同资料中涉及所需信息的记录都截取下来,汇集到一起,再经过去粗取精、去伪存真的加工,构成一个完整的答案,这就是合取法。采用这一方法,不仅要对各类工具书触类旁通,灵活运用,还要学会分析来自各方面庞杂的材料。

总之,信息检索方法多种多样,各有利弊,应根据课题需要和所处的信息环境灵活采用具体的信息检索方法。

2.4.3　信息检索的步骤

检索步骤是对查找信息全过程的程序划分。检索步骤的科学合理性非常重要。主要分为以下 8 个步骤。

1. 检索课题的分析

分析检索课题,明确检索的目的、要求和范围,这是制定检索策略的基础和前提。任何一个检索都是根据已知去查找未知,通过分析检索课题,明确的已知线索越多,查获所需信息的可能性就越大。

通常检索目的可分为 3 种:

① 科研攻关型:是要解决研究或生产中的一些技术难题,如某一理论、方法、设备、过程等的具体问题,这类检索要求查准率高,只要找到合适的文献即可。

② 课题普查型:是要针对某一课题收集系统、详尽的资料,这类检索要求查全率高,往往要检索若干年的文献,一般采用回溯检索的方式。

③ 研究探索型:是要密切跟踪、了解国内外某一方面的最新成果,掌握最新的科研动态,这类检索要求信息新颖、及时性强,多采用定题检索的方式。

明确检索要求与范围,主要应搞清楚检索课题所涉及的学科、专业范围;检索的主题概念是什么;能用哪些名词术语表达;所需要的信息类型是文献还是具体的数据、事实;对检索文献的类型、语种、出版时间、地域范围等有什么具体要求;是否还有其他的已知线索,如文献名称、有关人名、机构名称、文献号码(专利号、标准号、报告号)等,将已知线索一一分析出来。

2. 检索系统和数据库的选择

选择合适的检索系统主要是选择检索工具/数据库,要根据检索课题的内容范围和要求

来决定。要了解检索工具/数据库的学科专业范围及各种性能参数,其内容主要包括:

检索工具/数据库的类型是否满足检索需要。

检索工具/数据库的学科专业范围是否与检索课题的学科专业相吻合。

检索工具/数据库收录的文献类型、文献存贮年限、更新周期是否符合检索需求。

检索工具/数据库描述文献的质量,包括对原文的表达程度、标引深度、专指度如何等,是否按标准化著录。

检索工具/数据库提供的检索入口是否与检索课题的已知线索相对应。

3. 检索途径和检索词的选择

检索途径主要根据分析课题时确定的已知条件,以及所选定的检索工具能够提供的检索途径来决定。常用的检索途径有著者、分类、主题、文献题名、文献号、代码(如分子式、产品型号)、引文等,还有文献类型、出版时间、语种等。每种途径都必须根据已知的特定信息进行查找。

检索词也称检索点,与检索途径相对应,是检索途径的具体化。确定检索词就是将检索课题中包含的各个要素及检索要求转换成检索工具/数据库中允许使用的检索标识,即用所选定的检索工具/数据库的词表(如主题词表、分类表)把检索提问的主题概念表达出来,形成主题词或分类号等,也可以是关键词(视检索系统而定)、人物姓名、地名、文献名等。

检索词是表达信息需求或检索课题内容的基本元素,也是数字信息检索系统中有关数据进行匹配运算的基本单元。检索词选择正确与否,直接影响着检索结果。在全面了解检索课题的相关问题后,应提炼主要概念与隐含概念,并排除次要概念,以便确定检索词。

检索词应满足内容匹配和形式匹配两方面的要求。内容匹配要求,即由主题概念转化而成的检索词应能准确、完整地表达检索课题的内容,这是由信息需求决定的。形式匹配要求检索时使用的语言和检索系统中使用的语言一致,这样检索词才能被系统"认识"。

检索词主要有语词性检索词和非语词性检索词两种形式。语词性检索词是各种数据库中必不可少的基本检索项,其常用的检索词分为受控词及受控词与字段符号的组合和非受控词及非受控词与字段符号的组合。语词性检索词主要包括主题词即单元词、关键词、标题词、叙词和自由词等。非语词性检索词包括分类号、专利号、年代号、登记号、期刊代号、书号、语种代号等。

检索词的确定一般包含以下几种操作:

① 切分是对课题的语句以词为单位进行切分,转换为检索的最小单元。当词切分后失去原来的意思时,则不应再切分,应注意保持检索词意义的完整。专用名词,如地名、机构名等不可切分,如机器人不可切分为"机器"和"人"。

② 删除是对不具有检索意思的虚词如介词、连词、副词等或者使用频率较低或专指性太高的词,过分宽泛或过分具体的限定词、禁用词,不能表达课题实质的高频词汇存在蕴含太高的词,过分宽泛或过分具体的限定词、禁用词,不能表达课题实质的高频词汇存在蕴含关系的可合并词都应予以删除,使语句转换成为关键词的集合。

③ 替换是对表达不清晰或容易造成检索误差的词用更明确、更具体的词予以替换,实际上是对词语的规范。如"绿色包装"中的"绿色"实际上它的意思是环保、无污染等含义,应

替换为"环保"、"无污染"等表达明确、不易造成混淆的词。

④ 聚类是对切分出来的词进行语义上的合并,使语句由词的集合转换为概念的集合,信息检索主要是对所论述的事物或主题进行检索,而语句被切分成词以后,有可能失去信息用户本身所要表达的含义,因此要从概念的层面进行重新组合(需要对检索课题所涉及的专业有所了解)。

⑤ 扩充是将课题中筛选出来的词进行同义词、近义词、相关词、相关词的扩充词形变化,缩写词、翻译名等应尽量选全,以避免检索过程中漏检,提高查全率。

⑥ 增加是针对一词多义或者在检索结果中有很多干扰信息时,可采用"限义"的手段,具体的方法是增加限义词、挖掘隐含词、提取潜在的检索词;也可用逻辑"与"或逻辑"非"的方法增加限义词。

4. 检索式的编制

编写检索式是指将选择出的检索词用布尔逻辑算符以及截词算符、位置算符、字段代码等,按检索需要进行合理组配,形成表达信息需求的具体的检索式。

手工检索时,检索过程是由人的手翻、眼看、大脑判断来进行的,检索式存在于检索者的头脑中。

计算机检索时,检索提问与信息标识之间的对比匹配工作是通过计算机进行的,检索必须通过计算机能够理解和运算的形式——检索式来体现。检索式是检索策略的核心,是信息需求的最终体现,其质量好坏将关系到检索的效果乃至成败。

合理的检索式应达到两个基本要求:一是能充分而准确地反映信息需求的内容;二是能适应所查数据库的索引体系、用词和匹配规则,即与数据库中的信息标识相匹配。只有确切表达信息需求的检索式,才有可能从数据库中检出符合需要的信息;而只有与数据库中的信息标识达到高程度匹配的检索式,才能把需要的信息检索出来。

编制检索式时需注意以下事项:

① 对于同类或并列概念的词,用逻辑"或"进行组配,特别是采用自由词检索时,要尽量选全同义词、近义词等进行逻辑或组配;对于有交叉关系的概念,用逻辑"与"进行组配,但应注意去掉与课题无关的概念组配,以防因限制过严而漏检。

② 为了提高检索速度,在使用布尔逻辑算符时,应把估计出现频率低的词放在"AND"左边,把出现频率高的词放在"OR"左边,同时使用"AND"和"OR"时,应把"OR"放在"AND"的左边。

③ 应考虑哪些词利用截词算符,哪些地方要用位置算符,是否需用字段代码加以限制。综合利用各种算符,可提高检索效率,使检索结果更为理想。

④ 应避免可能产生多种逻辑判断的组配。组配的结果只能表示一种含义,如果可能产生两种或多种含义,就应采取相应的措施加以限制。

5. 检索方案的评价、调整

在检索过程中,应及时分析检索结果是否与检索要求一致,不一致时要对检索词和检索式等做相应的修改和调整,调整检索策略,直至得到比较满意的结果。

(1) 检索结果信息量过多时检索策略的调整

产生检索结果信息量过多的原因可能有以下两点:一是主题词本身的多义性;二是对所

选的检索词截词截得太短。在这种情况下，就要考虑缩小检索范围，提高检索结果的查准率。

① 减少同义词与同族相关词，去除相关性不强的检索词，少用甚至不用逻辑"或"。

② 增加限制概念，采用逻辑"与"连接检索词或进行二次检索。

③ 使用字段限定，将检索词限定在某个或某些字段范围内。

④ 使用逻辑"非"，排除无关概念。

⑤ 调整位置算符，由松变严。

⑥ 改模糊检索为精确检索。

（2）检索结果信息量过少时检索策略的调整

对检索结果信息量较少的结果，可进行扩检，以提高查全率。造成检索结果信息量少的原因有以下几点：一是主题词选用不正确，如使用不规范的主题词、产品的俗称等；二是同义词、相关词、近义词没有运用全；三是逻辑"与"、"非"运算符用得过多；四是各种限制过多过严。应该考虑扩大检索范围，提高检索查全率。

① 选全同义词与相关词并用逻辑"或"将它们连接起来，增加网罗度。

② 减少逻辑"与"的运算，放弃一些次要的或者太专指的概念。

③ 取消或放宽一些检索限定，如年限、学科、文种等。

④ 使用截词检索。

⑤ 扩大或修改检索字段限制的范围，如改题名为文摘或全文等。

⑥ 调整位置算符，由严变松。

⑦ 改精确检索为模糊检索。

在上述调整中，一是要从学科专业知识出发，选择泛指词、专指词及相关词，并确定组配逻辑；二是要利用计算机检索系统的功能，从文献的类型、年代、文种等外表特征入手对命中文献集合进行调整与控制，直到获得较满意的检索结果。

6. 检索结果的输出

检索结果的输出形式由多种，包括目录、题录、文摘、全文或自定义形式等，用户要根据需要进行选择。另外，检索结果的输出格式、方式也有多种，包括显示、复制、打印、传输、下载、电子邮件等，用户要根据费用的多少来进行选择。

7. 拓宽检索

利用检出文献的信息，考察检出相关文献的出处，可能会查找到一批先关文献，如中国知网的引文网络。另外，还可根据相关文献（全文）的引用文献或参考目录在查找到一批相关文献。

8. 充分利用各种资源

为了提高查全率，在检索中可以使用各种导航工具、搜索引擎等，进行全方位的网络资源搜寻。

由于检索结果得到的只是文献线索，检索结束后，还要根据所获得的文献线索获取原文。

获取原文的途径有四种：一是利用本单位图书馆馆藏文献资源获取原文；二是利用联合目录通过馆际互借获取原文；三是利用全文数据库直接下载全文；四是利用检索结果中提供

的著者或出版机构与之联系获取原文。在获取原文的过程中,要注意以下问题:

(1) 识别文献类型

不同类型的文献资源来源不同,在索取原文时首先就要区别文献的类型。

(2) 将缩写刊名恢复全称

检索工具中在文献来源项的著录中,常常将期刊名称按一定的缩写规则进行缩写。

(3) 识别不同语系文字的音译

在西文检索工具中,俄文、中文、日文等的文献作者、出版物名称通常采用音译法转换成英文进行著录。

(4) 利用各种收藏目录

在索取原始文献的过程中要根据不同类型的文献查找不同的联合目录、馆藏目录、联机公共目录等,查知其原文的收藏单位,再进行借阅。

(5) 利用文献传递服务,获取远程文章

许多大型检索系统提供文献传递服务,可以根据检索结果,在线提出索取全文的申请,通过 E-mail、传真等方式获得原文。

2.5 检索效果评价

检索效果是信息检索服务反映的效率和结果,它反映检索系统的能力,包括技术效果和社会经济效果之分。技术效果主要指信息检索系统的性能和服务质量,以及系统满足用户信息需求的程度。社会经济效果是检索系统通过满足用户信息需求所产生的社会效益和经济效益,如费用、时间等。技术效果和社会经济效果不是对立的,它们是互相联系的统一体。

2.5.1 检索效果评价指标

假设进行检索时,检索系统把文献分成两部分:一部分是与检索需求相匹配的文献,并被检索出来,用户根据自己的判断将其分成相关文献(命中)a 和不相关文献(噪音)b;另一部分是未能与检索需求相匹配的文献,根据判断也可将其分成相关文献(遗漏)c 和不相关文献(拒绝)d。一般情况下,检索出来的文献数量为(a+b),相对整个系统的规模来说是很小的,而未被检索出来的文献(c+d)数量则非常大。

1. 查全率(recall ratio)

查全率是指从检索系统中检出的与检索课题相关的文献信息数量与检索系统中实际与该课题相关的文献信息总量之比率。

$$查全率 = \frac{检出的相关文献量}{检索系统中的相关文献总量} = \frac{a}{a+c} \times 100\%$$

对于数据库检索系统,查全率为检索出的记录数与数据库中满足用户检索需求的记录数之比;而对于互联网信息检索而言,文献总量是很难计算的,甚至估算也很困难,因为互联网上信息是瞬息万变的,今天存在的信息,明天就可能找不到了,同时还会出现更多新的信息。要按传统的方式计算查全率,就要检验检索工具反馈的所有检索结果,而检索结果的数量是极其庞大的。为此,相对查全率是一种可以实际操作的指标,但从其定义来看,人为因素的影响较大。

$$相对查全率 = \frac{专业人员检出的相关文献量}{全部实际检索出文献集合并集的总量} \times 100\%$$

要提高查全率往往要扩大检索范围,但扩大检索范围可能导致查准率下降。为此需要提高标引质量和主题词表质量,优化检索提问式,准确判断文献的相关性和相关程度。具体来说,就是规范检索语言,选取适当的检索方法,选择合理、有效的检索技术、检索策略,加强标引工作。

2. 查准率(precision ratio)

查准率是从检索系统中检出的有关某检索课题的文献信息数量与检出的文献信息总量之比率。

$$查准率 = \frac{检出的相关文献量}{检索的相关文献总量} = \frac{a}{a+b} \times 100\%$$

在理想的情况下,系统检索出用户认为相关的全部文献,用户相关性估计和系统相关性判断是重合的,即 b=0,c=0,则查全率为 100%,查准率也是 100%。实际上,这样的检索结果是不可能出现的。一般情况下,查全率的计算比较困难,因为检索系统中相关文献的总量是很难估算的。

同样,对互联网信息检索而言,真实查准率也是很难计算的。因为对于命中结果数量庞大的检索课题来说,相关性判断工作量极大,很难操作。为此可以定义一个相对查准率。

$$相对查准率 = \frac{检索者确定为相关的文献量}{检索者在检索过程中看过的文献总量} \times 100\%$$

这个公式与传统的查准率定义有很大的差别,受人为因素影响太大,缺乏可重复性和客观性。

查全率反映所需文献被检出的程度;查准率则反映系统拒绝非相关文献的能力。两者相结合反映检索系统的检索效果。信息检索的理想状态是查全率和查准率都达到 100%,但这是不可能的。查全率和查准率之间的互逆相关性是由英国 C. W. Cleverdon 领导的 Cranfield 试验所发现的,Cleverdon 在 1962 年首次将其运用于实际信息检索系统的评价实验(CranfieldIⅡ)中。也就是说,在排除了人为因素的情况下,任何提高查全率的措施都会降低查准率;反之亦然。究其原因不是在检索系统本身,而是在检索对象——文献,因为文献反映的信息与各个学科知识之间的普遍联系,各种知识之间的相互渗透、相互包容是影响查全率和查准率不能同时达到 100%,而成反比关系的客观因素,称为合理影响因素。由其造成的误检和漏检称为合理误检和合理漏检。

在同一个检索系统中,当查全率与查准率达到一阈值(即查全率在 60%~70% 之间,查准率在 40%~50% 之间)后,两者呈互逆关系,查准率每提高 1% 将导致查全率下降 3%。因此,信息检索的最佳效果是查全率为 60%~70%,且查准率为 40%~50%。

虽然用查全率和查准率可以评价检索效果,实际上它们存在着难以克服的模糊性和局限性。由于检索系统中相关文献总量是一个模糊量,无法准确估计,故难以准确计算查全率。另外,"相关文献"对不同的检索者而言,认识不一致,其中含有主观因素。因此用上述公式计算查全率和查准率是相对的,它们只能近似地描述检索效果。

3. 漏检率(omission ratio)

漏检率是未检出的相关文献数量与系统中的相关文献总量之比。

$$漏检率 = \frac{未检出的相关文献量}{检索系统中的相关文献总量} = \frac{c}{a+c} \times 100\%$$

漏检率与查全率是一对互逆的检索指标,两者之和为1,查全率高,漏检率必然低。

4. 误检率(noise ratio)

误检率是检索出的不相关文献数量与检索出的文献总量之比。

$$误检率 = \frac{检索出的不相关文献量}{检索出的文献总量} = \frac{b}{a+b} \times 100\%$$

误检率与查准率是一对互逆的检索指标,两者之和为1,查准率高,误检率必然低。

5. 响应时间

响应时间是指从用户提问到提问接受再到检索结果输出平均消耗的时间。手工检索响应时间人为因素影响较多,响应时间一般较长;对单机检索系统的响应时间主要是由系统的处理速度决定的;网络检索的响应时间在相当大的程度上取决于用户使用的通信设备和网络传输速度等外部因素。就是同一检索系统,在不同的时间检索同一问题,其响应时间也可能不一样。缩短网络检索的响应时间,一方面可以提高服务器和客户机的整体性能;另一方面要增加网络的带宽,控制输入网络的数据量。

6. 其他指标

除了查全率、查准率和响应时间外,传统的评价指标还有以下几种:

(1) 收录范围

一个检索系统中收录的文献是否齐全,包括专业范围、语种、年代与文献类型等,这是提高查全率的物质基础。

(2) 工作量

从检索系统中获得相关文献消耗的精力与工作时间。

(3) 可用性

按可靠性、年代与全面性的因素检出文献的价值。

(4) 显示

检索结果的输出格式等。

网络检索工具,尤其是搜索引擎,其评价有其自身的特点。目前网络检索工具主要以自动方式在网络上搜索信息,经过标引形成索引数据库,索引数据库的构成是网络检索工具检索效果实现的基础。

检索工具提供的检索功能，直接影响检索效果，所以网络检索工具除了提供传统的检索功能外，还提供了一些高级检索功能，如多语种检索功能、自然语言检索功能、多媒体检索功能和相关反馈等。

在检索效果评价方面，除查全率、查准率和响应时间外，还应将重复链接数量和死链接数量作为评价指标。

2.5.2　提高检索效果的方法

信息检索效果是评价一个检索系统性能优劣的质量标准，它始终贯穿于信息存储与检索的全过程。用户在进行信息检索时，总是希望把与检索课题相关的信息全面（查全率）、准确（查准率）、迅速（响应时间）地检索出来，获得满意的检索效果。

要提高检索效果，主要应从两方面入手：一是提高检索系统的质量；二是提高用户利用检索系统的水平。

检索系统的质量不由用户控制，要提高检索效果，主要从用户入手。

1. 提高检索人员的素质

信息检索是用户具体操作的，人为因素占支配和主导作用。在信息检索中主要依靠检索人员的大脑不断地进行思考、判断、选择和决定，如检索策略的制订、检索途径与方法的选择、检索技术的运用、检索式的构造等，检索效果与检索人员的知识水平、业务能力、经验和工作责任心密切相关。

（1）提高检索人员的知识素质

检索人员的知识素质包括知识、技能和能力。知识是指信息学、信息组织与存储、信息检索、计算机应用、外语等知识；技能是指咨询解答、信息整序、语言与文字表达等技能；能力是指捕捉信息的能力、超前思维的能力、综合分析的能力等。只有具备一定的检索知识和广博的知识内涵，才能形成一定的检索能力，从而提高检索效果。

（2）提高检索人员的思想素质

思想素质是关系到检索人员全面素质提高的重要因素，并影响着检索效果，主要体现在职业道德精神、检索结果的辨别分析、检索观点的公正等。因此，提高检索人员的思想素质，就是要避免人为因素的影响，进而保证检索效果的提高。

2. 优选检索系统

检索系统的质量是决定检索效果的基础，所以优选检索系统是保证检索效果的重要环节。由于检索系统类型多种多样，并各具特色，同时还存在交叉重复的现象，对一般用户来说，要熟悉与其专业相关的检索系统的功能不是一件容易的事情，选择恰当的检索系统就更加困难，这就要求检索人员必须全面了解检索系统，如收录范围、标引语言、排检方式等，才能根据检索课题的要求，选择专业对口强的检索系统。不存在可以满足任意检索需求的检索系统，每一个检索系统都有自己的强项和特点。提高检索效果，必须对检索系统进行优选。

3. 优化检索策略与步骤

正确的检索策略，可优化检索过程与检索步骤，有助于求得查全率和查准率的适当比例,节省检索时间与费用,取得最佳的检索效果。

4. 精选检索词

使用检索系统进行信息检索时,检索词的选择也是一个重要环节。在选择检索词时尽量使用专指性强的词,学会使用截词,不使用常用词,避免使用多义词,避免出现错别字。

5. 巧构检索式

运用逻辑算符、位置算符、限定符、通配符及相关的检索技巧来巧构检索式是提高检索效果的有效途径。

6. 熟悉检索代码与符号

检索代码与符号是使用检索工具的语言保证,是检索与系统相匹配的关键,其选取是否恰当,将直接影响检索效果。因此,检索人员必须利用相应的分类表、词表,选取与检索工具相匹配的正确代码与符号。

7. 鉴别检索结果

检索结果的鉴别分为印刷型资源和电子资源。对印刷型资源可从版权页上的出版者、作者和序跋中的作者及相关内容介绍等进行鉴别;对电子资源主要从信息来源与出版、权威性、用户、网站内容、时效性等方面鉴别。

2.5.3 信息检索的常见误区及改进策略

1. 忽视对参考文献的追踪

参考文献是科技论著的一个重要组成部分,它明确标示出引用他人学术思想、理论、成果和数据的部分,并注明其来源,以体现科学的继承性和对他人劳动的尊重,这也表明了科学的严肃性和真实性。读者可以通过所引用的文献来评估论著的学术水平,这有助于鉴定和确认成果。参考文献方便用户进一步检索有关资料,实现资源共享。

要想准确、有效地利用参考文献,应注意以下几个原则:

(1) 有的放矢地多读几篇质量较高、相关度较大的文章(即期刊影响因子高、文章引用次数多、研究领域专业期刊上的文章),将其正文内容与它的出处关联起来,由此得到线索,继而得到原文。

(2) 统计不同文章关键点所引参考文献。如果某篇参考文献在不同文章里均出现过,则应获取其原文阅读。

(3) 统计所引参考文献的著者。若该著者在相同或不同文章里出现多次,则应获取其原文阅读,并以该著者作为检索路径检索所有的文章,判断该作者所在的课题组对该领域的贡献。

(4) 统计所引参考文献的期刊。若该期刊在相同或不同文章里出现多次,则说明它是研究领域中十分重要的期刊,应定期浏览该刊上所有的文章。科学研究的体系虽然不同,但其理论和实验方法是相通的。若用主题词检索不到某些文章,最好的办法是浏览积累。

2. 忽视对核心期刊的追踪

在各种电子文献数据库日趋完备、论文全文容易获取的今天,多数检索者往往沉迷于利

用主题词进行检索。其实,这种传统主题检索方式存在以下固有缺陷:

(1) 主题词不易选取;

(2) 少数的主题词无法反映全文的内容;

(3) 无法超越自己的认知局限;

(4) 无法检索到自己所不知道的知识。

如果定期浏览自己专业中最重要的 4～6 种核心期刊,则可以避免主题词检索带来的漏检。通过浏览,科研人员可以从"面"上了解学术进展和热点(主题词检索则只有一个"点"),然后根据个人兴趣和工作进展,逐篇仔细阅读新作。跟踪几种核心期刊与跟踪本领域中几个重要人物的工作也同样重要。

3. 忽视对学科带头人和科研团队的全方位了解

在检索和阅读文献时,不要忘记关注以下问题:该研究起源于什么时候、哪个研究机构;目前哪个课题组最活跃、领军人物是谁、学术思想是什么;最近发表了哪些文章、发表的文章刊登在哪些刊物上。实际上,EI、SCI、CA 的网络版均有这些分析功能,目的是从对该领域一篇篇文章的平面理解发展为全方位的立体了解。

在科学研究发表文章过程中,也存在着"二八"定理,即 20% 的科研团队发表了该领域80% 的文章。一个优秀的科研团队往往有一个比较完整的学术思想,而且它也在不断地发展和变化。由于研究时间和领域跨度大,它的很多学术思想会散落在各个时期的文章里,因此应该对该科研团队领军人物进行全方位的检索,这样得到的收获会大大超越主题词检索的结果。虽然只简单用了"著者检索"途径,但它实现了时间和领域的双重跨度检索(所谓领域跨度,是指体系不同但方法相同的跨越),这是用主题词检索无法做到的。因此,除了用主题词检索外,科研人员还应对领域中的研究领军人物及其科研团队进行全方位的追踪,将一篇篇毫无头绪的文章与该课题组相联系,把握大师们的思想脉络,形成一个由人、时间、文献三者构成的立体文献数据库。

4. 非科学性地阅读与整理检索到的文献

当今各行业、各学科的研究论文浩如烟海,而在我国由于职称晋升和研究生毕业的需要,这就造成文章数量畸形增长、质量参差不齐的局面。即使作者认真地写作,也可能因作者认知水平、实验条件所限而导致错误的结论。好多人往往没有怀疑精神,不会批判性阅读,有些错误的研究不仅浪费时间,还会造成思想混乱。因此,在阅读文献的过程中切忌完全相信、全盘吸收。

批判性阅读是一种科学的阅读态度和方法,指在阅读时应当保持独立思考,从立论所依据的事实证据和收集证据时所使用的方法开始,检查推理概念的准确性和逻辑性,以及结论是否恰当、准确地反映了论文或研究成果的价值,既不因循守旧,也不轻信盲从。对待古今中外的一切文献都应持这种态度,即"尽信书不如无书"。没有批判的勇气和智慧,阅读就不会深化、有所创新或突破。

批判性阅读采用以下方法比较容易入手:

(1) 比较和对照不同作者对某一问题观点的异同点;

(2) 对前人的理论和结果进行批判(如探讨模型或机理的前提是否合理,测量的范围是否恰当);

（3）思考作者提出这些说法和想法的理由是什么，是事实、理论还是信念；

（4）注意作者自己或者其他作者有没有对该篇文献进行过修正或评价（用 SCI 引文检索的方法）；

（5）从现有文献寻找课题的切入点，这是科研人员创新的基础。当今世界，面临浩如烟海的文献挑战，最重要的对策之一是养成批判性的阅读能力和选择能力。

第3章

书目信息检索

3.1 中国图书馆分类法

3.1.1 简介

《中国图书馆分类法》(Chinese Library Classification,CLC)简称《中图法》,原称《中国图书馆图书分类法》,是为适应我国各类型图书情报机构对文献进行整序和分类检索的需要,为统一全国文献分类编目创造条件而编制的,是新中国成立后编制出版的一部具有代表性的大型综合性分类法,是当今国内图书馆使用最广泛的分类法体系。

《中图法》第一版于1975年10月由科学技术文献出版社正式出版。《中图法》问世后,全国有90%以上的图书情报单位使用,包括公共图书馆、高校图书馆、科技情报研究所、中小学图书馆、儿童图书馆以及科研、厂矿企业、机关团体等类型的图书馆。30多年来,《中图法》进行了四次版本更新,即1980年出版第二版、1990年出版第三版、1999年出版第四版、2010年出版第五版。为满足不同图书情报机构、不同文献类型分类标引和检索的需要,《中图法》不断发展完善,目前已有多种形式。例如,为满足不同规模的图书情报机构,出版了《中国图书馆分类法·简本》《中图法·中小学图书馆版》;为满足不同专业的图书情报机构,出版了《中国图书馆分类法·教育专业分类法》;为满足不同文献类型分类的需要,出版了《中国图书馆分类法·期刊分类表》;另外,还出版了《中国分类主题词表》《中图法索引》《〈中国图书馆分类法〉第四版电子版》《〈中国图书馆分类法〉使用手册》《〈中国分类主题词表〉标引手册》《中图法修订类目对照表》等。

《中图法》的基本功能是编制分类检索工具和组织文献分类排架。按照检索功能的要求,分类法必须拥有一个具备巨大容纳力的、详尽的类目系统和多功能的标记系统;按照排架功能的要求,分类法的结构应当简明,类目体系有较高的稳定性并进行单线排列,标记符号要简短。为实现分类法的基本功能,《中图法》采用等级列举式的分类体系进行编制,使用逻辑划分的方法,层层展开,形成一个树形结构,类目之间在纵向、横向上相互关联和制约,全部类目进行线性排列构成类目表。为了适应计算机条件下多主题要素标引、多途径检索的需要，《中图法》逐步增加了"多重列类"的成分。在等级列举的基础上，《中图法》还广泛采用类目仿分和复分、有限的采用主类号直接组配等技术提高分类法的组配标引能力。

3.1.2 《中国图书馆分类法》的结构

（1）宏观结构

《中国图书馆分类法》的宏观结构是指其各个组成部分及其之间的组织方法、相互联系和作用的方式。具体内容包括如下几个方面。

① 编制说明：对分类法编制的理论、编制原则等有关事项的总体说明；

② 基本大类表：一级类目组成的一览表，揭示分类法的基本学科范畴和排列次序；

③ 基本类目表：由基本大类区分出来的二、三级类目组成，是分类法的类目体系框架；

④ 主表（详表）：是各级类目组成的一览表，主表按功能分为术语（类名）系统、标记系统、注释系统；

⑤ 附表（辅助表）：由分类法的 8 个通用复分表组成，是主表类目进行复分的依据；

⑥ 索引：是分类法按字顺途径按类名、事物查找类目的工具；

⑦ 使用手册：是详细阐述分类法的编制理论和技术、各类文献分类规则与方法的指南。

（2）微观结构

《中国图书馆分类法》的微观结构是指类目的构成要素及其组织。类目是构造分类法的最基本要素，每个类目代表具有某种共同属性的文献集合，它由类号、类名、类级、注释和参照组成。

① 标记符号：又称分类号，是类目的代号，决定类目在分类体系中的位置；

② 类名：是类目的名称，用描述文献内容的术语表达类目的含义和内容范围；

③ 类级：是类目的级别，在印刷版中用排列的缩格和字体表示；

④ 注释和参照：对类目的含义及内容范围、分类方法、与其他类用的关系等进行说明。

例如：

S93 水产资源

鱼类学入 Q959.4

参见 0948.8 和 0958.8

3.1.3 《中国图书馆分类法》的体系

《中国图书馆分类法》由类目表、标记符号、说明和注释、类目索引四部分构成。

（1）类目表

类目表又称分类表，是整个分类法的主体，是类分文献的依据。它是根据类目之间的关系，按照一定原则组织起来的排列表。它是由基本部类、基本大类、简表、详表、复分表构成的。

① 基本部类，又称大部，简称部类，是文献分类表中首先确定的最概括、最本质的区分，一般不在分类表中单独列出，也不用来类分文献，而在编制说明中提出。基本部类之间的排列次序称"基本序列"。例如，《中图法》将所有文献分为五个基本部类。

② 基本大类，即文献分类表中首先区分出来的第一级类目，一般代表某一学科领域或

某一主题范围。其他各级类目再在此基础层层展开,如《中图法》把全部图书分为22个基本大类,由基本大类组成的览表称"基本大类表"。

③ 简表,即文献分类表中由基本大类进一步扩展而成的基本类目一览表,又称"基本类表""主要览表"。其功能主要是供文献分类人员在类分文献过程中作为引导,到详表中去寻找适当的细目,起承上启下的作用,一般不做分类的依据。有的小型图书馆或专业图书馆的非专业藏书也有采用简表来分类的,但使用简表分类的文献不能再用详表进行分类。

④ 详表,即文献分类表的主体和正文,又称"主表""正表",由各级类目组织而成,是文献分类的依据,也是文献分类表的编制原则、分类体系的具体表现。

⑤ 复分表,即文献分类表编制者为节省类表篇幅、减少类名重复,将主表中同一系列共同子类目抽出,配以特定号码,单独编成的类目表,又称"附表""辅助表"。它不可以单独来类分文献,必须和正表配合使用,有通用复分表和专用复分表两种类型。通用复分表即在文献分类表中可供各类通用的复分表,通常包括形式复分表、地区复分表、时代复分表、民族复分表等。在不同的分类表中,通用复分表的数量与名称各不相同。专用复分表,即文献分类表中专供某类目或有限的若干类目文献复分时使用的复分表。

(2) 标记符号

标记符号是图书分类标记的符号,又叫分类号。它的作用在于,一方面表示类目在分类体系中的位置;另一方面则表示类目的排列顺序。所以分类号码是一部分类法中必不可少的组成部分,标记符号的类型有数字型、字母型、数字和字母混合型。无论采用哪一种类型的标记符号,都要求能反映类目间的逻辑关系。

《中图法》采用汉语拼音字母与阿拉伯数字相结合的混合制号码。用一个字母标志一个大类,以字母的顺序反映大类的序列,在字母后用数字表示大类下类目的划分。值得注意的是,为适应"工业技术"图书资料分类的需要,对其下一级类目的复分也采用字母标志,即工业技术所属的二级类目采用双字母。

数字的编号制度使用小数制,即首先顺序字母后的第一位数字,然后顺序第二位,以此类推。分类号码的排列,严格按照小数制的排列方法。

《中图法》标记由字母段、数字段两段构成,每三位阿拉伯数字以小圆点间隔,其标记基本遵从层累制的编制原则,数字的设置方面,尽可能使号码的级数代表类的级数,但为了使号码适应类目设置的需要,号码配备上也具有一定的灵活性,主要反映在两方面:一方面是对于超过十个同位类的,采用八分制或双位制的编号法。八分制又称八分法,创始人阮冈纳赞,同位类的号码,由1到8,以后用91,92,93直到98,再用991,992,993,…,998,9991,9992,9993,…,9998…以突破阿拉伯数字的十进制,理论上能够使用位类的数目可以随意无限展开。双位制也为阮冈纳赞首创,也称集团标记法,它是一种用双位数字表示一级类别类目的编号方法,即在某一类目展开时,用11/99表示其下级的同位类,实际上是一种百分法。这种方法遇0(如00,10,.90)不用,所以最多只能表达81个同位类。另一方面是对同位类号的设置,有时为了缩短号码或对重点类给予较宽裕的号码,采取使用上位类的办法。

此外,为了使号码清楚醒目、易于辨认,在分类号码的三位数字后隔以小圆点。

在标记符号中另外还采用了下列几种辅助符号。辅助符号是用以表示类目特定含义的符号,它具有规定类目特殊职能的作用,故也称为图书分类法的职能符号。《中图法》所用的辅助符号有:推荐符号"a",总论复分号"-",国家区分号"()",时代区分号"=",组配复分号

"："，交替类号"[ ]"，起止符号"/"等。"/"和"[ ]"这两种辅助符号仅用作说明，不作为分类图书资料的实际分类号。

（3）说明和注释

说明和注释也是一部分类法中重要的组成部分，它揭示分类法的编制目的、体系结构以及使用规则，目的是帮助分类人员正确了解和掌握分类法的体系结构和使用方法。它包括编制说明、大类说明、类目注释三部分。

（4）类目索引

类目索引有两种：一是将所有类目按类名的字顺排起来，直接进行检索的索引；二是在直接索引的基础上，把若干有关某一主题的类目排列在一起，便于从一个主题去查找有关类目的相关索引。

3.1.4　类目的划分与排列

《中图法》从科学分类和知识分类的角度揭示文献内容的关系，按学科和专业集中文献，提供从学科和专业出发检索文献的途径。因此，在建立类目体系时，重视类目之间的内在联系，遵循从总到分、从一般到具体、从简单到复杂、从理论到实践的划分原则，把成千上万个类目排列，组成一个严密的等级分类体系。通过这个等级分类体系，体现各学科门类在分类体系中的位置及各学科门类之间的亲疏远近和隶属关系。分类法类目体系的形成包括类目的设置、类目的划分和类目的排列三个方面。

1. 类目的设置

在《中图法》编制过程中，类目的设置遵循如下原则：

（1）文献保证原则

这一原则要求：一方面类目所代表的事物必须是客观存在的，且有一定数量的文献为依托；另一面，应根据文献的数量决定类目的数量或细分程度。在分类法使用过程中，如果某个类目失去了文献的保证，应删除或归并处理。

（2）稳定性原则

类目的稳定性，尤其是基本类目的稳定性决定着分类法的稳定性。保证类目的稳定性就必须使用稳定的因素，如知识分类、学科分类、专业分类等作为类目划分的标准。同时，还应注意提高类目的可延展性或兼容性。

（3）发展原则

任何事物都是不断发展变化的，分类法类目的设置除了依靠类目自身的延展性来容纳一部分新事物外，在分类时应以发展的眼光、有预见地为某些有强大生命力的新事物设置类目。随着时代的发展，还要对原来分类不当、使用频率低的类目进行调整、合并或删除。

（4）均衡原则

《中图法》是一部大型综合性分类法，在类目设置上要注意各学科领域类目分布的均匀度，防止局部类目过于概括或过细展开。

（5）分类必须概念清楚

用作类目名称的语词或短语，应能准确表达类目的内容范围，内涵、外延要清楚。一般采用科学、规范、通用的术语或译名作为类目名称。另外,每个类目要有专指的检索意义,在表达相同的概念时,要做到语词前后一致。

《中图法》在考虑到各学科领域平衡的基础上,以国际上通用的基本学科划分和专业划分为依据,同时考虑习惯的知识领域划分,设置了 22 个基本大类(表 3.1)。其中"社会科学总论"和"自然科学总论"不属于独立的学科,用以概括这两个科学领域的综合性知识。由于"工业技术"是一个庞大的体系,文献数量巨大,因此采用双字母标记展开了 16 个二级类,其重要程度不亚于基本大类。社会科学各大类的排列主要根据大类间关系密切的程度以及与其他部类的关系来确定,大体按"上层建筑→经济基础→意识形态"即"政治→经济→文化"的次序排列。自然科学各大类则按学科的属性,遵循从一般到具体、从简单到复杂、从低级到高级、从理论到应用的次序排列,并形成"基础理论/技术科学/应用科学"三个层次。

表 3.1 《中图法》基本类目表

A	马克思主义、列宁主义、毛泽东思想、邓小平理论	N	自然科学总论
B	哲学、宗教	O	数理科学和化学
C	社会科学总论	P	天文学、地球科学
D	政治、法律	Q	生物科学
E	军事	R	医药、卫生(第一级类目)
F	经济	S	农业科学
G	文化、科学、教育、体育	T	工业技术
H	语言、文字	U	交通运输
I	文学	V	航空、航天
J	艺术	X	环境科学、安全科学
K	历史、地理	Z	综合性图书

2. 类目的划分

分类法的每一个类目都代表特定的主题概念,都是知识分类体系中的有机组成部分,但这并不是说任何知识单元、任何学科在分类法中都有对应的类目。分类法必须满足文献整序的实际需要,在《中图法》编制过程中,行类目划分的依据为:

① 类目划分一般选择事物的本质属性中最有检索意义的属性作为标准;

② 类目划分要遵循基本规则,在同一划分阶段一般只使用一个标准;

③ 类目划分要力求全面,由一个上位类划分出来的一组下位类的外延之和应等于上位类的外延,以保证类列的完整。

《中图法》类目划分时采用了以下六种技术:

① 凡涉及共性区分问题时,采用编制通用复分表、专类复分表、"一般性问题"和类目间的仿分来处理;

② 在类组性的类目下,根据类组所包含事物的特征选用不同分类标准进行划分。例如,"文化、科学、教育、体育"四个部分采用不同的分类标准;

③ 多重列类法,同时采用几个分类标准进行划分编列几组平行的子目;

$$\text{按作用划分}\begin{cases}\text{TM531.1 移相电容器}\\\text{TM531.2 脉冲电容器}\\\text{TM531.3 耦合电容器}\end{cases}\qquad\text{按结构划分}\begin{cases}\text{TM532.1 卷式电容器}\\\text{TM532.2 双盘式电容器}\\\text{TM532.3 固定式电容器}\end{cases}$$

④ 为满足某些专业特殊的检索需求，按一定的属性对某些事物集中列类；

⑤ 广泛使用交替类，为满足情报机构从不同角度集中文献的需要，为具有双重隶属关系的学科或事物编列正式类目和交替类目；

⑥ 双表列类法，选择不同的分类标准引用次序为某个类编列适应性不同的分类体系，供选择使用。例如，《中图法》第 3 版、第 4 版的"法律"类就是双表列表。

3. 类目的排列

分类法是由大量的类目按一定的规则排列成一个有机系统。类目排列主要指同位类的排列，科学地排列同位类既能体现分类法编制的逻辑性、系统性，又能使用户快速认识和掌握分类体系，提高标引和检索效率。在《中图法》编制过程中，类目的排列方式包括纵向排列和横向排列。纵向排列指类目的类链中排列的次序，它由分类标准的引用次序来决定，不存在排列问题。横向排列指一个类列中同位类排列的次序。

《中图法》类目的排列需要坚持以下原则：

① 优先采用客观发展的次序、事物内部固有的次序、科学的系统次序、人们认识事物的逻辑次序排列同位类。例如，按历史发展次序排列：K11 上古史→K12 古代史→K13 中世纪史→K14 近代史→K15 现代史；按空间分布次序排列：P185.1 水星→P185.2 金星→P185.3 火星→P185.4 木星→P185.5 土星→P185.6 天王星、海王星、冥王星。

② 按事物的系统次序从总到分、从一般到具体、从简单到复杂、从低级到高级、从理论到应用排列。例如，从简单到复杂：061 无机化学→062 有机化学→063 高分子化学→064 物理化学；从一般到具体：P21 普通测绘学→P22 大地测量学→P23 摄影测量学→P25 专业测绘。

③ 当某类事物的客观次序不明显或人为次序更有利于检索时，可以利用人们的习惯思维，合理地采用人为序次排列。例如，按文献数量多少排：TF81 重金属冶炼→TF82 轻金属冶炼→TF83 贵金属冶炼→TF84 稀有金属冶炼；按惯用次序排：D41 工人运动与组织→D42 农民运动与组织→D43 青年、学生运动与组织→D44 妇女运动与组织。

④ 相似类列采用统一或对应的排列次序，如此排列具有很强的助记性。

例如：

H31 英语	H32 法语
H311 语音	H321 语音
H312 文字	H322 文字
……	……
H319 语文教学	H329 语文教学

4. 类目之间的关系

分类法中成千上万的类目不是孤立存在的，是根据类目体系中相互关联、相互制约的内在联系组织起来的整体体系。虽然类目采用线性方式排列，但类目在分类体系中是由上位概念、同位概念、下位概念、相关概念和类目注释构成的语义空间来进行限定的。

类目的关系包括纵向关系和横向关系。类目的纵向关系表示的是它们的等级关系,包括从属关系和并列关系;类目的横向关系表示类目在内容上相互关联,包括相关关系和交替关系。

(1) 从属关系

类目的从属关系指上位类和下位类的关系。一个类同它细分出来的小类之间具有从属关系。类目等级结构是显示从属关系的主要方式。上位类与下位类之间的从属关系包括属种关系、整部关系和方面关系。

① 属种关系:包含与被包含的关系。如生物的分类、事物及其类型等。

TF6 铁合金冶炼

TF64 各种铁合金冶炼

② 整部关系:整体和部分的关系。如各级行政区域、学科及其分支、事物及其组织部分等。

U261 蒸汽机车

U261.1 锅炉部分

U261.11 火箱及附属装置

③ 方面关系:全面和某一方面的关系。如学科及其问题、事物及其属性等。

U46 汽车工程

61 汽车理论

462 整车设计与计算

463 汽车结构部件

······

469 各种用途汽车

在体系分类法中,当类目下列有两种或三种从属关系的下位类,依据从总到分,从一般到具体的排列原则,先排列方面关系和整部关系的下位类,后排列属种关系的下位类。

(2) 并列关系

类目的并列关系指处在同一划分层次上的不同类目的关系。由一个上位类区分出来的一组下位类互称同位类,一组同位类称为一个类列。同位类之间的关系是并列关系,它们在类表中用并列的方式表达。

(3) 相关关系

如若干类目之间在内容上有着密切的联系,但不具有从属关系和交替关系,则称为相关关系。类目间的相关关系主要靠类目参照来显示。而分类法中设置的"××入××"的注释也起到显示相关关系的作用,与类目参照的功能基本相同。

G26 博物馆学、博物馆事业

参见 K85

R214 气功

总论入此

武术气功入 G852.6;气功疗法入 R247.4

（4）交替关系

交替关系是指表达相同主题概念的正式使用类目与非正式使用类目之间的关系。体系分类法的类目是线性排列的，要求一个类目在这个体系中占据一个位置，当主题概念同时隶属于两个或两个以上类目时，一般在分类表的有关位置上同时设类，其中一个位置的类目作为正式使用的类目来标引文献，其他位置的类目就作为非使用的类目，即交替类目。交替类目的类号置于[]内，类目下有"宜入××"的注释，与相对应的正式使用类目相联系。

[C965] 人才市场
　　　 宜入 F241.23
F241.23 劳动力市场类型
　　　 职业介绍所、人才市场、劳动就业服务公司等入此

3.1.5 《中国图书馆分类法》的标记符号和标记制度

标记符号是文献分类法中表示类目的代号，又称分类号。它具有固定类目的位置、排列次序和表达类目之间关系的功能。

1.《中图法》的标记符号

标记符号依所采用符号的形式特征分为单纯号码和混合号码。单纯号码是指采用某一种符合通行习惯且具有固有次序的符号系统。它分为单纯数字号码和单纯字母号码两种。常见的是单纯阿拉伯数字号码。如《杜威十进分类法》《科图法》等。混合号码是指同时采用两种或两种以上符合通行习惯且具有固有次序的符号系统。它一般是字母与阿拉伯数字相结合。如《美国国会图书馆分类法》《中图法》等。

《中图法》标记符号是采用拉丁字母与阿拉伯数字结合的混合制标记符号。以拉丁字母标记基本大类；还根据大类的实际配号需要再展开一位字母标记二级类，如"T 工业技术"采用双位字母标记出 16 个二级类。字母段后使用阿拉伯数字标记各级类目。此外，《中图法》还采用了一些特殊符号，作为辅助标记符号。

表 3.2　《中图法》的辅助标记符号

符　号	作　用
间隔符号 ·	在分类号的数字段从左至右每三位数字之后加一间隔符号，其目的是使类号段落清晰、醒目、易读。例如，I247.58 武侠小说
推荐符号 a	该符号置于 A 类六位经典作家著作的互见分类号后，起推荐作用。例如，《列宁论图书馆》入 A267 互见号为 G25a
起止符号 /	表示类目的起止范围，用在主表中表示概括一组相连类号的起止区间；用在注释表中表示类目仿分的类号区段或参见的类目范围。起止符号只出现在用类目表中。例如，D93/97 各国法律
交替符号 []	用来标记交替类目，表示该类目是供选择使用的。例如，[TQ114.4]石灰工业宜入 TQ177.2
总论复分号 —	在总论复分号码之前，是总论复分号的前置标识符。例如，《法律辞典》D9 - 61

符　号	作　用
国家地区区分号 （　）	用于一般学科类目下需进行国家地区复分的。例如,《英国抽象派油画选》J233(561)
时代区分号 ＝	用于一般学科类目下需进行时代复分的
民族种族区分号 "　"	用于一般学科类目下需进行民族、种族复分的。例如,《犹太民族的婚俗》入K891.22"382"
通用时间、地点区分号 ＜＞	若某类目需按通用时间、地区复分,将有关类号置于"＜＞"内,加之主类号后面。例如,"城市的空气污染与防治"类号为 X51＜333＞
组配符号 ∶	用来联结两个相关的主类号,合成一个组配号
联合符号 ＋	在资料发中用来标引两个并列主题,联结两个主类号。例如,"城市绿化与观赏园艺"类号为 S731.2＋S68
指示性类目提示符号 —	是为给一组类目提供共同的注释面设置的

　　《中图法》标记符号排列的规则是:类号由左到右逐位对比排列。先比较字母部分,按英文字母固有的次序排列;再比较数字部分,类号中的阿拉伯数字按小数制排列;数字后若还有字母,在前部类号相同的情况下再按字母顺序排;类号的末位标记有推荐符号"A"的排在该类的最前面;类号中出现辅助符号时,辅助符号按—,( ),"",＝,＜＞,＋,∶的次序排列。

3.1.6　《中国图书馆分类法》的意义

　　图书分类法又叫图书分类词表,按照图书的内容、形式、体裁和读者用途等,在一定的哲学思想指导下,运用知识分类的原理,采用逻辑方法,将所有学科的图书按其学科内容分成几大类,每一大类分许多小类,每一小类再分子小类。最后,每一种书都可以分到某一个类目下,每一个类目都有一个类号。分类词表是层次结构的类号和类目的集合。

　　这部分类法是按照如下的原则编制的:第一,以马克思主义、列宁主义、毛泽东思想为指导,以辩证唯物主义和历史唯物主义为编制依据,类目的确立机器序列安排,不仅要从科学观念出发,同时要考虑它的思想政治内容。第二,分类体系要符合科学性的原则,以科学分类为基础,采取从总到分,从一般到具体的逻辑系统。同时要考虑图书资料分类的特点,既要能容纳古代和外国的图书资料,又要充分反映新学科和新事物。第三,在类目安排和标记符号的设置上,要力求简明、易懂、易记、易用,以适应图书资料分类实践的需要。第四,照顾各类图书馆和情报资料单位类分图书和资料的需要,为全国图书资料统一分类编码创造条件。

　　《中图法》以科学分类为基础,结合图书资料的内容和特点,根据通用的基本学科划分和专业划分并考虑习惯的知识领域划分,由类目表、注释和说明、标记符号、索引 4 部分构成,类目表为其主体,共分 5 个基本部类,22 个一级类目,往下展开又分为若干个类,称为二级类目,采用汉语拼音字母与阿拉伯数字相结合的混合号码,以大写字母标记基本大类,字母段之后使用阿拉伯数字标记各级类目,当分类号数字部分超过三位时,从左至右每三位数字之后加一间隔符号"."将分类号数字分隔,目的在于使号码段落清晰、醒目,为了进一步细分类目或形成新主题类号,还采用了组配方法和复分表以及多种辅助标记符号。

五个基本部类分别是:马克思主义、列宁主义、毛泽东思想,哲学,社会科学,自然科学,综合性图书。在五个基本部类的基础上,组成二十二个基本大类即一级类目,序列如下:

A 马克思主义、列宁主义、毛泽东思想、邓小平理论

B 哲学、宗教

C 社会科学总论

D 政治、法律

E 军事

F 经济

G 文化、科学、教育、体育

H 语言、文字

I 文学

J 艺术

K 历史、地理

N 自然科学总论

O 数理科学和化学

P 天文学、地球科学

Q 生物科学

R 医药、卫生

S 农业科学

T 工业技术

U 交通运输

V 航空、航天

X 环境科学、安全科学

Z 综合性图书

一级类目再往下展开则分别是二级、三级、四级、五级类目,依此类推。以学科规律逐级细分。每个大类都是小类的上位类目,同样每个小类都是大类的下位类目。如"R 医药、卫生"依据学科体系分成二级类目序列如下:

R1 预防医学、卫生学

R2 中国医学

R3 基础医学

R4 临床医学

R5 内科学

R59 全身性疾病(第三级类目)

  R591 营养缺乏症

  R591.1 无机盐缺乏症

    R591.2 蛋白质及氨基酸缺乏症

    R591.3 不饱和脂酸缺乏病(第四级类目)

    R591.4 维生素缺乏病(第五级类目)

      R591.41 维生素 A 缺乏病(第六级类目)

      R591.42 维生素 B 缺乏病

      R591.43 维生素 C 缺乏病

      R591.44 维生素 D 缺乏病

      R591.45 维生素 E 缺乏病

      R591.49 维生素 K 缺乏病

      R591.5 内源性营养缺乏病

  R6 外科学

  R71 妇产科学

  R72 儿科学

  R73 肿瘤学

  R74 神经病学与精神病学

  R75 皮肤病学与性病学

  R76 耳鼻咽喉科学

  R77 眼科学

  R78 口腔科学

  R79 外国民族医学

  R8 特种医学

  R9 药学

每个类目分别用分类号和类名代表。一个分类号代表一个。"维生素 A 缺乏病"的分类号就是 R591.41,分类号 R591.41 代表的类名就是"维生素 A 缺乏病",两者都是唯一的。

3.2 图书馆书目检索系统

3.2.1 馆藏目录的概念

    馆藏目录是按一定的原则和方法组织起来,能够揭示和查找馆藏图书的检索系统。每个图书馆都有自己特有的馆藏目录和查询系统,馆藏目录在一定程度上反映了图书馆的文献入藏情况、文献使用状态以及文献所在位置,能够帮助用户查询和利用图书馆馆藏资源,是连接图书馆与用户的桥梁。

3.2.2 馆藏目录的作用

    馆藏目录主要有以下几个方面的作用:

① 揭示图书馆是否藏有某一特定的图书、某一图书的特定版本;

② 揭示馆藏文献中有哪些著者的著作、某一著者有哪些著作;

③ 揭示馆藏文献某一特定的学科门类有哪些图书；

④ 揭示馆藏文献某一特定的出版社有哪些图书；

⑤ 揭示馆藏文献的借阅方法及其排架位置。

3.2.3　馆藏目录的分类

按载体可分为：卡片式目录、书本式目录以及自动化系统。卡片式目录、书本式目录和自动化系统相比较，自动化系统以查询方便，便于管理和存储等诸多优点取代了卡片式目录和书本式目录。

20 世纪 90 年代以前，我国图书馆大都使用卡片式目录和书本式目录。为了方便读者查询，卡片式和书本式目录又分为：书名目录、著者目录、分类目录、主题目录等。

目前各图书馆均已采用自动化系统来管理馆藏，各系统不尽相同，但检索功能大同小异，一般都能提供书(刊)名、责任者、索书号、关键词、标准编码(ISBN、ISSN)等检索入口。

3.2.4　图书馆网站

图书馆网站是读者利用图书馆信息资源和服务的平台，既是可以远程、全天候利用的虚拟信息中心，也是高度整合的信息集散地。图书馆的虚拟馆藏资源以图书馆网站为依托呈现给读者。因此，要想充分利用图书馆的资源和服务，必须充分了解图书馆网站。一般大学图书馆网站通常由若干栏目组成，具有以下几种功能：

① 展示介绍，介绍图书馆概况、资源与服务，读者可以借此全面了解图书馆。

② 资源/服务利用功能，提供远程利用图书馆 OPAC 系统、电子资源和数字服务的平台，使读者能够跨越时空限制，方便地通过网络从图书馆获取文献信息与服务。

③ 读者教育功能，通过各种指南，查找资料导引、课件及 FAQ 等，为读者利用图书馆资源与服务提供指导，宣传文献检索课和培训讲座，提高读者信息素质。

④ 交流互动功能，图书馆通过网站发布消息和读者调查、答复读者意见、解答咨询、提供联系方式；读者则通过网站提交申请、反馈意见、咨询问题、定制个性化服务。

⑤ 链接功能，许多大学图书馆还根据自身特色提供了其他相关网站和数据资源的链接，读者可以通过图书馆网站获取更大范围的信息资源。

3.2.5　馆藏书目检索系统

在现代高校图书馆中，书库基本上都采用开架借阅，读者可以直接进入书库，按照书架标识号找到所需图书的架位，然后浏览，最后选定所需图书。这种方式比较直观、简单，有时很容易就查找到自己最需要的文献。但是这种方法容易漏检需要的文献，如果想全面系统地查找文献，就需要使用特定的检索系统进行全面检索。由于现代高校图书馆一般都实现了网络自动化平台，可以利用计算机网络进行文献的查找。虽然各个高校的网络自动化平台不一样，但就其基本查找流程而言，都是相似的。

读者通过浏览器访问各自的高校主页，在高校的主页上找到图书馆的链接点击进入；也可通过数字高校主页的机构设置栏目找到图书馆链接；还可直接键入图书馆网址登录图书馆主页。进入图书馆主页后，选择书目查询系统即可进行查询。由于各个高校图书馆购买的书目查询系统不一样，所以各个高校查询的方法也不同。但就整体而言，其书目查询系统的主要功能包括图书馆馆藏的纸质书刊查寻以及读者借阅相关信息的查询。

馆藏书目检索系统又常称为联机公共目录系统（Online Public Access Catalogue System，OPAC），是读者查找馆藏的检索工具。读者可以通过联机，查询基于图书馆馆藏纸质文献资源的一种现代化检索方式。

3.2.6 OPAC功能介绍

OPAC是读者利用图书馆资源的切入点，通过图书馆的OPAC可获取馆藏信息。通过一个文献保障体系可获取一个地区、一个系统、一个国家或几个国家收藏的信息资源。单馆OPAC也称馆藏目录查询，多馆OPAC称为联合目录查询。

图书馆书目数据检索系统（简称书目系统）主要的功能模块一般包括书目查询、预约到馆、超期公告、新书通报、新书征订、读者登录。由于技术的发展，部分图书馆的书目系统还可以对其本馆的电子资源进行查询。书目系统一般可按书名、著者、标准编码、出版者等途径对图书馆的书籍、期刊等文献资料进行方便检索；还可查看书刊在架、新书入库、读者借阅等情况，并能够根据读者需要进行书刊预约。

（1）查询馆藏信息

通过系统提供的检索途径查询图书馆图书和期刊的目录及馆藏信息，包括馆藏的流通状态信息（如某本图书在馆、借出或被预约等状态）；已借出图书的应还日期、馆藏复本数、馆藏处理的状态信息（如订购中、在编处理中等）；期刊馆藏信息（如下一年是否有订购、最近到馆卷期、装订中的卷期、已经装订成册的卷期）等。

（2）查询读者辅助信息

注册读者可以查看自己借阅、续借、预约图书的记录信息，也可向图书馆推荐采购图书的记录等。

（3）流通功能

包括网上续借、预约和取消预约等。

（4）个性化信息服务

包括超期图书提醒、预约提醒、委托提醒等。

3.2.7 OPAC检索方法

不同的OPAC系统提供的检索功能不完全相同，一般提供简单检索、多字段组合检索、高级检索、分类检索等功能。简单检索可以选择不同的检索字段对单个字段进行检索，如对书名字段检索，可以输入书名或部分书名进行检索。多字段组合检索提供多个字段，如书名、责任者、主题词、ISBN/ISSN、出版时间等多项的组合查询，字段之间如果使用逻辑与的组配关系，一般用于精确查找某一本书刊。目前我校采用了江苏汇文软件有限公司开发的汇文文献信息服务系统的OPAC系统。该系统具有强大而全面的信息交互功能，通过访问http://kdclib.com进入我院图书馆主页进入馆藏查询系统。OPAC检索界面如图3.1所示。

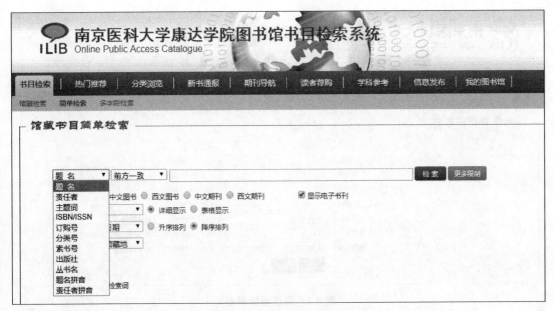

图 3.1　OPAC 检索界面

（1）简单检索

简单检索是一种最常用的检索方法，它提供了众多的检索选项，读者能快速地找到需要的文献资料。现对简单检索的各个选项做介绍。

① 检索输入框：输入需要进行检索的内容，如书名、著者等。它必须由查询类型进行限定；

② 文献类型：是指进行查找的文献资料类型，包括中文图书、外文图书、中文期刊、外文期刊、中文视听资料、西文视听资料、中文电子文献等。如果读者清楚所要查找的文献类型，可以单独选定其中一种类型以缩小查找范围；否则，可选定"所有"选项，即在全部类型中进行查询；

③ 检索类型：是指进行查找文献资料的入口项，包括题名、责任者、馆藏地址、标准编码、题名缩写、主题词、出版者、索书号、文献名等字段，并根据文献类型的不同而略有变动；

④ 检索模式：是指进行检索时，检索内容与书目系统中数据的一种匹配模式，包括模糊匹配、前方一致、绝对一致；

⑤ 结果排序方式：是指对检索的结果按照一定方式进行正序或倒序显示，包括入藏日期、题名、出版日期；

⑥ 结果显示的方式：是指检索结果内容的展示，包括列表方式显示和表格方式显示两种；

⑦ 检索：当确定各种选项及检索内容后，点击此按钮即可进行文献资料的检索。

（2）高级检索

高级检索，即复杂检索、多字段检索，通过下拉菜单的"并且""或者"等逻辑组配符对不同检索词进行不同关系的组合，从而适当扩展或者缩小检索的主题范围。如图 3.2 所示，"题名""责任者""ISBN""ISSN""出版社""分类号""主题词""统一刊号""馆藏条码"几个检索词的逻辑组合检索。

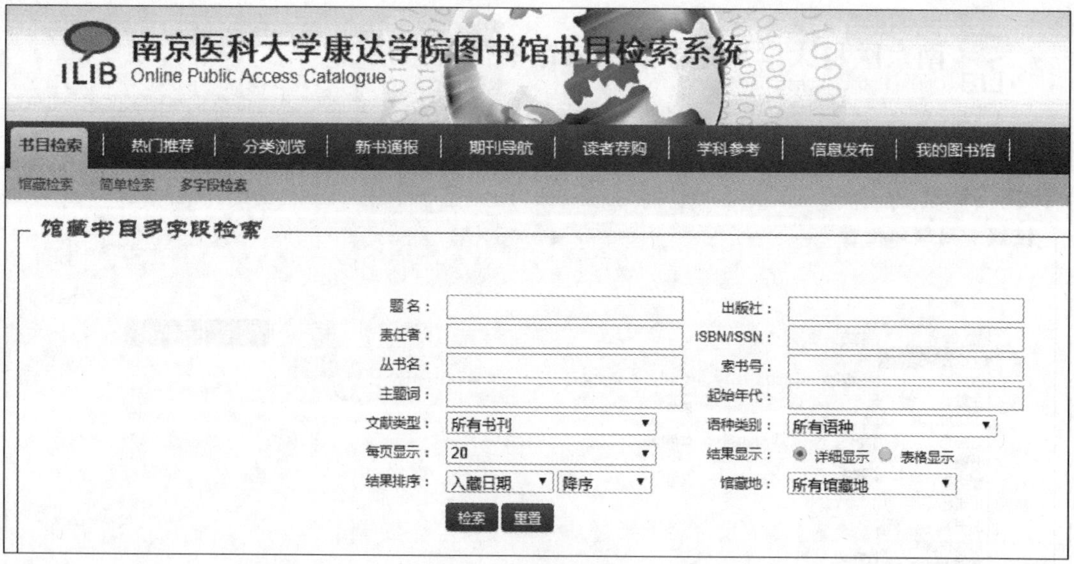

图 3.2　高级检索界面

3.2.8　图书馆数字资源的利用

图书馆数字资源,是指将计算机技术、通信技术及多媒体技术相互融合形成的以数字形式发布、存取、利用的信息资源的总和。图书馆数字资源包括商业化的数据库、机构或个人建立的数据库、各种网络免费资源等。随着图书馆数字化,网络化进程的加快,数字信息资源总量占馆藏全部文献信息总量的比例不断上升,加上数字资源利用的便捷、高效及不受时、空限制等特点,读者利用数字资源与利用传统印刷型文献资源相比已在逐步攀升。

图书馆的数字资源是图书馆网页的核心部分,大多图书馆都把它放在主页面最醒目的位置,随着数字资源的品种与类型逐步增多,很多图书馆又将数字资源分成中文数据库、外文数据库和试用数据库等形式。试用数据库,是指数据库商为推销自己开发的产品将其挂在图书馆网页上在限定的时间内免费提供给读者使用的数据库。数据库的检索步骤:打开图书馆主页→单击"数字资源"标签(有的称"资源导航""常用资源""电子资源"等)→选择所要查询的数据库,单击数据库名即可进入。值得注意的是,读者在选择所要查询的数据库之前一定要看看该数据库的简略介绍,了解该数据库的存储内容,是中文库还是外文库,是论文库还是图书库,是题录库还是全文库,同时还要了解该数据库的收藏范围和时间范围,否则盲目进入会事倍功半。

3.3　图书馆服务

3.3.1　图书馆服务简介

图书馆是储藏知识、发掘知识和创新知识的场所,其本质就是信息的集散地。作为收集、整理和保存文献资料并向读者提供利用的科学、文化、教育机构,图书馆具有保存人类文化遗产、进行社会教育、传递科学情报、开发智力资源等社会职能。随着科学技术尤其是网络通信技术的高速发展,纸质图书消亡论对传统图书馆的发展带来了严峻的考验。然而,网络环境下的纸质图书不仅没有消亡,反而在科学与文化的历史传承方面扮演着越来越重要的角色。近年来,图书馆工作人员审时度势,及时调整服务理念,创新服务模式,增强服务意识,保证服务质量,提升服务层次,拓宽服务领域,扩大服务人群,从而使图书馆的资源得到最大效益的利用,这已成为各个图书馆建设的共同目标。图书馆服务始终贯彻以人为本的服务理念,把服务看成是图书馆的生命线,方便读者充分开发利用图书馆资源,是图书馆在网络时代占有一席之地的重要保障,也是图书馆界在现代化转型时期需要深入研究的重要课题。

图书馆服务经历了从封闭到开放,从仅提供一次文献到逐步提供二、三次文献服务的漫长过程,馆员和读者对图书馆服务的认识逐步提高。传统图书馆主要通过外借、阅览等服务满足读者的需要。现代科学技术,特别是计算机网络技术、通信技术等在图书馆的广泛应用,使图书馆的服务方式和服务手段日益多样化,服务范围也日益扩大。随着网络技术的发展,图书馆拥有了更加丰富的资源,信息的载体也更加丰富,读者对文献信息的获取有了更多、更便捷的途径。除了传统的印刷型文献之外,读者可以通过图书馆虚拟馆藏,如各种各样的数据库、开放站点、搜索引擎或通过馆际互借、文献传递服务来获取所需文献。为了提升图书馆的服务档次,进一步方便读者,国内外图书馆大都开展了多种形式的服务,如参考咨询、定题服务、文献检索、馆际互借、文献传递以及科技查新等。但现阶段,纸质型印刷文献仍是图书馆资源利用的主要形式,文献借阅仍是图书馆读者工作中最基本的服务方式。本节将详细介绍图书馆的外借、阅览、传递和科技查新等服务。

3.3.2　借阅服务

文献借阅是图书馆最基本的服务功能,也是传统图书馆的主要服务方式。读者使用借阅证可在图书馆借阅馆藏文献,并按要求在一定期限内归还。目前多数图书馆将外借书库与阅览室合二为一,实行全开架的借阅方式,读者可以自己在书库中选择需要的图书资料,进行借阅。期刊由于其复本数少、时效性强、利用率高等特点,一般不提供外借服务,只提供馆内阅览和复印。

随着计算机和网络技术的不断发展与普及,图书馆集成管理系统和 RFID 射频管理系统在图书馆得到广泛应用。读者可以通过图书馆网站上的目录查询系统,了解文献的馆藏分布、借还日期,获得图书准确的定位信息,还可以在网上进行预约、续借,通过自助借还书系统完成图书的借还。部分图书馆还通过图书馆集成管理系统向读者提供新书书目电子邮件服务、新到期刊即时邮件通知服务、电子邮件图书催还服务、预约通知服务、新刊目次推送等服务等,使读者充分享受现代化信息技术所带来的方便。图书馆由过去单一的服务方式逐渐发展为多层次多功能的服务。

3.3.3　文献检索

开展文献检索服务,可以帮助读者快速准确地获得所需的文献,使图书馆收藏的丰富书刊资料得到充分利用,大大节省读者查找文献的时间。尤其是自 RFID 射频管理系统在图书馆应用以来,文献的定位信息更加准确,读者借还书的方式不再局限在图书馆借书处,而是可以通过自助借还机完成文献借还,更加方便快捷。此外,文献检索还可以通过各种检索工具,扩大读者的视野,使读者迅速获得所需国内外有关文献资料,及时了解和掌握国内外科学技术的最新成就以及发展的前沿动态。

3.3.4 参考咨询

传统的参考咨询服务是由图书馆员利用各种参考书籍、检索工具,为读者解答和解决问题的一种服务方式。《美国图书馆协会术语名词字典》对参考咨询工作(reference services)所下的定义是:"直接地帮助读者寻求知识,以及利用图书馆的资料从事研究的工作"。即以读者的信息需求为线索,以信息载体为纽带,由馆员向读者揭示信息、传递信息以及向读者指示检索方法并从存储信息中找出所需问题之结果的业务过程。参考咨询在报道文献资源、提供信息服务、引导读者利用、扩大图书馆影响等方面一直发挥着至关重要的作用。

随着网络技术和信息科学的飞速发展,参考咨询的形式和内容都发生了根本性的改变。在线咨询、实时咨询、互动咨询、可视咨询等各种方式纷纷涌现。这些服务形式为读者提供了网络时代实时、动态、便捷、高效的信息服务。许多图书馆设有专门的参考咨询部门,集中参考工具书和检索工具书等建立参考馆藏,配备具有一定专业知识和熟悉检索工具的专职参考馆员开展此项工作。网络环境下参考馆员的职责包括提供面对面、电子邮件和网络参考在内的咨询;承担技术工作,包括网络管理、编写辅导材料、学习怎样利用新软件;对其他用户和馆员进行培训等等。

3.3.5 科技查新

科技查新工作是我国对科学研究和科研成果实施科学管理,由科研管理部门提出并委托科技情报机构进行的一项情报服务工作,是文献检索和情报调研相结合的情报研究工作。它通过科技信息检索手段或计算机检索,运用综合分析和对比的方法,说明查新课题在创新点或技术要点上是否具有新颖性,为科研立项、成果鉴定或申报奖项等提供文献方面的事实依据的一种信息咨询服务。国家科技部《科技查新规范》对查新概念的描述为:查新是科技查新的简称,是指查新机构根据查新委托人提供的需要查证其新颖性的科学技术内容,按照《科技查新规范》操作,并做出结论。

目前,开展科技查新业务的图书馆,大多是一些高校图书馆、专业图书馆和大型公共图书馆等,其类型主要有科研立项查新、科技成果查新、专利申报查新等。通过科技查新,可以为科技项目立项和成果鉴定等科技活动的新颖性评价提供可靠的科学依据,可以和专家鉴定相结合,确保科技项目研究质量,防止科研的低水平重复,促进科技项目和成果管理的科学化和规范化。因此,科技查新工作具有很强的客观性和权威性,是一项要求高、难度大且复杂的情报服务工作。

当前医药卫生系统的查新咨询工作主要有科技项目立项查新和成果评审查新两种类型。医药卫生科研项目的查新工作主要是通过科技文献检索和综合分析的方法,对医药卫生科研项目(包括立项、鉴定和评奖项目)提供"创造性、科学性、实用性"的情报证明或依据,其实质是对医药卫生科技项目新颖性的审查,即有无与查新课题相同或相类似的文献报道,一般不对科学性、实用性做评价。

3.3.6 定题服务与学科服务

定题服务(selective dissemination of information service,SDI)是一种根据读者需求定

期向其传送新信息的一种服务模式。根据用户的教学科研情况和需要,图书馆参考咨询部门为用户定期或不定期对某一特定主题进行跟踪检索,把经过筛选的最新检索结果,以书目、索引、全文或研究报告等方式提供给用户,同时接受用户的委托,在课题前期调研、开题立项、中期成果,直到成果验收整个过程中提供信息服务,并及时将专题信息通过专人专送、网上速递等传递方式送交用户。为节省用户查询、检索所需文献信息的时间,便于用户随时跟踪本研究领域或本行业的最新发展动态,图书馆还可利用馆内外传统文献资源、网络电子资源等为用户开展定题文献资源服务。

学科服务是一项开拓性的主动参与式的创新服务,是图书馆面向院系开展的一种全方位、多层次的服务,起源于 1992 年美国艾奥瓦大学(University of Iowa)图书馆宣布成立的"信息拱廊"(information arcade,IA)。学科服务的应用给图书馆界带来了新的服务模式,图书馆为学科用户提供了信息共享空间(information commons,IC),一方面图书馆为所服务的学科专门设立学科分馆,分馆内配有丰富的专业图书、期刊及其他配套的硬件和软件;另一方面,图书馆以学科为单位向服务学科提供更多的、专业性更强的数字资源,除提供专业性的数据库、专业信息导航之外,还提供学科介绍、学科研究发展动态、重要人物、会议通知、核心期刊、精品课程、参考咨询的学科资料库等多项特色服务信息。

3.3.7　宣传辅导与用户培训

为提高图书利用和流通的效率,更好地为读者服务,图书馆还采取一些更为主动的服务方式,如读者宣传、读者辅导和用户培训工作等等。举办宣传图书的活动形式有新书报道、专题书刊展览、报告会、书评等。新书宣传报道的形式很多,主要形式有新书展览陈列、新书通报、报刊资料索引、科技文摘、科技快报、科技动态等。

阅读辅导工作包括以下一些内容:辅导读者利用图书馆,辅导读者使用图书馆目录以及辅导读者利用各种工具书。图书馆员有责任帮助读者了解馆藏情况及其使用方法、使用规则,使读者获得利用图书馆各种书刊资料的知识和技能,了解各种文献资料的性能以及它们的使用方法,帮助读者学会利用图书馆的各种书目工具,掌握查找书刊资料的方法,并根据自己的需要,选择最恰当的书刊,获取所需要的信息,有效利用图书馆资源。

用户培训多是图书馆有目的、有计划地开展一些能够提高用户的信息意识和检索技能,使其能充分利用图书馆及其信息资源的教育活动。高校图书馆的用户培训活动主要有以介绍图书馆利用基本知识为主的新生入馆教育培训和以推广宣传利用文献资源或讲座为主的一系列培训活动等。

3.3.8　馆际互借与文献传递

馆际互借(interlibrary loan)是图书馆之间相互利用对方馆藏来满足本馆读者需求的一种资源共享服务。对于本馆没有的文献,在本馆读者需要时,根据馆际互借制度、协议、办法和收费标准,向外馆借入;反之,在外馆向本馆提出馆际互借请求时,借出本馆所拥有的文献,满足外馆的文献需求。馆际互借一般针对图书,是一种返还式的文献资源共享方式。目前开展此服务的有全国高校系统的 CALIS 系统以及由北京高校图工委启动的 BALIS 馆际互借中心等。

文献传递(document delivery)是将用户所需的文献复制品以有效的方式传递给用户的

一种文献提供服务，是馆际互借的一种，但又优于馆际互借，是一种非返还式的文献资源共享方式。一般而言文献传递是一种付费服务，它具有快速、高效、简便的特点。用户可以通过本单位图书馆或自行与收藏图书馆进行联系，索取自己所需要的文献。传递文献类型包括图书、期刊论文、会议论文、学位论文、报告、标准等。随着信息技术的发展，文献传递服务质量有了很大提升。目前国内除了国家科技图书文献中心（NSTL）在提供网络文献传递服务外，全国高校系统的 CALIS 系统、中科院系统的文献服务网络也在开展此项服务。

3.4 馆藏图书利用

图书馆收藏的印刷型文献主要有图书和期刊两大类，每一本书和期刊在书架上有一个固定的位置，它们分别以一定的规则排列，便于读者查询与利用。

3.4.1 图书分类和排架

（1）图书分类

图书分类的依据是分类法，国内常用的分类法有《中国图书馆分类法》《中国人民大学图书馆图书分类法》和《中国科学院图书馆图书分类法》等。目前国内大多数图书馆中外文藏书，多依据《中国图书馆分类法》（简称《中图法》）进行分类排架，采用字母与阿拉伯数字相结合的混合制号码进行编号。

（2）图书排架

图书馆文献的排架遵循一定的规则以利于查找。常用的排架方法有分类排架法、刊名排架法、固定排架法等。图书馆的图书按索书号顺序进行排架。索书号由图书分类号、书次号、辅助区分号组成，是图书唯一的索取号。分类号的作用是使相同学科范畴的图书集中排列，然而同一类的图书可能有多种，但具体内容不同，或者内容相同，作者、版本、译本不同，这些同类书需要做进一步区分，书次号和辅助区分号就是用来进一步区分相同分类号但不同种的图书，以使每一种图书具有自己唯一的识别码。书次号主要采用种次号、著者号两种编法。辅助区分号主要有版次号、卷次号、年代号等。

索书号有两种表示方法，一种是分类号与书次号之间加斜线"/"表示，如：R622/6872；另一种分两行表示：

R622

6872

辅助区分号一般需加括号书写在书次号后或在索书号的第三行，如《肿瘤分子细胞生物学》索书号为：

R730.21

5665(2)

2004

其中括号内容表示第 2 版，第三行 2004 表示出版发行年。

图书排架是按照同一书架从上到下，从左往右的顺序进行排列，同一层图书先比较分类号码，若分类号码相同再比较书次号。

3.4.2 分类号的排列

① 分类号的排列采用由左至右逐位对比的方法进行排列,先比较字母部分,再比较数字部分。字母部分按英文字母顺序排列;

② 分类号中的阿拉伯数字由小到大排列;

③ 数字之后如还有字母,则在前部类号相同的基础上,再按字母顺序排列;

④ 分类号中有辅助符号时,在其前面的各位符号相同的情况下,按 -、( )、" "、=、< >、+、:的次序进行比较排列;

⑤ 书次号的排列:当分类号相同时,需按书次号由小到大排列。但当各种版本图书合用一个书次号时,就必须再用版本号、版次号和年代卷册号等来进一步排序。

3.4.3 期刊排架

图书馆一般将中文和外文期刊、现刊和过刊分别陈列。中文期刊多按刊名的汉语拼音顺序排架;西文、俄文期刊按各文种的刊名字母顺序排列;日文期刊按五十音图排列。其中英文刊名中的介词、冠词、连词等不参加排列。同种合订本期刊按照年卷期顺序排列。

当年出版的期刊称为现刊,图书馆将其陈列在阅览室;过刊是出版一年后装订成合订本的期刊,存放在过期期刊书库。但也有图书馆为了提高利用率,将近两年出版的期刊陈列在期刊阅览室,将两年以前的期刊装订成合订本陈列在过期期刊库。

3.5 馆藏目录

3.5.1 馆藏目录查询

以使用由以色列 ExLibris 公司开发的图书馆集成管理系统的国家图书馆为例,在国家图书馆网页中点击"馆藏目录"即可进入国家图书馆联机公共目录查询系统(online public access catalogue,OPAC)。

OPAC 系统是图书馆自动化管理集成系统的一个重要组成部分,查询馆藏信息是 OPAC 系统最基本的功能,不同的 OPAC 系统有不同的检索途径,一般包括基本检索、多字段检索、多库检索、组合检索和通用命令语言(CCL)检索等。用户可以根据个人的爱好、检索策略等选择不同的检索手段。同时还提供分类浏览功能,用户可按照分类号逐级浏览。

除查询馆藏信息,该系统还提供更多个性化功能,如,我的图书馆,用户可以查询到自己的借阅权限、借还书日期以及续借和预约等;新书推荐与介绍,随书光盘管理系统及提供借阅排行等功能,方便读者更好地利用图书文献资源。

以《现代骨科基础与临床》为例,重点介绍多字段检索和多库检索查询情况。

在 OPAC 系统主页界面选择多字段检索进入多字段检索界面,根据提示选择输入主题、著者、题名起始于、题名、出版年、出版者或书目库等检索字段(图 3.1),然后点击"确定"即可得到检索结果。

同样在主页界面选择多库检索进入多库检索界面,根据提示选择检索字段、数据及语种等(图 3.2),然后点击"确定"即可得到检索结果。

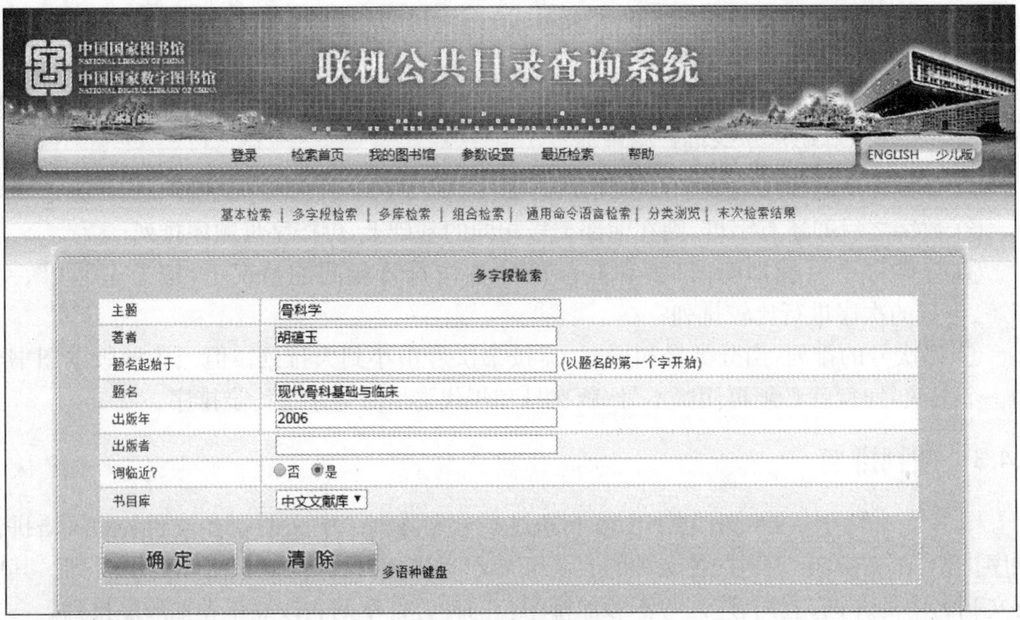

图3.1 多字段检索界面

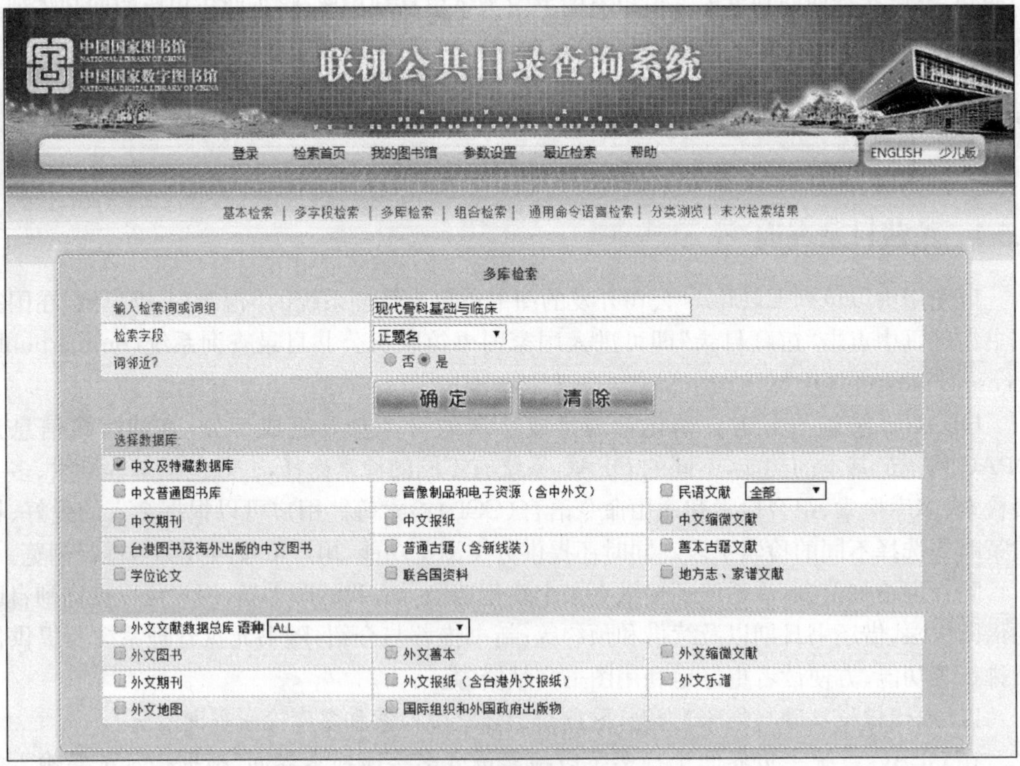

图3.2 多库检索界面

在检索结果界面(图3.3),用户可以查看该图书不同格式的馆藏信息,包括标准格式、卡片格式、引文格式、字段名格式及 MARC 格式。读者还可以点击"文献索取",索取该文献以及"网摘目次"浏览该图书的网络摘要、作者简介及目录结构。

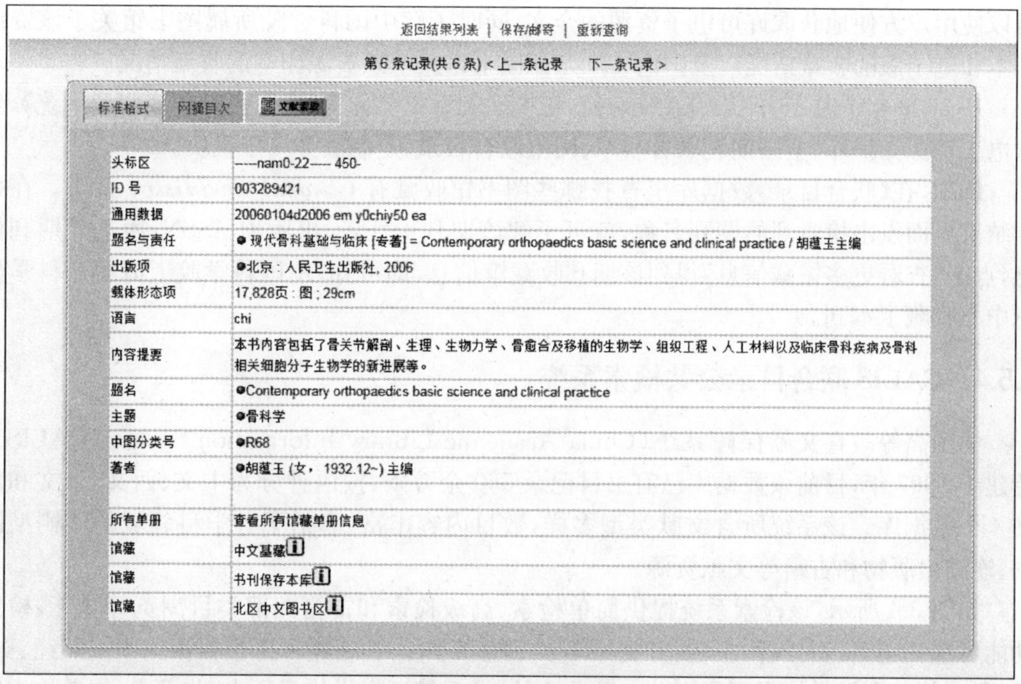

图 3.3 检索结果界面

3.5.2 联合目录

联合目录是由多个相近或有共性的图书馆合作编制的具有统一检索界面的目录,能够反映各个图书馆馆藏文献资源的情况,是图书馆开展馆际互借和资源共建共享的重要参考工具。

文献资源共享的前提是书目信息资源的共享。用户要想随时随地获取自己所需要的文献,首先要了解世界上有哪些文献,分别收藏在什么地方。联合目录就是实现这一目的的最好工具。

3.5.3 国内联合目录

我国的联合目录包括全国性、地区性或专业性等多种形式和不同层次的联合目录。以目前国内参加单位最多的《联合目录集成服务系统》(以下简称《联合目录 UNICAT》)为例做简要介绍。

UNICAT 系统属于题录信息数据库,以联机联合编目数据库(包括全国中、西、日、俄文期刊联合目录数据库、中国科学院中西文图书联合目录数据库)和电子资源知识库为底层支持,实现印本资源和电子资源的集成揭示,该数据库学科覆盖数学、物理、化学、天文、地理、生命科学、农业、医药、信息科学、工业技术、社会科学等。近年来,联合目录数据库积极推进与第三方系统的集成和互连。联合目录数据库通过 OpenURL 与 CSA、Web of Knowledge、OVID 等大型数据库实现了链接,国内近 250 家图书馆主页连接联合目录服务系统。2006 年,联合目录数据库与 Google Scholar 和百度链接成功,用户可以通过 Google Scholar 和百度获取联合目录数据库的服务。联合目录集成服务系统独特的情景敏感功能,可以使用户方便地获取许可电子资源的全文,同时了解中国科学院所属图书馆关于该资源印本和电子版的收藏情况以及国内 400 余家图书馆关于该资源印本的收藏情况。

从 2009 年 7 月 16 日开始系统切换,切换后的系统名称为《联合目录集成服务系统》,包含电子资源知识库、全国期刊联合目录、图书联合目录、定制服务 4 个板块。

例如,在《联合目录》数据库里查找哪些图书馆收藏有 *Clinical Chemistry* 杂志。在检索结果界面点击检索到的期刊名称,就可了解该期刊责任者、出版项、ISSN、版本等期刊信息,点击"查看更多馆藏信息"得到该期刊收藏馆信息,即可知,中国科学院上海生命科学信息中心收藏了本刊。

3.5.4 CALIS 联合目录公共检索系统

中国高等教育文献保障系统(China Academic Library Information System,CALIS),始建于 1997 年,目前该数据库已有书目记录 560 余万条,按语种分为中文、西文、日文和俄文 4 个数据库。该系统所含文献类型多样,数目内容丰富,囊括了各学科领域的印刷型图书、连续出版物和古籍等文献资源。

如图 3.4 所示,该检索系统提供简单检索、高级检索和古籍四部类目浏览等功能,检索功能可选择题名、责任者、主题、分类号等多个检索字段,而古籍四部类目浏览则按照经、史、子、集四部分别提供树形列表浏览。除此之外,该系统还提供检索历史、收藏夹、规范检索以及我要提问等辅助服务。

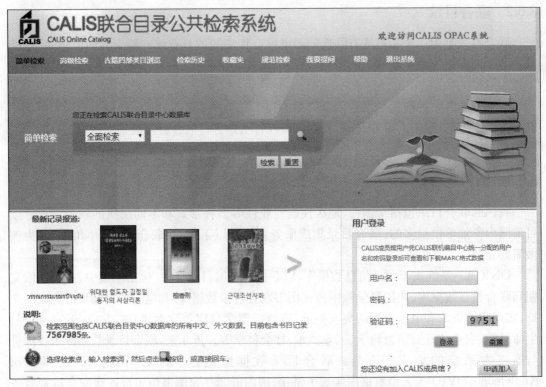

图 3.4 CALIS 联合目录公共检索系统界面

3.5.5　世界书目(OCLC WorldCat)

联机计算机图书馆中心(Online Computer Library Center,OCLC)是一个非营利组织。该组织于 1971 年联合世界各国 1 万多家 OCLC 成员馆共同创建全球联合编目数据库 WorldCat。该数据库属于事实型数据库(馆藏信息),展现世界图书馆的"集体馆藏"思想,免费向全球用户推出公众服务。WorldCat 数据库是世界上最大的图书馆联合目录,收藏内容丰富、覆盖范围广泛,拥有超过 10 000 家的成员馆,平均每 10 秒就有一个图书馆增加一条新纪录,收录了 13 亿多条目录和馆藏信息。WorldCat 主题范畴广泛,覆盖了从公元前 1000 年到现在的资料,基本上反映了世界范围内的图书馆所拥有的图书和其他资料。资料类型有图书、Web 站点和 Internet 资源、计算机程序、胶卷和幻灯片、期刊和杂志、文章,章节和论文、手稿、地图、乐谱、报纸、录音带、录像带等。

用户可通过简单检索(search)或高级检索(advanced search)进行期刊或图书的检索,检索结果界面分为两部分内容,第一部分为相关检索的导航信息,另一部分为相关检索的推送信息,用户可以点击题名,查看该文献的详细信息,并进行打印或下载。

【微信扫码】
相关资源

第4章

特种文献

4.1 认识特种文献

图书、期刊、报纸是属于公开出版发行的文献，称为常见文献。学位论文、会议文献、专利文献、标准文献、政府出版物、科技报告等。因为它们公开的形式比较特殊、传播范围有限，而且获取途径也不同于公开出版物，所以把它们称为特种文献。

特种文献是指有特定的内容和用途、出版发行渠道特殊的文献资料。它涉及的内容广泛、类型多样，是人类从事生产和科学研究的真实记录，反映了科学技术的发展水平和动态，因此具有重要的参考价值。特种文献由于其特殊的发行方式，使得它有别于一般图书和期刊的检索。检索特种文献需要首先了解特种文献的检索工具和方式。

4.2 会议文献

4.2.1 会议文献概述

会议文献是指在学术会议上宣读的论文、产生的记录及发言、论述、总结等形式的文献。许多学科中的新发现、新进展、新成就以及所提出的新研究课题和新设想，都是首先以会议文献的形式公之于众。它具有传播信息及时、主题集中、内容新颖、专业性强、质量较高等特点。

4.2.2 会议文献的类型

按出版时间的先后，会议文献可分为：会前文献、会中文献和会后文献。

① 会前文献：是指在会议之前预先印发给与会者的文献，如论文、论文摘要或论文目录；

② 会中文献：是指开会期间发给与会者的文献，主要包括会议议程、开幕词、闭幕词、讨论记录、大会提案和决议；

③ 会后文献：是指开会期间发给会议结束后正式出版的会议论文集，通常以会议录、会

议论文集、学术讨论会论文集、会议报告等多种名称出版。

4.2.3 会议文献的出版形式

会议文献主要有四种出版形式：

（1）图书

大多数会议文献是以图书形式出版，且多数以其会议名称作为书名，或另加书名，将会议名称作为副书名。

（2）期刊

有相当部分的会后文献以期刊形式出版，大都发表在有关学会、协会主办的学术刊物中。

（3）科技报告

有些会议文献以科技报告形式出版，如美国四大报告中常编入会议文献。

（4）视听资料

除了以印刷品形式出版外，有些会议还在开会期间进行录音、录像，会后以视听资料的形式出版。

4.2.4 会议文献检索工具

（1）国外会议文献检索工具

①《科技会议录索引》(Index to Scientific and Technical Proceedings, ISTP)

《科技会议录索引》是检索正式出版会议文献最权威的工具，也是世界上三大著名的检索系统之一。它由美国费城科学情报研究所编辑出版，1978年创刊，月刊。ISTP主要收录国际上著名的科技会议文献，内容覆盖所有科技领域的会议文献，包括农业和环境科学、生物化学和分子生物学、生物技术、医学、工程、计算机、化学和物理等学科。ISTP月刊版由索引部分和正文部分组成。索引有6种：类目索引、作者/编者索引、主办单位索引、会议地点索引、轮排主题索引、团体机构索引。正文部分按类目索引和会议登记号顺序排列。

②《工程索引》(The Engineering Index, EI)

EI创刊于1884年，由美国工程协会创办，美国工程信息公司出版，是国际上著名的主要收录工程技术期刊文献和会议文献的大型检索系统，主要用于检索文摘。EI出版月刊和年刊。月刊由正文文摘、作者索引和主题索引三部分构成，并附有机构名称首字母缩写表，每期收录15 000篇文摘。年刊由文摘正文、索引和附表组成。索引有五种，分别是作者索引、主题索引、作者单位索引、文摘号对照索引、工程出版物索引。附表有机构名称首字母缩写表、缩写和单位表。

（2）国内会议文献检索工具

国内会议文献的检索工具主要是《中国学术会议文献通报》和《中国社会科学学术会议通览》。

《中国学术会议文献通报》是由中国科技信息研究所、中国农业大学主办，科技文献出版社出版。它由文献通报、会议预报和会议动态等三个相互独立的部分组成，内容涉及数理科学和化学、医药卫生、农业科学、工业技术、交通运输、航空航天、环境科学及管理科学。

（3）会议文献网络检索方式

①《中国学术会议论文全文数据库》

万方数据资源系统的《中国学术会议论文全文数据库》是国内最具权威性的学术会议论文全文数据库，收录了 1998 年至今的国家一级学会在国内组织召开的全国性学术会议近 7 000 个，数据范围覆盖自然科学、工程技术、农林、医学等 27 个大类。用户可登录万方数据资源系统的首页或者已购买该库的学校图书馆中的相关接口进行会议文献的检索。

②《中国重要会议论文全文数据库》

中国知网中的《中国重要会议论文全文数据库》收录我国 2000 年以来国家二级以上学会和协会、高等院校、科研院所、学术机构等单位的论文集。产品分为十大专辑：理工 A、理工 B、理工 C、农业、医药卫生、文史哲、政治军事与法律、教育与社会科学综合、电子技术与信息科学、经济与管理。用户可直接登录中国知网的首页（http://www.cnki.net）或已购买该库的学校图书馆的接口进行相关会议文献的检索。

③ 中国学术会议在线

中国学术会议在线（http://www.meeting.edu.cn）是经教育部批准，由教育部科技发展中心主办，面向广大科技人员的科学研究与学术交流信息服务平台。它是针对当前我国学术会议资源分散、信息封闭、交流面窄的现状，利用现代信息技术手段，为用户提供学术会议信息预报、会议分类搜索、会议在线报名、会议论文征集、会议资料发布、会议视频点播、会议同步直播等服务。

④ EI Compendex Web

美国工程信息公司在继续以印刷版、联机与光盘形式出版 EI 外，也提供了网络版《工程索引》数据库 EI Compendex Web。EI Compendex Web 是目前世界上最全面的工程领域二次信息数据库。它收录了 700 多万条数据，这些数据出自 5 000 多种工程类期刊、会议论文集和技术报告。国内用户可通过清华大学图书馆的 EV 平台访问该数据库（http://www.engineeringvillage.com/home.url）。

4.3　学位论文数据库

4.3.1　学位论文相关概念

学位论文是高等院校或科研院所的毕业生在毕业前提交的学术性论文，是检验学术是否达到相应能力和水平的文献。目前我国高效或科研院所要求学生提交的学位论文有：学士学位论文、硕士学位论文、博士学位论文。但通常所说的学位论文是指学术性较强、参考价值较高的硕士学位论文和博士学位论文，不包括学士学位论文。

学位论文的特点有学术性、专业性强，原创性强，参考性强。对于攻读学位的研究生来说，学位论文可以帮助自己选题，也有利于主要研究内容及研究重点的确定；对于没有学位攻读需求的人来说，学位论文是查找具有研究深度的专业性资料的重要文献。

4.3.2　学位论文数据库检索

（1）ProQuest Dissertations & These（PQDT）（www.proquest.com/）

PQDT 是 ProQuest 公司（原 UMI 公司）出版的世界著名的博硕士论文文摘数据库（原

名 ProQuest Digital Dissertation,PQDD),主要收录欧美千余所大学自 1861 年以来的学位论文,论文数据已达 300 万篇,每周更新一次,每年新增 5.5 万多篇。学科范畴包括文、理、工、农、医等各个领域。其检索项有著者姓名、关键词、文献号等多种选择,它是检索世界范围内硕士论文和博士论文的权威核心的数据库。

目前,在其网站上提供了面向作者、院校、图书馆、研究人员和检索者的多样服务。登录方式有两种:Athens 登录,通过本地图书馆或机构登录(国内用户采用此种登录方式)。国内用户通过本地镜像站点(http://pqdt.calis.edu.cn)可查询和获取全文。该镜像站点是 2002 年起国内 ProQuest 博士论文 PDF 全文中国集团联盟的数据库服务,各高等院校、学术研究单位以及公共图书馆以共同采购的方式建立了此全文数据库,是 PQDT 数据库中部分记录的全文。凡参加 CALIS 联盟的成员图书馆皆可共享成员馆订购的资源,随着加盟馆的增多,共享资源数量也不断增长,共有 3 个服务站:CALIS、上海交大图书馆和中信所。

(2) 万方数据知识服务平台的学位论文库

万方数据知识服务平台的学位论文库(http://www.wanfangdata.com.cn/thesis)是由国家法定的学位论文收藏权威机构——中国科技信息研究所开发,收录国内各高等院校、研究生院及研究所向中国科技信息研究所提交的各个领域的硕士、博士论文。提供论文提名、论文作者、分类号、导师姓名、关键词、作者专业、授予学位、授予学位单位、出版时间等入口进行检索,还可以使用逻辑运算符进行组配检索。目前,收录了自 1980 年以来我国自然科学领域博士、博士后及硕士研究生论文,其中全文 60 余万篇,每年稳定增幅 15 余万篇。

(3) CNKI 知识网络服务平台的学位论文检索

中国优秀硕士学位论文全文数据库和中国优秀博士硕士论文全文数据库是属于 CNKI 知识网络服务平台(https://kns.cnki.net/kns8? dbcode=CDMD)的资源,是目前国内采集资源较为完备、收入质量较高、连续动态更新的学位论文全文数据库,已收录 1999 年至今全国 590 家培训单位的 37 万多篇硕士论文和全国 398 家博士培养单位的 5 万多篇博士论文。数据涉及数、理、化、天、地、生、化学化工、能源与材料、工业技术、农业、医药卫生、文、史、哲、经济政治与法律、教育与社会科学、电子技术与信息科学等学科领域。资源数量与覆盖范围仍有待提高。检索功能同 CNKI 平台其他数据库。

4.3.3 学位论文数字化项目资源

与上述商业性学位论文数据库不同,以下所介绍的项目主要是基于成员机构的共建共享,通过查询、提交和管理电子版学位论文,为科研人员提供快捷服务和开放获取服务。参见范围有全球性、地区性、国家性以及各个大学或机构等。

(1) CALIS 学位论文中心服务系统

CALIS 学位论文中心服务系统(http://etd.calis.edu.cn/)是由中国高等教育文献保障系统(CALIS)的主要建设资源之一,由全国工程文献中心——清华大学图书馆牵头组织,协调多家高校图书馆合作建设的文摘与全文数据库。该系统面向全国高校师生提供中外文学位论文检索和获取服务,内容覆盖自然科学、社会科学、医学等各个学科领域。

该系统采用 e 读搜索引擎,检索功能便捷灵活,提供简单检索和高级检索功能两种途径。可进行多字段组配检索，也可从资源类型、检索范围、时间、语种、论文来源等多角度进行限定检索。系统能够根据用户登录身份显示适合用户的检索结果，检索结果通过多种途径的方面和排序方式进行过滤、聚合和导引，并与其他类型资源相关联，方便读者快速定位所需信息。该数据库使用 IP 登录方式控制使用权限，参建单位采用共建共享的方式，通过CERNET 访问。

（2）NDLTD 学位论文库

NDLTD 学位论文库（http://www.ndltd.org/），全称为 Networked Digital Library of These and Dissertations，是由美国国家自然科学基金支持的一个网上学位论文共建共享项目，现已发展为一个国际组织。通过领导和创新，促进电子学位论文（ETD）的采集、使用、传播和保存。NDLTD 鼓励和支持高等教育及相关机构努力发展电子出版和数字图书馆，从而使他们更有效地分享知识，了解世界。该平台包含超过 100 万的电子学位论文记录，称为全球 ETD 联合目录库。

NDLTD 可提供两种搜索工具：SCIRUS 电子论文搜索和 VTLS 平台。SCIRUS 电子论文搜索是一个全面的研究工具，提供学位论文检索以及相关的学术资源访问；VTLS 平台是一个动态的搜索和发现平台，用户可以按标题和日期、选择语言和地域，格式和源机构等多途径搜索，还可以选择学科。用户可以免费获得学位论文文摘及部分全文（根据作者授权）。

NDLTD 的目标是成为电子学位论文的全球领先国际组织，促进 ETD 资源规划、标准和技术的发展。鼓励高等教育机构使用 NDLTD 资源和参与 NDLTD 活动，支持开放获取活动。目前，全球有 200 个组织和机构整体加入了 NDLTD，越来越多的机构为 NDLTD 带来更多可免费获取学位论文全文。与 ProQuest 学位论文数据库相比，NDLTD 学位论文库的主要特点首先是机构共建共享、可以免费获取；其次，由于 NDLTD 的成员馆国来自全球各地，所以覆盖的范围比较广，总体上，文摘和可获取的全文都比较少，可以作为获取国外学位论文的补充资源。

（3）台湾博硕士论文知识加值系统

台湾博硕士论文知识加值系统（http://ndltdcc.ncl.edu.tw）是中国台湾地区的学术论文共享平台。1997 年 9 月提供的 Web 版在线检索，2004 年新增电子全文功能，收录数据以台湾地区各高校的博硕士论文为主，至今有 70 余所大学院校、1 000 多个研究所的博硕士论文摘要。该系统的第三代正式更名为"台湾博硕士论文知识加值系统"。使用该系统需要注册，登录后可进行页面个性化。查询功能分为简易查询，进阶查询和浏览查询。检索结果有多种显示方式和分类，若有"电子全文"按钮可进行全文下载。该项目已经加入 NDLTD计划。

（4）其他电子学位论文搜索工具

① 中国国家图书馆博士论文库（http://mylib.nlc.cn/web/guest/boshilunwen），中国博士论文目录和摘要。

② 国家科技图书文献中心学位论文（http://www.nstl.gov.cn/resonrces.search.html?t=DegreePaper），中文和外文科技类学位论文。

4.4 专利文献

4.4.1 专利文献的相关概念

知识产权是人们对于自己智力活动创造的成果和经营管理活动中的标记、信誉依法享有的权利。知识产权主要分为文学产权和工业产权两大类。文学产权主要是指著作权,而工业产权主要指专利权和商标权。广义的专利文献包括所有与专利申请、专利审批有关的文件、资料;狭义的专利文献主要是指专利说明书。

知识产权的特征:地域性、专有性、时间性。地域性是指一件专利只能在申请的国家或地区受到保护,对其他国家和地区不发生效力;专有性是指在一定的时间和地域内,任何人不经专利权人同意不得实施其专利技术,否则就是侵权行为;时间性是指专利在一定的有效期内有效,各国专利法规定的有效期不一致,一般在 10～20 年,有效期一过,专利权自行终止。

专利说明书是发明人或申请人在向专利局申请专利时,向专利局提交的用以详细说明自己的发明内容及要求保护的技术范围的书目材料。专利说明书是一种使用性强的文献,所提供的内容清楚、完整、详尽、具体,容易实现,比一般科技文献更加实用。专利文献还具有重复报道的特点,相同内容的专利文献常存在多种语言版本,使用者在阅读专利说明书时,可以选择自己熟悉的语种,这为促进专利文献的跨国交流提供了方便。专利文献所提供的资料新颖性较一般文献更为突出。

4.4.2 专利的网上检索

(1) 国外专利信息的网上检索

① 欧洲专利局专利检索网站 Espacenet

Espacenet(http://ep.espacenet.com)由欧洲专利局及其 18 个成员国的国家专利局共同建设完成,通过互联网提供基于 Web 的网上免费专利信息数据库检索系统,满足用户快捷地查找专利信息的需要。该专利数据库检索系统由多个不同范围的数据库组合成一个综合性的网上专利信息检索平台,可提供对世界 80 多个国家专利文献信息的网上免费检索,每个国家可检索专利信息的详细程度和覆盖年限并不完全相同,有些国家、地区、组织的专利可以检索到全文。该网站提供统一的英文检索界面,至少可以得到英文专利题名或文摘,方便对不同国家、不同语种专利文献的检索,同时还提供德语、法语版界面。

② Delphion

Delphion 知识产权网(www.delphion.com/simple)源自 IBM 公司开发的知识产权网络。Delphion 支持多种检索模式,如:快速/号码检索、布尔逻辑检索、高级检索和德温号检索等。其中的快速检索为免费方式,其检索范围有限,且只能浏览专利说明书的第一页,其他一般为收费方式。

③ USPTO

美国国家专利与商标局的网上专利服务平台(www.uspto.gov),可用于检索美国授权专利和专利申请。数据库每周更新,专利类型包括:发明专利、外观设计专利、再公告专利、植物专利等。该系统检索功能强大，可进行布尔逻辑检索、高级检索、专利号检索等，还可以了解某些专利事务，如撤销专利等，还可以免费获得美国专利全文。

④ 日本专利文献网上数据库

日本专利文献网上数据库（www.ipdl.jpo.go.jp/homepg_e.ipdl）是日本专利局（JPO）的一个专利信息数据库检索系统。该系统可以供公众免费检索日本专利局数据库中的专利信息。IPDL 号称是世界上最大的工业产权信息数据库，通过该数据库可以免费获得日本专利全文。

（2）国内专利信息的网上检索

① 国家知识产权局的专利检索平台

国家知识产权局在其官方网站（www.sipo.gov.cn/zljs）上面向公众提供了免费的专利检索服务，用户可以选择专利类型，然后从专利号、名称、专利权人、分类号码等多种检索入口检测到相关的专利文件，并可浏览、下载专利说明书。

② 中国专利信息网

中国专利信息网（www.patent.com.cn）是由中国专利局检索咨询中心创建，需注册成会员后才能检索。该中国专利数据库检索系统属全文"傻瓜"型检索系统，即使用者不需接受任何培训即可应用，所有用户操作都在一个简单的对话框中完成。检索结果中包括相关专利的各著录事项及其文摘。

③ 中国知识产权网

中国知识产权网（www.cnipr.com）是由中国知识产权出版社创建维护的知识产权信息与服务网站。该网站开发了一个中外专利数据库服务平台，提供对中外发明专利、实用新型专利、外观设计专利的文摘的免费检索，付费后可查看专利法律状态信息和专利主权项，并可在线下载专利说明书全文。该系统的专利信息更新速度快，按法定工开日每周进行更新。

④ 中国期刊网的中国专利数据库

中国期刊网的中国专利数据库（https：//kns.cnki.net/kns8？dbcode＝SCOD）是中国知识基础设施工程（CNKI）的重要组成部分，免费提供自 1985 年以来中国专利文摘的网上查询。该系统的特点是继续 CNKI 统一的检索功能及特点。

⑤ 中国台湾专利数据库

中国台湾专利数据库（http：//twp.apipa.org.tw/）中包括 1950 年至今的台湾地区专利数据库。该系统检索功能强大，可进行非常复杂的检索，快速得到符合要求的检索结果，并可免费获得文摘，但必须注册。

4.5 标准文献

4.5.1 标准文献的概念

标准文献是指由技术标准、管理标准、经济标准及其他具有标准性质的类似文件所组成的一种特种文献。狭义指按规定程序制订，经公认权威机构（主管机关）批准的一整套在特定范围（领域）内必须执行的规格、规则、技术要求等规范性文献，简称标准。广义指与标准化工作有关的一切文献，包括标准形成过程中的各种档案、宣传推广标准的手册及其他出版物、揭示报道标准文献信息的目录、索引等。

标准按性质可划分为技术标准和管理标准。技术标准按内容又可分为基础标准、产品标准、方法标准、安全和环境保护标准等。管理标准按内容分为技术管理标准、生产组织标准、经济管理标准、行政管理标准、管理业务标准、工作标准等。标准按适用范围可划分为国际标准、区域性标准、国家标准、专业(部)标准和企业标准;按成熟程度可划分为法定标准、推荐标准、试行标准和标准草案等。

标准一般有如下特点:① 每个国家对于标准的制订和审批程序都有专门的规定,并有固定的代号,标准格式整齐划一;② 它是从事生产、设计、管理、产品检验、商品流通、科学研究的共同依据,在一定条件下具有某种法律效力,有一定的约束力;③ 时效性强,它只以某时间阶段的科技发展水平为基础,具有一定的陈旧性。随着经济发展和科学技术水平的提高,标准不断地进行修订、补充、替代或废止;④ 一个标准一般只解决一个问题,文字准确简练;⑤ 不同种类和级别的标准在不同范围内贯彻执行;⑥ 标准文献具有其自身的检索系统。

一件完整的标准一般应该包括以下各项标识或陈述:① 标准级别;② 分类号,通常是《国际十进分类法》(UDC)类号和各国自编的标准文献分类法的类号;③ 标准号,一般由标准代号、序号、年代号组成。如 DIN - 11911 - 79,其中 DIN 为联邦德国标准代号,11911 为序号,79 为年代号;GB1 - 73,其中 GB 是中国国家标准代号,1 为序码,73 为年代号;④ 标准名称;⑤ 标准提出单位;⑥ 审批单位;⑦ 批准年月;⑧ 实施日期;⑨ 具体内容项目。

4.5.2 标准文献的检索

(1) 国外标准信息的网上检索

① ISO Online

国际标准化组织 ISO(www.iso.org)是世界上最大的非政府标准化专门机构,在国际标准化活动中占主导地位,并制定国际标准。该网站提供关于 ISO 标准化活动的背景及最新信息,各技术委员会(TC)、分委员会(SC)的目录及活动,国际标准目录(包括各种已出版的国际标准、撤销标准和其他标准出版物),有关质量管理和质量保证的 ISO 9000 标准系列和有关环境保护、管理的 ISO 14000 标准系列,还有对其他标准化组织结构的链接及多种信息服务。

网站提供按照国际标准分类法的浏览查询,同时还提供关键词或短语、ICS 类号、文献参考号、标准的阶段代码、委员会代码等多种途径进行检索。所提供的检索结果包括相关标准的 ICS 类号、类名、标准号、标准名次、版次、页数、编码机制、价格等订购信息。检索结果可按相关性、ISO 标准号、委员会号、ICS 分类、日期或阶段代码排序。

② 美国国家标准学会 ANSI

ANSI(www.ansi.org)是美国国家标准化中心,美国各界标准化活动都围绕它进行。由它制定美国国家标准 ANSI,或将其他团体制订的专业标准经审批后作为 ANSI 标准。该网站主要提供 ANSI 的机构、标准化活动、业务等信息,而不直接提供有关标准文件的检索。要检索相关标准文件,则要通过以下两家网站进行检索:

National Standards System Network(www.nssn.org)

ANSI Eletronic Standards Store(http://webstore.ansi.org/)。

（2）中国标准信息的网上检索

① 中国标准服务网

中国标准研究中心于 1999 年建立，2001 年 4 月起向中国用户推出开放式标准服务，提供对标准信息的免费查询。中国标准服务网（www.cssn.net.cn）是目前最具权威性的标准服务网站，拥有 50 多万册的标准文件和信息资料。该网站具有如下特点：包括中国国家标准、国际标准、发达国家的标准等 15 个标准数据库，种类齐全，提供多项检索字段；所有标准数据直接从政府标准化部门或标准组织获取，确保信息的完整性和权威性；所收录的国内外标准数据更新及时，保证标准信息的时效性；在接到用户请求服务的 1～2 个工作日内，完成请求服务或对用户请求进行信息反馈，标准文本可通过复印、传真、邮寄等方式获得。

② 国际化标准管理委员会

国家标准化委员会（www.sac.gov.cn）由中国国家标准化管理委员会和 ISO/IEC 中国国家委员会秘书处主办。其宗旨是快速、准确地为社会和企业提供国内外标准化信息服务。其主页网站设有中国标准化管理、中国标准化机构、国内外标准化法律法规、国内外标准介绍、标准目录、国际标准化等 30 多个栏目。其中标准目录包括中国国家标准目录、中国国家建筑标准目录、中国国家标准样品目录、备案的中国行业标准目录、备案的中国地方标准目录、国际标准目录、国外先进标准目录等。提供标准号、中文标题、英文标题、中标分类、国际分类、采用关系、被代替标准等检索入口，并提供专门的强制性国家标准检索。

③ 中国标准咨询网

中国标准咨询网（www.chinastandard.com.cn）是中国首家标准全文网站，由北京中工技术开发公司、北京世纪超星电子有限公司等单位联合建立。内设国际标准查询，发布有关国家质量认证工作的法令、法规和政策方面的信息。报道国内质量认证的动态监督，企业质量认证的开展，为企业提供质量认证信息的咨询服务。对标准数据库的检索可按中文标准名称、发布日期、发布单位、实施日期、中文标准文献分类号、标准号等字段检索。

上述标准信息检索网站大部分提供免费检索，有的则需要经过注册。一般免费检索所获得的只是标准的书目著录信息。

4.6　政府出版物

4.6.1　政府出版物的概念

政府出版物又称"官方出版物"，是有官方性质，并由政府部门及其专门机构，根据国家的命令出版的文献资料。其内容比较广泛，大致包括：行政性文献（如法令、条约、统计资料等）和科技文献（如研究报告、技术政策等）两大类。根据 1958 年联合国教科文组织召开的"有关各国之间交换官方出版物和政府文献"会议规定，官方出版物包括下列几种：议会文献；中央、联邦及地方政府的各种行政方面的出版物及报告；全国性目录；国家编纂的各种手册、工具书；法律及司法部门、法院判例以及其他有关出版物等。在各种政府出版物中，有的在未列入政府出版物前已经发表过，有的是初次发表。政府出版物是了解各国政治、经济、科学技术等情况的一种重要资料，应注意收集和利用。

4.6.2 政府出版物的检索

（1）国际组织机构信息的网上检索

① Official Web Site Locator for the UN System of Organizations（www. unsystem. org）

与联合国及其各部门机构为代表的主要国际组织，如：联合国教科文组织、联合国粮农组织、联合国开发计划署、世界银行、国际货币基金组织等都有各自的网站，用户如在工作、科研及业务发展中需要了解相应机构的有关信息，可直接访问相应的网站。本网站作为联合国系统机构站点检索目录。通过本目录，可以按照各机构名称的字母顺序，或机构的专业分类查找各专门机构网站地址，获得与该机构网站的链接。本网站还对机构网站上常被访问的信息内容如会议日程、时间表、图书馆及文献服务、新闻稿等设了目录和主题索引。除主要收录联合国机构外，还包括与联合国相关的其他国际组织的网站信息。

② 联合国官网

联合国官网（www.cn.org 或 www.un.org/zh/）由联合国公共信息部门建设和维护。该网站提供联合国的基本信息包括联合国概况、主要下属机关、联合国日常议题、联合国新闻、会议日程等，该网站同时提供联合国的电台、电视录像和照片等多媒体文件。

③ Dag Hammarskjold Library（DHL）

DHL（www.un.org/Dept/dhl）是联合国高度专业化的图书馆，主要从事联合国出版物及各类文献的收藏、管理服务。在其网页上介绍了它所提供的各类服务及检索工具。联合国书目信息系统网络版的检索范围主要始于 1979 年，同时也在不断加入回溯目录。另外，网络版也提供 6 个联合国官方语言（阿拉伯文、中文、英文、法文、俄文和西班牙文）的全文文件链接。其中包括自 1946 年以来，大会、经社理事会和安理会通过决议的全文。可提供简单关键词检索、复杂关键词检索和浏览检索。同时，还提供对表决记录和会议发言的检索。

因联合国作为一个庞大的文献出版机构，在其 50 多年的活动历史中生产、出版了成千上万的各类文献（研究报告、会议记录、决议、政府函件等）。其出版物数量众多，内容主要涉及国际政治、国际经济、贸易及裁军、环境、人权、国际法、维和等。联合国出版物与文献的查找与获取主要通过分布在世界 141 个国家的 372 个储藏图书馆。这些储藏图书馆可以免费获得完整的联合国出版物，并有义务向公众免费提供有关文献服务。要查找这些贮藏图书馆的信息，可以点击 DHL 的网页中的"联合国图书馆研究门户"项获得一个全球贮藏图书馆的目录页，进而按国家查找。

（2）国外政府信息的网上检索

在全球政府网站建设中，居于国际领先地位有美国、英国、澳大利亚、加拿大、新加坡等。这些国家和地区的政府网站在发展建设过程中共同遵循一个原则，就是用户需求为中心，以实用性为原则，为用户提供个性化、人性化的服务。各个国家和地区都积极探索政府网站的服务模式，促进服务理念不断创新、政府资源不断开发、服务主体不断扩展、服务内容不断优化，在社会管理和公共服务上取得了良好的实效，同时也引导了国际政府网站建设发展的趋势。

① USA.gov

USA.gov 于 2000 年 9 月开通，旨在加速政府对公众需要的反馈，减少中间工作环节，让美国公众能更快捷、方便地了解政府，并能在同一个政府网站内得到所有与日常生活密切相关的信息，甚至是完成竞标合同、向政府申请贷款等电子化服务。本网站作为美国联邦政府信息的官方门户网站，可检索到所有在线的政府信息，以及美联邦政府、州政府、地区政府、部落以及国际机构提供的服务。其搜索是通过较常用的搜索引擎在联邦政府和州政府的页面中进行检索，支持简单检索和高级检索两种检索方式。

② NTIS

美国政府四大科技报告（PB、AD、NASA、DOE）一直受到我国自然科学、工程技术领域研究人员的重视。该网站为研究人员提供了检索、利用美国政府科技报告的便捷方法和途径。NTIS 作为收集、管理和销售美国政府及其机构生产的科学、技术、工程以及相关的商业信息资料的核心机构，收藏和提供了近 300 万件各种形式的信息产品，包括印刷型出版物、磁盘、光盘和声像资料及联机信息等。网站提供按学科分类导航服务，同时对其最大的收藏——科技报告提供免费检索。可以进行关键词检索，输出的检索结果包含文献的详细信息并可排序，同时提供联机订购服务。

③ GPO Access

GPO（Government Printing Office）统管美国政府出版物发行的机构，同时负责编辑、出版目录、提供检索、咨询等服务。GPO Access 是该机构推出的一项网上服务，通过该网络可使网络用户免费检索联邦政府各机构生产出的大量具有参考价值的官方出版物和其他信息产品，包括 1 500 多个联邦政府数据库。

（3）中国政府信息的网上检索

中国的政府上网工程自 20 世纪 90 年代末期启动以来已经取得重大的进展，目前几乎所有国家级的政府机构及各地方政府都开通了相关的网站。现在相当多的政府部门通过网站发布政策、公告、新闻等信息。政府日常办公事务与网站相关服务结合紧密。面对丰富的网上政府信息，要进行准确的检索需要借助相关检索工具。目前专业提供我国政府信息检索服务的平台或专业搜索引擎还比较少，除了直接查询各级政府门户网站外，一般还可以利用一些综合性的搜索引擎（如百度等）来检索有关政府的各种动态新闻、国家重大政策、法规的变动等信息。还有许多综合性网络信息门户（如搜狐、新浪等）的分类导航体系中均有相关类目，提供对政府与国家机构网络资源的分类链接。

① 中华人民共和国中央人民政府门户网站

中华人民共和国中央人民政府门户网站（www.gov.cn）于 2006 年 1 月 1 日正式开通。中国政府网作为我国电子政务建设的重要组成部分，是政府面向社会的窗口，是公众与政府互动的渠道，对于促进政务公开、推进依法行政、接受公共监督、改进行政管理、全面履行政府职能都具有重要意义。中国政府网是国务院和国务院各部门，以及各省、自治区、直辖市人民政府在国际互联网上发布政府信息和提供在线服务的综合平台。中国政府网现开通"今日中国、中国概况、国家机构、政府机构、法律法规、工作动态、公文公报、政务互动、政务建设、人事任免、新闻发布、部门服务"等栏目，面向社会提供政务信息和与政府业务相关的服务，逐步实现政府与企业、公民的互动交流。用户可通过其导航系统浏览、查找政府机构网站索引或按地域查询政府网站。

② 地方各级政府门户网

在中央政府上网工程的推动下，全国各省市级直至县级政府纷纷推出政府门户，为广大用户及时了解国家政策、查询数据、交流信息提供了便捷的通道。随着电子政务向纵深发展,我国政务网站应用越来越实,特色越来越鲜明,新的信息技术的应用日益广泛。例如:北京市政府的"首都之窗"(www.beijing.gov.cn),上海市政府的"中国上海"(www.shanghai.gov.cn),西藏自治区(www.xizang.gov.cn)等。

经过十多年的发展与完善,我国政府网站的体系已基本形成,政府网站正从建设为主的阶段进入到以深化应用为主的新阶段。即从原来的以政府自我服务为主转向以公共服务为主,意味着政府网站服务对象和用户需求的多元化。2011 年中国政府网站绩效评估结果显示,中国政府网站民生服务资源整合不断加强,财政预算等信息公开力度加大,新技术应用不断加强,政府网站建设从内容导向逐步走向服务导向,政府网站建设不断完善。同时,信息公开体系不断完善,逐渐延伸覆盖公共企事业单位和基层政府。目前,中国政府网站重点向公共企事业单位和基层政府延伸,建立了公共企事业单位和基层信息公开目录,更好地满足公众、企业的实际需求。整体重视整合教育、医疗、交通、社保、公用事业等领域服务资源,提升网站民生服务能力。不少政府网站加强投诉建议、征集调查、在线访谈机制建设,并不断探索创新,通过多渠道进行"网络问政",倾听民意,加强对网络虚拟社会的舆情引导。新技术的应用拓展也有利于电子政务的推广,政务博客、微博、信息无障碍建设、基于移动终端的移动客户端,整合提供多项实用化服务。

尽管如此,中国政府网站的服务能力和管理水平仍需提高。主要问题包括信息和服务覆盖面不够广,实用性、有效性有待提升。

4.7　科技报告

4.7.1　科技报告概述

科技报告是对科学技术研究结果的报告或研究进展的记录。它可以是研究成果的总结,也可以是科技进展情况的实际记录。许多最新的研究成果,尤其是尖端科学的最新探索往往出现在科技报告中。

目前,美、俄罗斯、英、法、德、日等国每年都会发表大量的科技报告。例如:美国政府的四大报告、英国航空委员会(ARC)报告、英国原子能局(UKAEA)报告、法国原子能委员会(CEA)报告、德国航空研究所(DVR)报告,以及一些科研单位和大专院校不定期连续出版的"著作集""学术札记"等。

我国科研成果的统一登记和报告工作,是从 1963 年正式开展的,凡是有了科研成果的单位,都要按照规定及时处理,按照程序上报、登记。中华人民共和国科学技术部根据调查情况发表科技成果公报和出版研究成果报告。截至 1965 年 7 月底,《科学技术研究报告》已出至 1616 号。1971 年 11 月起,这套研究报告继续由中国科技情报所出版,报告名称统一改为《科学技术研究成果报告》,分为机密、秘密、绝密 3 个保密级别,由内部控制使用。我国出版的这套研究成果报告内容十分广泛,是一种较为正规的、代表了我国科技水平的科技报告。

科技报告的主要特点有:

① 内容新颖、翔实专深。科技报告的内容可以是基础理论研究或者工程技术,但涉及

的一般是尖端科学的最新研究成果,创新性强,具有前瞻性。并且,科技报告的内容非常详尽、具体,注重详细记载科研记录的全过程,因此,其中既反映了研究的成功经验,又有失败经验教训,一般都附有大量的数据、图表和事实资料等。

② 出版形式多样。科技报告出版的形式有报告、札记、备忘录、论文和译文等,并且一般无固定出版周期。

③ 质量高。科技报告所报道的内容一般必须经过有关主管部门的审核与鉴定,具有较好的成熟性、可靠性。

④ 主要由政府机构资助。大多数科技报告都与政府的研究活动、国防及尖端科学技术领域有关,提出者一般都是政府的相关机构,而研究主体一般都是大学、企业或者政府的附属科研机构,研究过程在资金上受到政府机构的资助。因此,科技报告的发行范围一般受到政府机构的控制,往往只在一定的范围内公开或半公开发行。

科技报告可从不同的角度进行分类:

① 按技术内容划分,科技报告可分为:技术报告,是指公开发行的出版物,内容比较完整,一般为科研成果的技术总结报告;技术札记,是指科研过程中的临时记录和小结,一般为编写技术报告的素材;技术论文,是指准备在学术会议或论文期刊上发表的论文,一般用单篇论文形式出版;技术备忘录,是指仅供专业或机构内部人员之间沟通信息所用的资料;技术通报,是指对外公布的内容较为成熟的摘要性文献;合同户报告,是指合同户与接受资助单位在科研、试制、生产过程中编写的成果资料、进展报告、年度报告、总结报告等。

② 按报告所反映的研究进度,可分为:初期报告、进展报告、状况报告、中间报告、年度报告、终结报告等。

③ 按报告的流通范围,可划分为:保密报告,包括绝密、机密、秘密等三种,属于国家机密,公众难于得到;非常限制发行报告,或称内部报告,在一定范围内发行,数量有限;解密报告,秘密报告或限制报告经过一段时间后解除限制,成为公开的科技报告,轻易获得;公开报告,也称非密报告,是可直接获得的一种科技报告。

④ 按报告的性质,可划分为:正式报告、非正式报告、试验报告、交流报告、专题报告、经济报告、评估报告、生产报告等。

4.7.2　科技报告检索工具

科技报告传播研究的成果速度较快,注重报道进行中的科研工作。大多数科技报告都涉及国家部署、支持的尖端科学技术研究项目,有生产技术方面的,也有基础理论方面的,所报道的研究成果一般必须经过主管部门组织有关单位审查鉴定,可靠性和成熟性较高。所以说,科技报告是一种非常重要的信息来源。据统计,科技人员对科技报告的需要量,约占全部文献需要量的10%到20%。特别是在那些发展迅速、竞争激烈的高科技领域,人们对科技报告的需要量更大。但由于其机构分散、种类繁多、出版目的不尽相同等,科技报告一般难于收集,不便掌握。

(1) 国外科技报告检索工具

世界上著名的科技报告是美国的四大报告:PB(Publication Board)、AD(ASTIA Documents)、NASA(National Aeronautics and Space Administration)、DOE(Department of Energy)。

(2) 国内科技报告检索工具

① 《科学技术研究成果公报》

由原国家科委科技成果管理办公室编辑,科技文献出版社出版。1963 年创刊,月刊,1966 年停刊,1981 年 5 月复刊。它以简单形式报道经国家科委登记公布的国家重大科技成果,通过各部门、各地方的重大科技成果授奖项目。每期内容分五大类:农业、林业;工业、交通及环境科学;医学、卫生;基础科学;其他。著录内容包括科技成果名称、登记号、分类号、部门或地方编码、基层编号及密级、完成单位及主要人员、工作起止时间、推荐部门、文摘内容。本工具书分类编排,每年最后一期附有公布项目总索引,以满足人们按分类途径进行回溯性检索的需要。

② 《中国国防科技报告通报与索引》

中国国防科技信息中心编辑,国防科工委情报研究所主办,原名《国防科技资料目录》,月刊。报道国防科工委情报研究所收藏的中文国防科研、实验、生产和作战训练中产生并经过加工整理的科技报告和有关科技资料。近几年也以数据库的形式对外提供检索服务。

③ 《中国机械工业科技成果通报》

由原机械工业部科技信息研究所主办,报道内容包括:基础理论研究成果、科研成果、新产品研制成果、软科学成果、专利成果等,按类编排。

(3) 科技报告网络检索方式

① 查找美国四大科技报告的网络检索方式

A. 国内镜像站点

收藏和报道美国四大科技报告的是 NTIS 数据库。我国已有多家图书馆和文献信息机构购买了 NTIS 网络版文摘数据库。因此,对于国内用户来说,最为常用和方便的是通过国内图书馆的镜像站点来检索美国四大科技报告。目前,用户可以通过设在清华大学的《剑桥科学文摘》中国镜像站点(http://csa.tsinghua.edu.cn)及美国《工程索引》(Engineering Index,EI)中国镜像站点来进行网站检索。

B. 国家科技图书馆文献中心

用户通过登录国家科技图书文献中心的网站(http://www.nstl.gov.cn/index.html),可免费检索 NTIS 数据库,不过只能查找题名、作者、报告号、馆藏号、摘要等信息,不能获取原文。

C. NTIS

NTIS(http://www.ntis.gov)报道的科技报告主要是美国的四大报告,另外包括美国农业部、教育部、环保局、健康与人类服务部、住房与城市部等的科技报告;同时收录世界其他许多国家的一些国际组织报告。通过该网站可以检索自 1990 年以来的文献记录,但只提供包括题目、作者、主题词等信息,无文摘。用户只有缴费后才能看到文摘。

② 查找国内科技报告的网络检索方式

A. 万方数据资源系统的《中国科技成果数据库》

《中国科技成果数据库》是国家科技部指定的新技术、新成果数据库。其收录范围包括新技术、新产品、新工艺、新材料、新设计,涉及自然科学的各个学科领域。该数据库已成为我国最具权威的技术成果宝库,并且能及时更新,目前共收录 49 万余条记录。如果用户所在单位购买了万方数据资源系统的《中国科技成果数据库》的使用权,可通过其所在单位的相关接口来对该数据库进行检索,如果没有购买,则需要首先支付一定的费用,获取用户名和密码后,登录进行检索。

B. 中国科技查新网

中国科技查新网中《中国科技成果数据库》始建于 1986 年,是国家科技部指定的新技术、新成果查新数据库。数据主要来源于历年各省、市、部委鉴定后上报国家科技部的科技成果及星火科技成果。其收录范围有新技术、新产品、新工艺、新材料、新设计,涉及化工、生物、医药、机械、电子、农林、能源、轻纺、建筑、交通等十几个专业领域。

【微信扫码】
相关资源

第5章

中文数据库

在科技迅猛发展的今天，网络数据库已成为教学、科研、医疗不可缺少的重要工具之一。尤其是专业数据库，以其特有的优势，为广大科研人员在选择科研课题、进行科技成果查新及科技论文写作、了解相关学科发展等方面提供了极大的方便，发挥了不可替代的作用。

目前，我们常用的综合型中文文献数据库主要有中国生物医学文献服务系统（SinoMed）、中国知网全文数据库、万方数据资源系统检索、读秀中文学术搜索等文献数据库。这些数据库的资源都包含医药卫生及相关学科信息。

5.1 中国生物医学文献服务系统（SinoMed）

5.1.1 SinoMed 概述

中国生物医学文献服务系统（SinoMed）由中国医学科学院医学信息研究所开发研制，2008 年首次上线服务，整合了中国生物医学文献数据库（CBM）、中国生物医学引文数据库（CBMCI）、西文生物医学文献数据库（WBM）、北京协和医学院博硕学位论文库等多种资源，是集文献检索、引文检索、开放获取、原文传递及个性化服务于一体的生物医学中外文整合文献服务系统。

SinoMed 涵盖资源丰富、专业性强，能全面、快速地反映国内外生物医学领域研究的新进展，学科范围广泛，年代跨度大，更新及时。

中国生物医学文献数据库（CBM）：收录 1978 年至今国内出版的生物医学学术期刊 2 900 余种，其中 2019 年在版期刊 1 890 余种，文献题录总量 1 080 余万篇。全部题录均进行主题标引、分类标引，同时对作者、作者机构、发表期刊、所涉基金等进行规范化加工处理；2019 年起，新增标识 2015 年以来发表文献的通讯作者，全面整合中文 DOI（数字对象唯一标识符）链接信息，以更好地支持文献发现与全文在线获取。

中国生物医学引文数据库（CBMCI）：收录 1989 年以来中国生物医学学术期刊文献的原始引文 2 000 余万篇，经归一化处理后，引文总量达 640 余万篇。所有期刊文献引文与其原始文献题录关联，以更好地支持多维度引文检索与引证分析。

西文生物医学文献数据库(WBM):收录世界各国出版的重要生物医学期刊文献题录2 900余万篇,其中协和馆藏期刊6 300余种,免费期刊2 600余种;年代跨度大,部分期刊可回溯至创刊年,全面体现协和医学院图书馆悠久丰厚的历史馆藏。

北京协和医学院博硕学位论文库(PUMCD):收录1981年以来北京协和医学院培养的博士、硕士学位论文全文,涉及医学、药学各专业领域及其他相关专业,内容前沿丰富。

中国医学科普文献数据库(CPM):收录1989年以来近百种国内出版的医学科普期刊,文献总量达43万余篇,重点突显养生保健、心理健康、生殖健康、运动健身、医学美容、婚姻家庭、食品营养等与医学健康有关的内容。

5.1.2 SinoMed 检索方式与技巧

1. 检索规则

(1)布尔逻辑检索

中国生物医学文献数据库常用的逻辑运算符有3种:"AND"(逻辑与)、"OR"(逻辑或)和"NOT"(逻辑非)。三者间的优先级顺序为:NOT>AND>OR。加括号可以改变优先运算顺序,圆括号中的检索式最先运算。

(2)截词检索

中国生物医学文献数据库允许使用单字通配符"?"和任意通配符"%"进行截词(通配)检索。每个单字通配符"?"替代任何一个字符,如检索式"血?动力",可检索出含有以下字符串的文献:血液动力、血流动力等。任意通配符(%)替代任意一个字符。如检索式"肝炎%疫苗",可检索出含有以下字符串的文献:肝炎疫苗、肝炎病毒基因疫苗、肝炎减毒活疫苗、肝炎灭活疫苗。

(3)模糊检索/精确检索

模糊检索也称包含检索,即在返回的检索结果中命中的字符串包含输入的检索词。模糊检索能够扩大检索范围,提高查全率。如果无特殊说明,中国生物医学文献数据库中默认进行的是模糊检索。精确检索是检索结果中命中的字符串等同于检索词的一种检索,适用于关键词、主题词、特征词、分类号、作者、第一作者、刊名、期字段。

(4)短语检索

又称强制检索,对检索词用半角双引号进行标识,中国生物医学文献数据库将其作为不可分割的词组、短语在数据库的指定字段进行检索。便于检索含"-""()"等特殊符号的词语,如"β-内酰胺"。

2. 检索方法

按检索资源不同,可分为多资源的跨库检索和仅在某一资源(中文文献、西文文献、博硕论文或科普文献)的单库检索,均支持快速检索、高级检索、主题检索和分类检索。同时,将智能检索、精确检索、限定检索、过滤筛选等功能融入相关检索过程中。

(1)跨库检索

进入SinoMed,首先呈现的是跨库检索。跨库检索能同时在SinoMed平台集成的所有资源库进行检索。

首页的检索输入框即是跨库快速检索框,其右侧是跨库检索的高级检索,点击后进入跨库高级检索(图 5.1)。

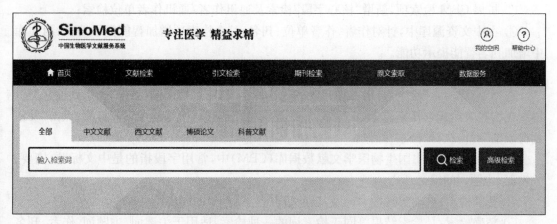

图 5.1 跨库高级检索界面

(2) 快速检索与智能检索

快速检索默认在常用字段内执行检索,且集成了智能检索功能,让您的检索过程更简单,检索结果更全面。输入多个检索词时,词间用空格分隔,默认为"AND"逻辑组配关系(图 5.2)。

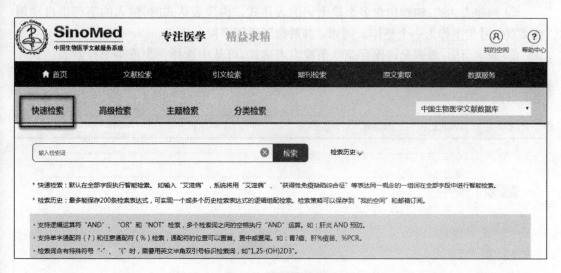

图 5.2 快速检索界面

注:需要将多个英文单词作为一个检索词时,或者检索词含有特殊符号"—""("时,需要用英文半角双引号标识检索词,如"hepatitis B virus""1,25—(OH)2D3"。

(3) 高级检索

高级检索支持多个检索入口、多个检索词之间的逻辑组配检索,方便用户构建复杂检索表达式。

高级检索主要新增功能有:

① 检索表达式实时显示编辑以及可直接发送至"检索历史";

② 构建检索表达式每次可允许输入多个检索词功能;

③ 扩展 CBM 检索项,新增"核心字段"检索及通讯作者/通讯作者单位检索;

④ 在中文资源库中,针对作者、作者单位、刊名、基金检索项增加智能提示功能;西文库中增加刊名智能提示功能。

检索步骤:

选择"高级检索"检索入口,在构建表达式选择字段,输入检索词,点击"发送到检索框";继续在构建表达式选择字段,输入检索词,在逻辑组配选择框中选择逻辑算符后,点击"发送到检索框"后再执行"检索"操作。

① 常用字段:在中国生物医学文献数据库(CBM)中,常用字段指的是中文标题、摘要、关键词、主题词的组合。

② 智能检索:自动实现检索词及其同义词(含主题词)的同步扩展检索。

③ 精确检索:是检索结果等同于检索词的一种检索,适用于关键词、主题词、作者、刊名等字段。例如,"马明"[作者]。

④ 限定检索:限定检索把年代、来源语种、文献类型、年龄组、性别、对象类型、其他等常用限定条件整合到一起,用于对检索结果的进一步限定,可减少二次检索操作,提高检索效率。一旦设置了限定条件,除非用户取消限定条件,否则在用户的检索过程中,限定条件一直有效。

⑤ 构建表达式:构建包含多个检索词的表达式。构建表达式时,输入的字符串自动用英文双引号包围作为一个整体。例如,"肺肿瘤"[常用字段]。

⑥ 检索历史:最多允许保存 200 条检索表达式,可从中选择一个或多个检索表达式并用逻辑运算符"AND""OR"和"NOT"组成更恰当的检索策略。检索策略可以保存到"我的空间"(图 5.3)。

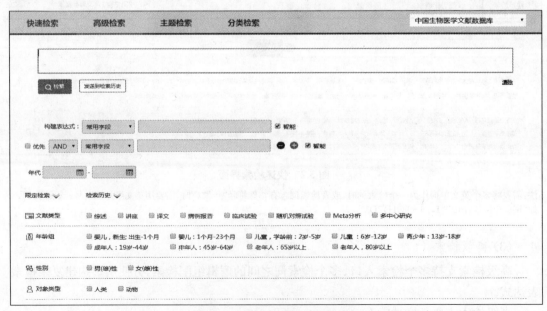

图 5.3　SinoMed 高级检索界面

（4）主题检索

主题检索是基于主题概念检索文献，支持多个主题词同时检索，有利于提高查全率和查准率。通过选择合适的副主题词，设置是否加权（即加权检索）、是否扩展（即扩展检索），可使检索结果更符合要求。

输入检索词后，系统将在《医学主题词表（MeSH）》中文译本及《中国中医药学主题词表》中查找对应的中文主题词。也可通过"主题导航"，浏览主题词树查找所需要的主题词。

检索步骤：选择"中文主题词"或"英文主题词"检索入口，输入检索词，点击"查找"按钮；在主题词列表中浏览选择主题词；在主题词详细信息界面，浏览主题词注释信息和树形结构。选择是否扩展检索、加权检索、组配副主题词以及副主题词扩展检索等选项；点击"主题检索"按钮执行检索（图 5.4）。

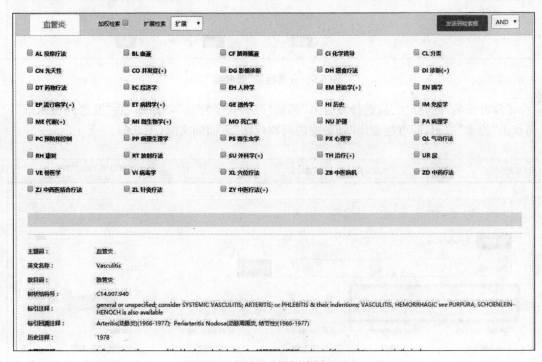

图 5.4　主题词匹配副主题词界面

（5）分类检索

分类检索是从文献所属的学科角度进行查找，支持多个类目同时检索，能提高检索效果。可用类名查找或分类导航定位具体类目，通过选择是否扩展、是否复分，使检索结果更符合您的需求。

如在 CBM 的"分类检索"中查找"肺肿瘤的药物疗法"方面的文献。您可以进行如下操作。

第一步，在 CBM 分类检索页面的检索框中输入"肺肿瘤"后点击"查找"，在列出的所有分类名中查找"肺肿瘤"，点击分类名"肺肿瘤"（图 5.5）。

第二步，在分类词注释详细页面，显示了该分类可组配的复分号、详细解释和所在的树形结构。可以根据检索需要，选择是否"扩展检索"。

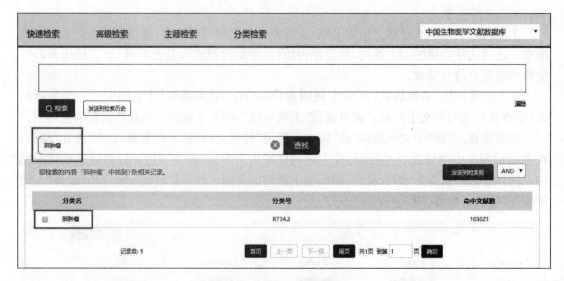

图 5.5　分类检索"肺肿瘤"

　　"肺肿瘤的药物疗法"应选择复分号"药物疗法、化学疗法","添加"后"发送到检索框",再点击"检索"按钮,即可检索出"肺肿瘤的药物疗法"方面的文献(图 5.6)。

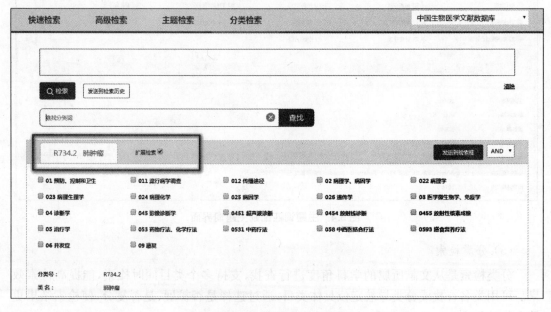

图 5.6　分类"肺肿瘤"扩展检索

　　(6) 限定检索

　　限定检索把文献类型、年龄组、性别、对象类型、其他等常用限定条件整合到一起,用于对检索结果的进一步限定,可减少二次检索操作,提高检索效率。一旦设置了限定条件,除非用户取消,否则在该用户的检索过程中,限定条件一直有效。限定检索功能集成在"高级检索"选项,点击"高级检索"下拉菜单即可使用限定功能(图 5.7)。

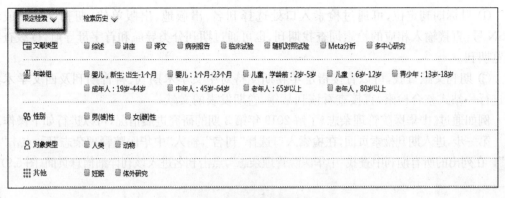

图 5.7 限定检索界面

（7）引文检索

引文检索支持从被引文献题名、主题、作者/第一作者、出处、机构/第一机构、资助基金等途径查找引文，帮助用户了解感兴趣的科研成果等在生物医学领域的引用情况，针对被引文献作者、机构、出处、资助基金检索项增加智能提示功能。同时，支持发表年代、施引年代的限定检索，亦支持对检索结果从发表时间、期刊、作者、机构、期刊类型维度做进一步聚类筛选。

如以检索"中国人民解放军总医院于 2007—2012 年间发表文献的被引用情况"为例。只需进行如下操作：

进入引文检索页面，检索入口选择"被引文献机构"，输入"人民解放军"，在弹出的提示框中选择"中国人民解放军总医院〔北京〕"，在发表年代处选择"2007"和"2012"，点击"检索"，即可查看到所需结果（图 5.8）。

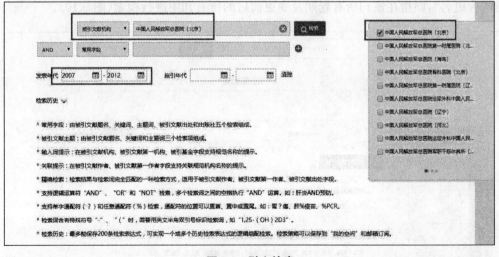

图 5.8 引文检索

（8）期刊检索

在科研工作中，人们所关注的焦点常常是某种或几种期刊。可以通过 SinoMed 来查找焦点期刊上发表的关于某课题和领域方面的论文，提高文献命中率，缩短检索时间。一般通过两个步骤可实现：

① 目标期刊定位,可通过检索入口处选择刊名、出版地、出版单位、期刊主题词或者 ISSN 号,直接输入相应的检索词查找期刊,也可通过期刊分类导航和首字母导航,逐级查找浏览期刊。

② 期刊文献查找,可以直接指定年卷期支持对中文学术期刊、科普期刊及西文学术期刊进行一站式整合检索,直接查看该刊某年、卷期发表的文献。

例如通过《中华医院管理杂志》了解 2019 年第 3 期的研究进展情况,可以进行如下操作。

第一步,进入期刊检索页面,在检索入口选择"刊名",输入"中华医院管理杂志"后,点击"查找"。在列出的所有期刊中查找"中华医院管理杂志",点击刊名进入该刊详细信息页面(图 5.9)。

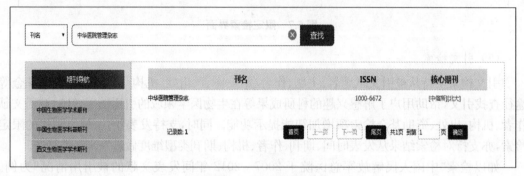

图 5.9　期刊检索界面

第二步,期刊详细信息页面,在左侧"收录汇总"中点击"2019 年"右侧的展开标识,选择第"3"期,右侧即呈现出"中华医院管理杂志"2019 年第 3 期的文献。

注:"在本刊中检索"输入框中输入文字,即在该刊限定卷期内查找特定内容的文献。若勾选"含更名",则指在该刊所有卷期及变更前后的所有刊中进行检索(图 5.10)。

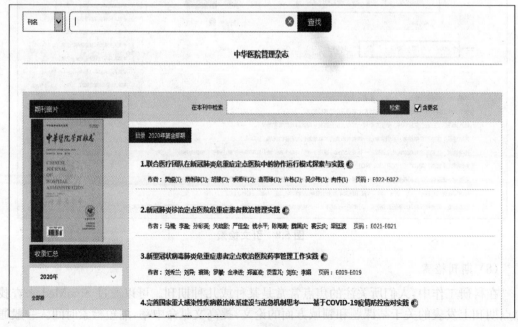

图 5.10　期刊检索

5.2 中国知网

5.2.1 中国知网概述

1. 数据库资源

中国知网(CNKI)是目前全球最大的中文数据库,涵盖的资源丰富,主要类型有:研究型的资源有期刊、学位论文、会议论文、专利、国标行标、项目成果、国家法律、地方法规、案例、年鉴、报纸、数据、图谱,学习型的资源有各种字词典、各种互译词典、专业百科、专业辞典、术语,阅读型的资源有文学、艺术作品与评论、文化生活期刊。

CNKI 平台资源按文献类型分为 11 个总库:中国学术文献网络出版总库、国际学术文献数据总库、中国经济信息文献总库、中国高等教育文献总库、中国精品科普文献总库、中国精品文化文献总库、中国精品文艺作品总库、中国党建文献总库、中国政报公报文献总库及工具书与知识元总库。在文献总库的基础上,针对各类行业用户,可提供 6 个知识仓库:中国基础教育知识仓库、中国医院知识仓库、中国城市规划知识仓库、中国建筑知识仓库、中国农业知识仓库及中国法律知识仓库。每个总库、知识仓库都有各自独立的检索平台,平台中显示各自相关的子总库、子数据库资源,提供基于这些资源的统一导航和统一检索功能。例如,《中国学术文献网络出版总库》提供了符合学术文献特征的一系列检索方式,《中国法律知识仓库》则提供符合法律信息特征的相关检索方式。

CNKI 的主要数据库资源包括以下 5 个。

(1) 中国学术期刊网络出版总库

中国学术期刊网络出版总库(CAJD)是目前世界上最大的、连续动态更新的中国期刊全文数据库之一,收录国内出版的 7 600 多种学术期刊,其中核心期刊、重要评价性数据库来源期刊近 2 700 种,全文文献总量 2 900 多万篇。该库覆盖的学科包括自然科学、工程技术信息科学、农业、医学文学理论历史、哲学、经济政治、法律教育、社会科学等。根据学科划分和用户对文献使用习惯,将数据库中的文献分为 10 个专辑,每专辑下分为 168 个专题。

(2) 中国博士学位论文全文数据库

中国博士学位论文全文数据库(CDFD)是目前国内相关资源最完备、高质量、连续动态更新的中国博士学位论文全文数据库。收录 1999 年至今全国 420 家博士培养单位的博士学位论文,全文文献 12 万多篇,也收录部分 1999 年以前的学位论文。该库所收录文献的学科也分为 10 个专辑,每个专辑下分为 168 个专题。

(3) 中国优秀硕士学位论文全文数据库

中国优秀硕士学位论文全文数据库(CMFD)是目前国内相关资源最完备、高质量、连续动态更新的中国硕士学位论文全文数据库。收录 1999 年至今全国 652 家硕士培养单位的优秀硕士学位论文,全文文献 95 万多篇,也收录部分 1999 年以前的学位论文。

(4) 中国重要会议论文全文数据库

中国重要会议论文全文数据库(CPCD)收录国家二级以上学会协会、研究会、科研院所及政府举办的重要学术会议、高校重要学术会议、在国内召开的国际会议上发表的文献。1999年至今,累计收录文献131多万篇。

(5) 其他数据库

其他数据库还包括中国重要报纸全文数据库、中国专利全文数据库、中国年鉴网络出版总库、国家科技成果数据库、中国标准数据库、国外专利数据库及国外标准数据库等。

2. 资源特点

① 中外文资源品种完整,分类科学,覆盖所有学科,满足学校科研教学等各方面工作的需要。

② 外文题录资源合法授权,资源来源渠道稳定可靠。

③ 合作的资源经过了标准化加工,实现了和CNKI资源的统一整合。

④ 不同类型的文献资源整合,实现资源的价值互补。

⑤ 外文资源的检索结果直接链接到原文下载页面,实现资源发现的目的。

5.2.2 中国知网检索方式与技巧

1. 简单一框式检索

选择数据库(默认为文献,文献为跨库。包括期刊、博硕士、国内重要会议、国际会议、报纸和年鉴)以及检索字段,在检索框中直接输入检索词,点击"检索"按钮进行检索(图5.11)。

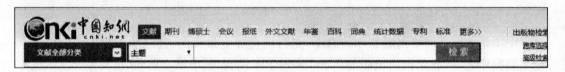

图 5.11 直接检索

2. 高级检索

前面介绍的属于一框式的检索,对于需要专业检索和组合检索的用户可以进入高级检索模式进行检索。在检索的首页中,选择要检索的库,再点击"高级检索"。直接进入高级检索页面,这里以"文献"高级检索为例(图5.12)。

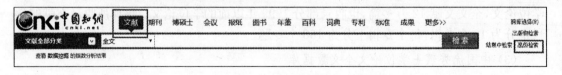

图 5.12 一框式页面

点击"高级检索",进入高级检索(分为多个检索,不同的数据库则检索种类不同)页面(图5.13)。

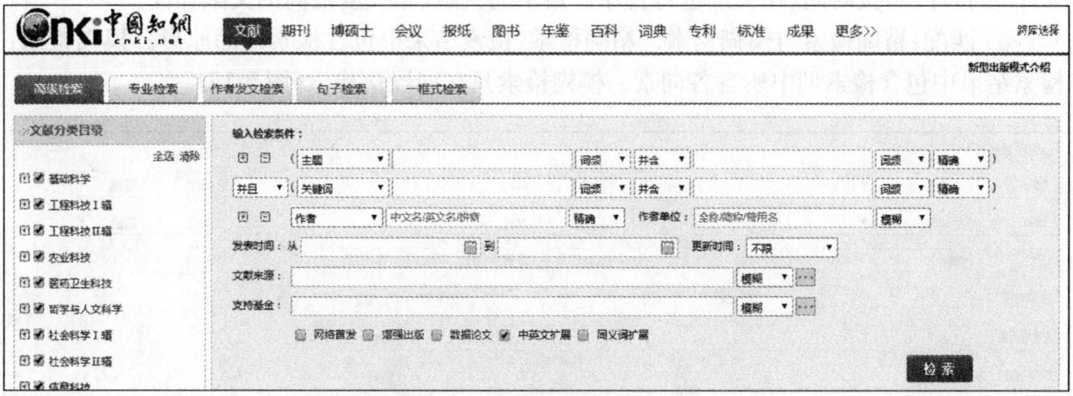

图 5.13 高级检索页

(1) 检索

进入高级检索之后，默认为"主题检索"（跨库则默认"高级检索"）（图 5.14）。

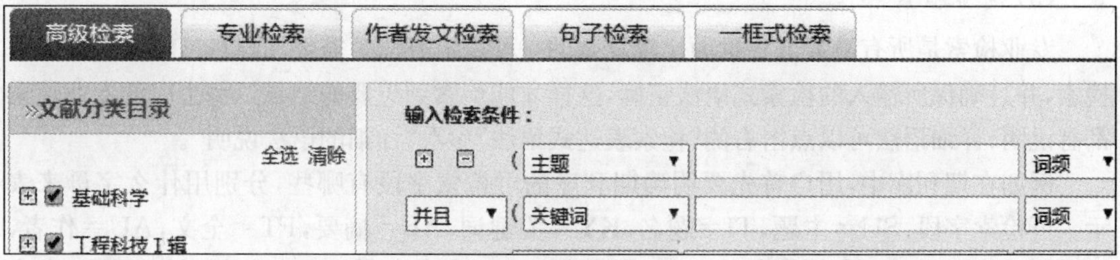

图 5.14 文献高级检索

检索功能实现了简单的组合检索，适合大多数用户使用。图中"＋"和"－"按钮，用来添加或者减少检索条件，可以选择年限和期刊的来源类别进行组合检索，同时也提供了精确和模糊的选项，满足用户的需求。

(2) 高级检索

使用者可进行更细致的搜索。

① 逻辑：所有检索项按"并且""或者""不包含"等三种逻辑关系进行组合检索，这三种逻辑关系的优先级相同，即按先后顺序进行组合。

② 检索项：检索项是动态显示的；检索项中下拉列表的名称是从所选数据库的检索点中汇集的共性检索点，选择不同数量的数据库，下拉列表中所显示的检索项名称有可能不同；检索项名称在下拉列表中显示。

③ 词频：指检索词在相应检索项中出现的频次。词频为空，表示至少出现 1 次，如果为数字，例如 3，则表示至少出现 3 次。以此类推。

④ 关系：指同一检索项中两个检索词间的关系，可选择"＋"（或者）、"－"（不包含）、"＊"（并且）逻辑运算以及同句、同段等关系。

⑤ 检索词：在 CNKI 数据库中，题名、关键词、摘要、参考文献、全文等检索项按词检索；在其他数据库中，有可能按字进行检索。

⑥ 排序：可按时间、相关度进行排序。最早的文献、相关度最高的文献在前。

⑦ 匹配：精确检索与模糊检索。精确检索：检索结果中包含检索词的原形。模糊检索：检索结果中包含检索词中所含各词素。模糊检索只在同段落检索（图5.15）。

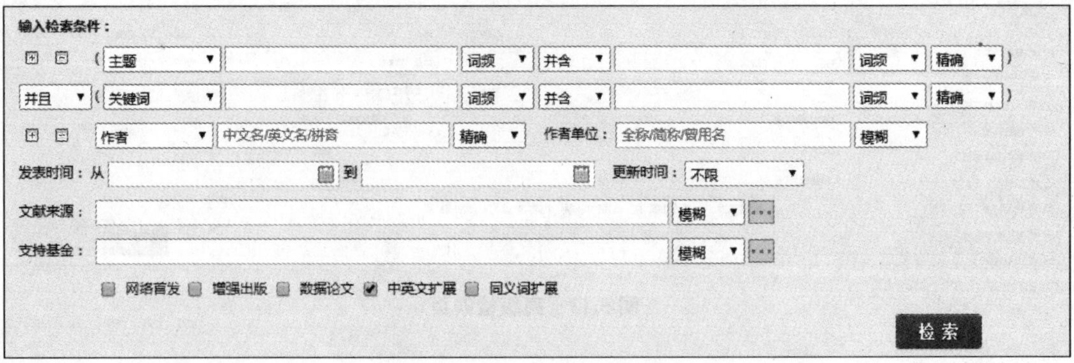

图5.15 文献高级检索界面

（3）专业检索

专业检索是所有检索方式里面比较复杂的一种检索方法。需要用户自己输入检索式来检索，并且确保所输入的检索式语法正确，这样才能检索到想要的结果。每个库的专业检索都有说明，详细语法可以点击右侧"检索表达式语法"参看"详细的语法说明"。

例如在期刊库中，用户首先要明确期刊库的可检索字段有哪些，分别用什么字母来表示。可检索字段：SU＝主题，TI＝题名，KY＝关键词，AB＝摘要，FT＝全文，AU＝作者，FI＝第一作者，AF＝作者单位，JN＝期刊名称，RF＝参考文献，RT＝更新时间，PT＝发表时间，YE＝期刊年，FU＝基金，CLC＝中图分类号，SN＝ISSN，CN＝CN号，CF＝被引频次，SI＝SCI收录刊，EI＝EI收录刊，HX＝核心期刊。这样，如果需要检索主题是"图像处理"且含有"图像分割"的期刊文献，那用户需要在下图的检索框中输入"SU＝'图像处理'*'图像分割'"即可查询相关文献（图5.16）。

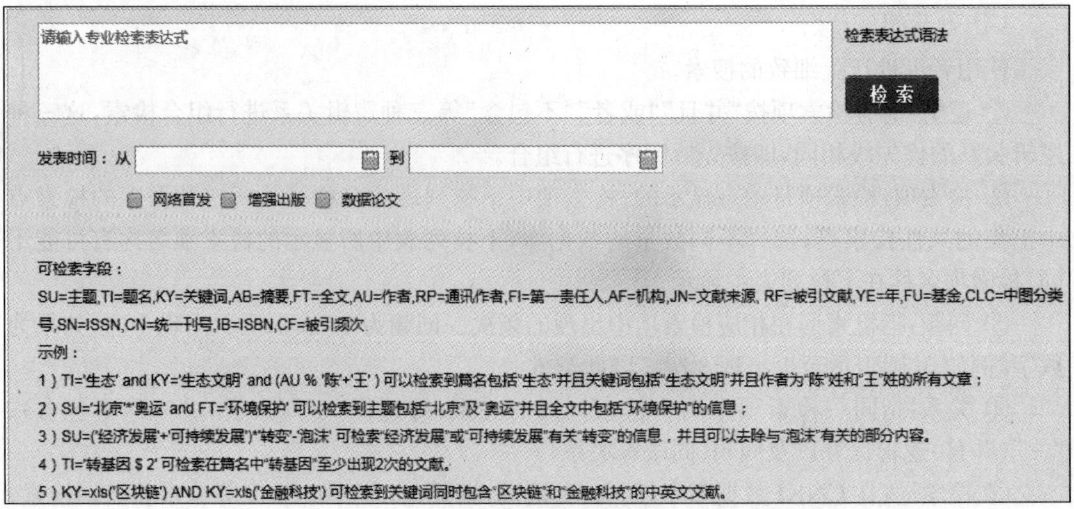

图5.16 专业检索

（4）作者发文检索

作者发文检索用于检索某作者的发表文献，检索非常简单，只要用户输入相应作者姓名、单位即可。可以点击"＋"和"－"按钮增加删除检索条件（图5.17）。

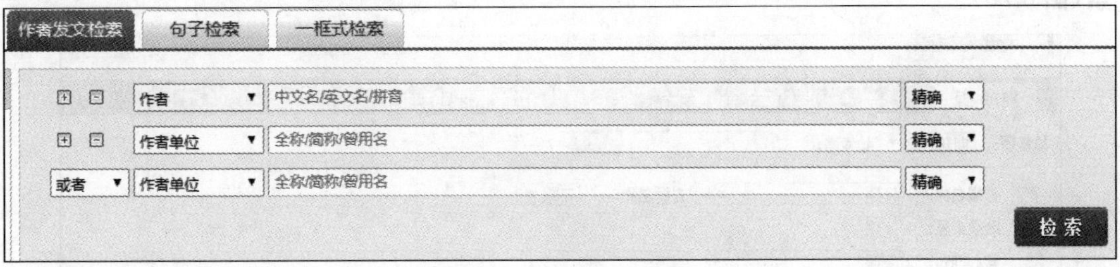

图 5.17 作者发文检索

（5）科研基金检索

科研基金检索用于检索某基金发表的文献。选择基金，然后点击"搜索"按钮（图5.18）。

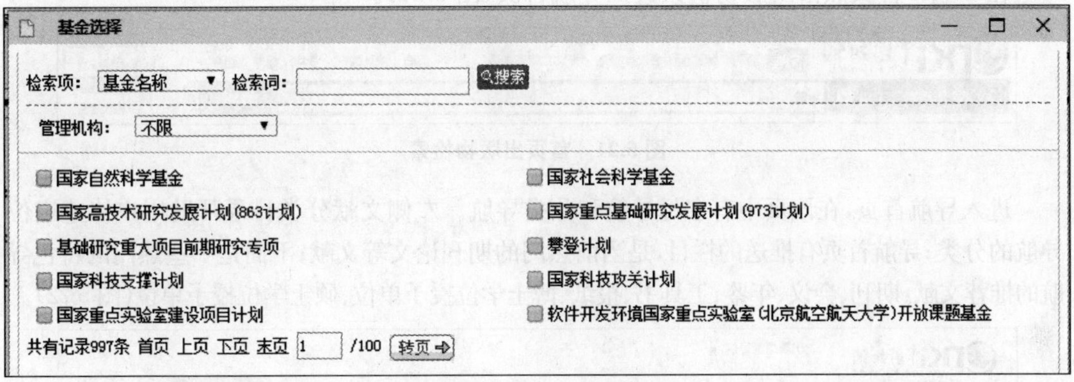

图 5.18 科研基金检索

（6）句子检索

句子检索用来检索文献正文中所包含的某一句话，或者某一个词组等文献，可以点击"＋"和"－"按钮，在同一句或者同一段中检索（图5.19）。

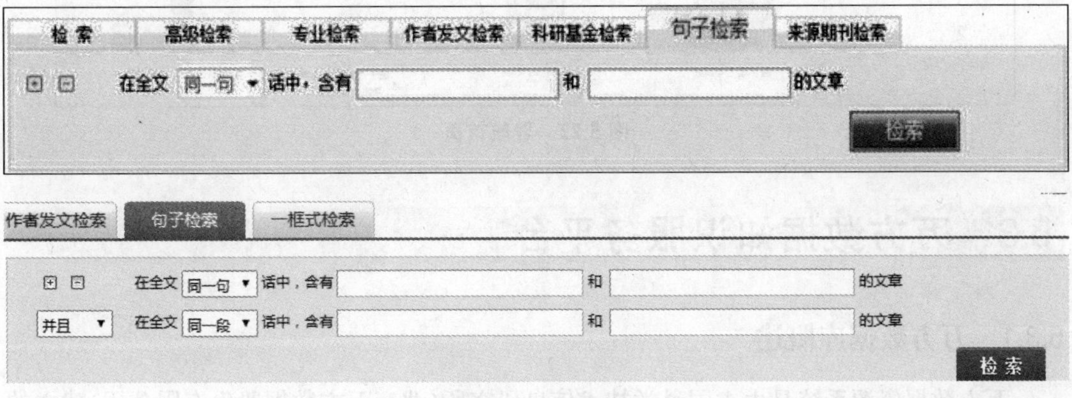

图 5.19 句子检索

（7）文献来源检索

文献来源主要来自期刊数据库针对想了解文献来源的用户，检索某个期刊的文献，包括文献期刊的来源类别，期刊名称、年限等进行组合检索。点击文献来源右侧更多选项即可检索（图 5.20）。

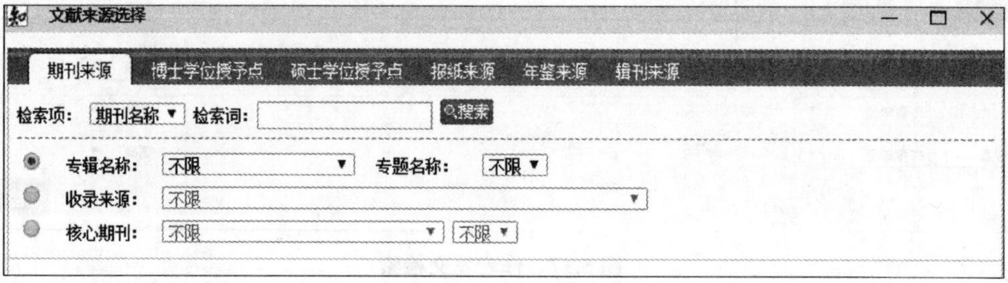

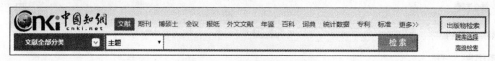

图 5.20　文献来源检索

（8）出版物检索

在 CNKI 首页点击出版物检索进入导航首页（图 5.21）。

图 5.21　首页出版物检索

进入导航首页，在该页中有字母导航和分类导航。左侧文献分类目录帮助用户快速定位导航的分类；导航首页有推送的栏目，是当前热门的期刊论文等文献；下面是一些热门的特色导航的推荐文献：期刊、会议、年鉴、工具书、报纸、博士学位授予单位、硕士学位授予单位（图 5.22）。

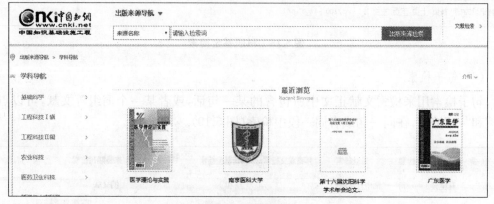

图 5.22　导航首页

5.3　万方数据知识服务平台

5.3.1　万方数据库概述

万方数据资源系统是由中国科学技术信息研究所（北京万方数据股份有限公司）建立的

国内大规模的综合信息数据库系统,整合数亿条全球优质学术资源,具有很高的参考价值和检索价值。它是建立在因特网上的大型科技、商务信息平台,内容涉及自然科学和社会科学各大专业领域。通过万方数据资源系统可以检索到的资源类型主要包括:学术期刊、学位论文、会议论文、专利技术、中外标准、科技成果、政策法规等。

中国学术期刊数据库(China Online Journals,COJ),收录始于 1998 年,包含 8 000 余种期刊,其中包含各类核心来源期刊 3 300 种,年增 300 万篇,周更新 2 次,涵盖自然科学、工程技术、医药卫生、农业科学、哲学政法、社会科学、科教文艺等各个学科。

中国学位论文全文数据库(China Dissertations Database),收录始于 1980 年,年增 30 余万篇。精选相关单位近几年来的博硕论文,涵盖自然科学、数理化、天文、地球、生物、医药、卫生、工业技术、航空、环境、社会科学、人文地理等各学科领域,充分展示了中国研究生教育的庞大阵容。

中国学术会议文献数据库(China Conference Proceedings Database),会议资源包括中文会议和外文会议,中文会议收录始于 1982 年,年收集约 3 000 个重要学术会议,年增 20 万篇论文,每月更新。外文会议主要来源于 NSTL 外文文献数据库,收录了 1985 年以来世界各主要学协会、出版机构出版的学术会议论文共计 766 万篇全文(部分文献有少量回溯),每年增加论文约 20 余万篇,每月更新。

中外专利数据库(Wanfang Patent Database,WFPD)收录始于 1985 年,目前共收录中国专利 2 200 万余条,国外专利 8 000 万余条,年增 200 万条,收录范围涉及 11 国 2 组织,其中 11 国为:中国、美国、澳大利亚、加拿大、瑞士、德国、法国、英国、日本、韩国、俄罗斯;2 组织为:世界专利组织、欧洲专利局。

中外科技报告数据库包括中文科技报告和外文科技报告。中文科技报告收录始于 1966 年,源于中华人民共和国科学技术部,共计 2.6 万余份。外文科技报告收录始于 1958 年,涵盖美国政府四大科技报告(AD、DE、NASA、PB),共计 110 万余份。

中国科技成果数据库(China Scientific & Technological Achievements Database)收录了自 1978 年以来国家和地方主要科技计划、科技奖励成果,以及企业、高等院校和科研院所等单位的科技成果信息,涵盖新技术、新产品、新工艺、新材料、新设计等众多学科领域,共计 90 余万项。数据库每两月更新一次,年新增数据 1 万条以上。

中外标准数据库(China Standards Database)收录了所有中国国家标准(GB)、中国行业标准(HB)以及中外标准题录摘要数据,共计 200 余万条记录,其中中国国家标准全文数据内容来源于中国质检出版社,中国行业标准全文数据收录了机械、建材、地震、通信标准以及由中国质检出版社授权的部分行业标准,中外标准题录摘要数据内容来源于浙江标准化研究院。

中国法律法规数据库(China Laws & Regulations Database),收录始于 1949 年,涵盖国家法律法规、行政法规、地方法规、国际条约及惯例、司法解释、合同范本等,权威、专业。每月更新,年新增量不低于 8 万条。

地方志,简称"方志",即按一定体例,全面记载某一时期某一地域的自然、社会、政治、经济、文化等方面情况或特定事项的书籍文献。通常按年代分为新方志、旧方志,新方志收录始于 1949 年,共计 4.7 万册,旧方志收录为新中国成立之前,8 600 余种,10 万多卷。

万方视频是以科技、教育、文化为主要内容的学术视频知识服务系统,现已推出高校课程、会议报告、考试辅导、医学实践、管理讲座、科普视频、高清海外纪录片等适合各类人群使用的精品视频。截至目前,已收录视频 3.3 万余部,近 100 万分钟。

5.3.2 万方数据库检索方式与技巧

万方数据知识服务平台网址为 http://www.wanfangdata.com.cn,网站主页如图 5.23 所示。

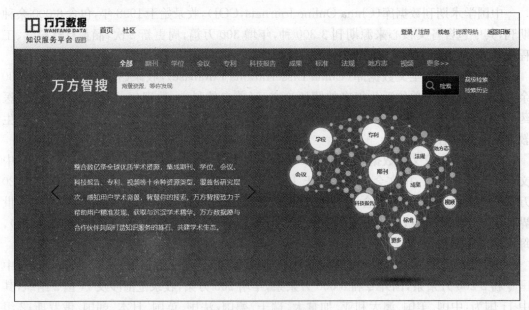

图 5.23 万方网站主页

1. 登录

（1）访客浏览

在任何有网络的地方,只要登录万方数据库网站即可检索,但是只能看到索引与摘要等数据,无法阅读全文和下载全文。

（2）账号登录

通过账号密码方式访问所购买的资源。

（3）IP 登录

适用于购买万方数据库的单位,通过单位内部网络,如校园网即可访问所在学校订购的资源,当身处外网环境中,也可通过 VPN 软件,连接至学校内网,使用数据库。

2. 检索方式

万方数据知识服务平台提供有简单检索、高级检索、专业检索三种检索模式,用户既可以同时检索多个数据库,也可以只选择单个数据库进行检索或浏览。

（1）简单检索

为用户提供一个方便易用、组配灵活的检索入口,适合所有用户使用,在首页的检索框中,直接输入检索词或布尔逻辑检索式,在检索框上方选择数据库（系统默认的检索范围为"学术论文",包括期刊、学位、会议等所有数据库;如果用户只检索期刊文献,点选"期刊"即可）,点击"检索"按钮,系统显示检索结果（图 5.24）。

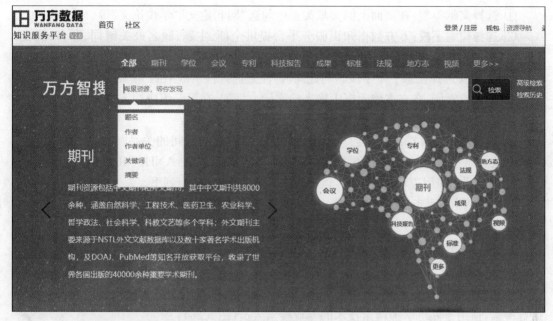

图 5.24 简单搜索

（2）高级检索

在首页点击"高级检索"，进入高级检索服务平台，在窗口的上方，用户可以进行文献类型（或数据库）的选择限定。该检索模式提供了分栏式检索词输入方式，并可选择检索字段、匹配条件（模糊或精确）及逻辑运算关系，还可以进行检索年代限定和检索信息的同义词、下位词拓展进行智能检索。检索词输入框默认为三组，可以通过点击"＋"或"－"号来添加或删除检索行，最多可增加至六组（图 5.25）。具体操作步骤如下。

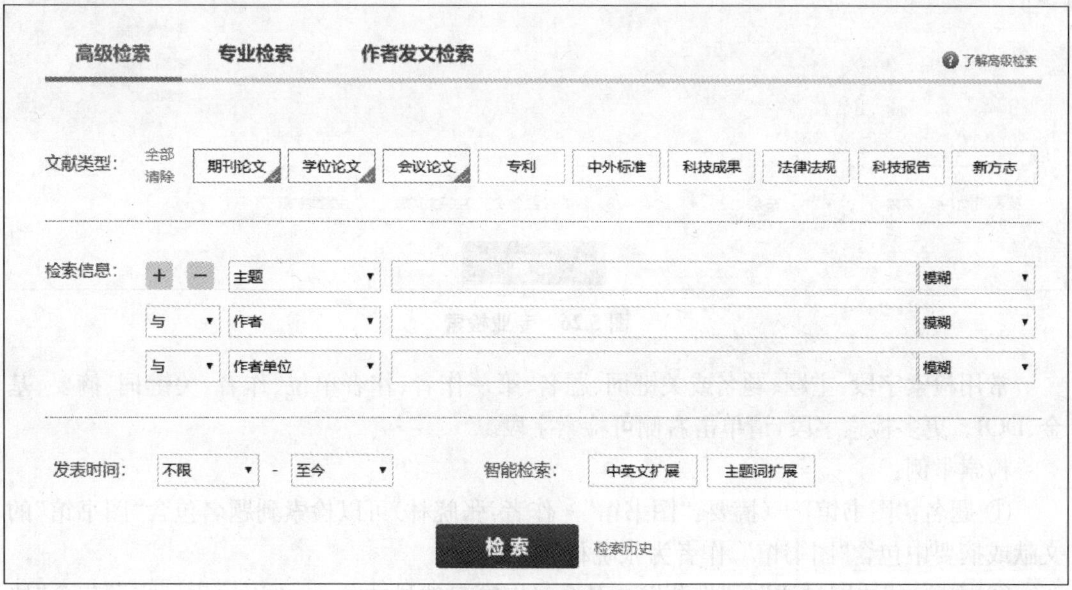

高级检索	专业检索	作者发文检索						❓ 了解高级检索

文献类型： 全部 清除 ｜ 期刊论文 ｜ 学位论文 ｜ 会议论文 ｜ 专利 ｜ 中外标准 ｜ 科技成果 ｜ 法律法规 ｜ 科技报告 ｜ 新方志

检索信息： ＋ － ｜ 主题 ▼ ｜ ＿＿＿＿＿ ｜ 模糊 ▼

　　　　　 与 ▼ ｜ 作者 ▼ ｜ ＿＿＿＿＿ ｜ 模糊 ▼

　　　　　 与 ▼ ｜ 作者单位 ▼ ｜ ＿＿＿＿＿ ｜ 模糊 ▼

发表时间： 不限 ▼ － 至今 ▼ 　　　 智能检索： 中英文扩展 ｜ 主题词扩展

检索 检索历史

图 5.25 高级检索

① 选择文献类型:在页面上侧文献类型中勾选"期刊论文""学位论文"等。

② 选择检索字段:万方数据知识服务平台提供全部、主题、题名或关键词、题名、摘要、创作者等 22 个检索字段,其中主题字段是题名、关键词、摘要的组合。点击检索项的下拉列表,可根据需要选择任意一个字段。与此同时,注意选择检索框中的"模糊"或"精确"限定。

③ 输入检索词:在文本输入框中输入检索词。例如,在第一组中输入"糖尿病肾病",在第二组中输入"诊断"。

④ 选择逻辑运算符:逻辑运算符用于确定两个检索词之间的关系。选项有"与""或""非"。还可以直接输入布尔逻辑检索式,逻辑运算符可以是 AND、OR、NOT,也可以是"＊""＋""－"。使用逻辑运算符时,运算顺序为从左到右、从上到下。

⑤ 选择年限:点击年限下拉列表,按需要选择检索年限并根据需要勾选是否需要智能检索。

⑥ 执行检索:当所有的检索信息都填写完毕后,点击"检索"按钮即可进行检索。

(3) 专业检索

比高级检索功能更加强大,但需要用户根据系统的检索语法组织检索式输入检索框中进行检索,适用于熟练掌握检索技术的专业检索人员(图 5.26)。

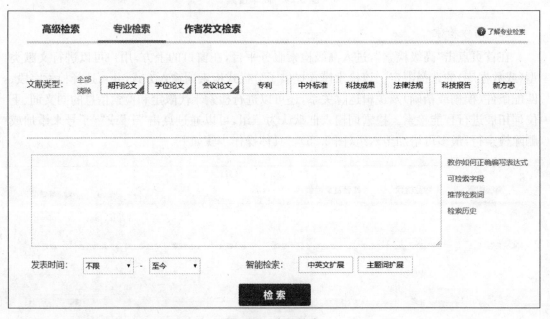

图 5.26　专业检索

常用检索字段:主题、题名或关键词、题名、第一作者、作者单位、作者、关键词、摘要、基金、DOI。更多检索字段,请单击右侧可检索字段。

检索举例:

① 题名:"图书馆"＋(摘要:"图书馆"＊作者:张晓林)可以检索到题名包含"图书馆"的文献或摘要中包含"图书馆"、作者为张晓林的文献。

② 主题:("协同过滤"＊"推荐")＊基金:(国家自然科学基金)可以检索到主题包含"协同过滤"和"推荐"和基金是"国家自然科学基金"的文献。

3. 期刊检索与浏览

打开万方数据知识服务平台首页,单击"期刊"标签,进入期刊数据库检索界面,如图 5.27 所示。

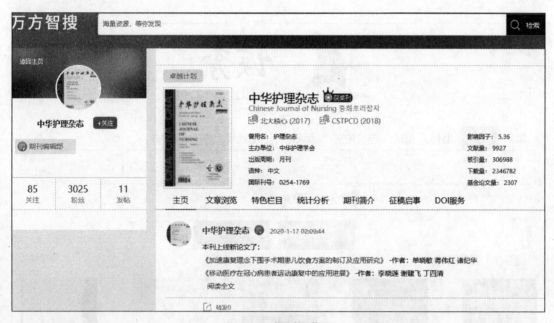

图 5.27 期刊概览页

(1) 论文检索

输入检索词或检索式,点击"搜论文"按钮。

(2) 期刊检索

在检索框中输入期刊刊名(或者刊名部分词)或者 ISSN 号,点击"搜期刊"按钮即可查找到相应的期刊信息。此外,系统还提供有本周更新期刊、期刊学科分类和刊名首字母浏览期刊。或在"学科分类"中选择某个学科一级类别(如医药卫生),展开后再选择二级类别(如临床医学),在右边将显示该学科的所有期刊信息。单击期刊名称链接,进入期刊概览页,主要包括期刊简介区、文章浏览、统计分析区、特色栏目及征稿启事(图 5.27)。

① 期刊简介区:介绍期刊名称、出版周期及刊物简介等信息。

② 文章浏览(检索区):可以按期数浏览期刊,也可以根据题名、作者进行刊内检索。

③ 统计分析区:发文趋势、被引趋势、影响因子、学科分布、研究主题等分析。

5.4 读秀

5.4.1 读秀学术搜索概述

读秀学术搜索(网址为 http://www.duxiu.com)是由北京超星信息技术发展有限公

司开发的一个由海量图书、期刊、报纸、会议论文、学位论文等文献资源组成的庞大的知识系统,其以278万种书目信息、210万种图书原文、8亿页中文资料为基础,为读者提供深入图书内容的目录和全文检索,文献试读,以及通过E-mail获取文献资源。如图5.28所示。

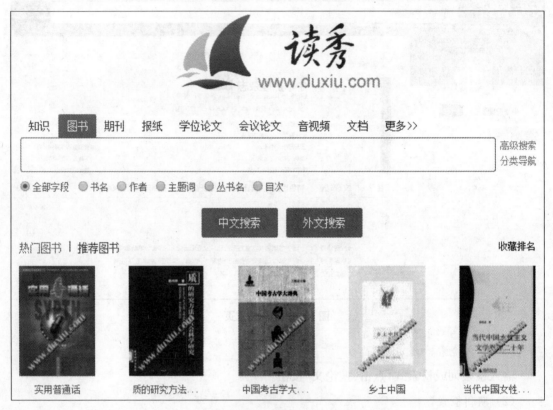

图5.28 读秀网站首页

读秀学术搜索具有以下特点:

① 海量学术资源库读秀学术搜索(中文)提供全文检索、图书、期刊、报纸、学位论文、会议论文等15个主要搜索频道,读者通过读秀学术搜索(中文),能够获得关于检索点的非常全面的学术资料,避免了反复收集和检索的困扰。

② 读秀是基于全文检索的搜索引擎,读秀学术搜索除提供书名、出版社、出版日期、ISBN号等基本图书信息外,还提供了书名页、版权页、前言页、目录页以及部分正文的原文试读,更加全面深度地揭示图书内容,展示更为直观。

③ 整合馆藏学术资源读秀学术搜索将检索结果与馆藏各种资源库对接,读者检索任意一个知识点,都可以直接获取图书馆内与其相关的纸质图书、电子图书全文、期刊论文等,不需要再对各种资源逐一检索查找。

④ 读秀提供了二次检索功能,支持多个词的同时使用(中间用半角空格分开)。并且读秀在检索结果页面左侧提供了聚类功能,可以根据年代、学科等对结果进行聚类选择。

⑤ 文献传递服务通过读秀提供的文献传递服务,直接将相关学术资料送到读者邮箱,

使读者零距离获取珍稀学术资源。

5.4.2 读秀检索方式与技巧

1. 知识检索

知识检索是利用收割元数据的方式，基于知识和知识组织，融合知识处理和多媒体信息处理等多种方法与技术，针对信息检索中存在的语义性较差、智能性较低、知识性较弱等现状提出的一种基于语义和知识关联，运用知识处理技术和知识组织技术，实现对海量中文图书信息查询语义化、智能化的一种信息检索方式。可通过如下方式完成知识检索。

输入检索关键词选择知识标签，在检索文本框中输入关键词，单击"中文搜索"按钮，将在海量的图书数据资源中，围绕该关键词深入到图书的每一页资料中进行信息深度查找。为方便快速找到需要的结果，建议使用多个关键词或较长的关键词共同进行检索。单击"外文搜索"按钮，则自动进入外文期刊栏目进行检索。

特定年份内检索：在知识标签下检索时，在关键词后加上"time：时间"，用于命中某年出版的资料。例如，"糖尿病 time：2019"，检索结果为 2019 年的资料。如图 5.29 所示。

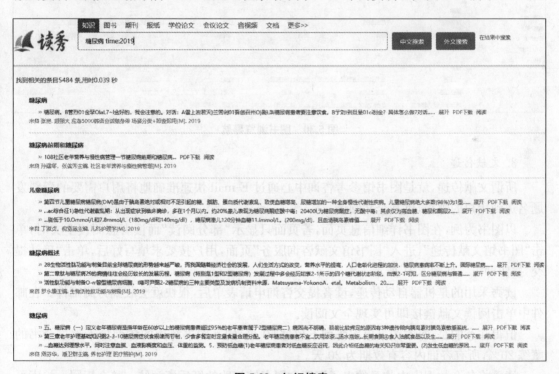

图 5.29　知识搜索

2. 图书检索

（1）查找图书

① 通过"分类导航""热门图书"等入口浏览图书。用户根据需要单击任一入口，可在列表中浏览图书，如图 5.30 所示。

② 通过检索查找图书。在检索文本框中输入关键词,关键词可定位到全部字段、书名、作者或主题词中,然后单击"中文搜索"按钮,将在海量的图书数据资源中进行查找。

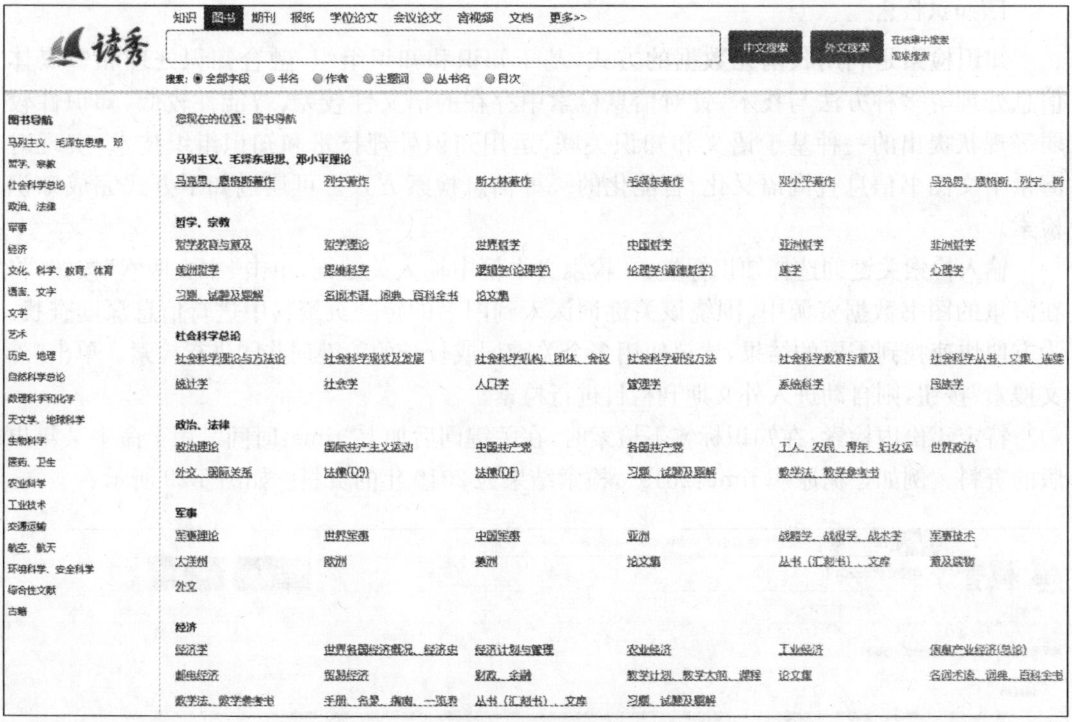

图 5.30　图书浏览导航

3. 文献传递

所谓文献传递,就是图书馆参考咨询中心通过 E-mail 快速准确地将用户需要的资料发题名送到用户的邮箱,供其全文阅读。

以图书为例,在图书详细信息页面,若页面只显示"部分阅读"而读者想阅读全文时,单击"图书馆文献传递",进入"图书馆文献咨询服务"页面,用户按要求填写好后,单击"确认提交"按钮即可。如图 5.31 所示。

读秀采用的是机器自动传递,读者提交咨询申请表单后,很快就会收到订阅邮件。在邮件中单击阅读文献链接即可实现全文阅读。

值得注意的是,每本图书单次咨询不超过 50 页,同一图书每周的咨询量不超过全书的藏练 20%,所有咨询内容有效期为 20 天。

读秀将各个数据库中收录的电子资源和图书馆订购的纸质资源统一整合于同一检索平台,提供学科知识的导航,多种文献类型和多个数据库的整合检索和获取目标信息的一站式服务,利用文献传递服务可以弥补馆藏文献资源的不足,借助网络环境实现了信息资源的有效利用和共享。

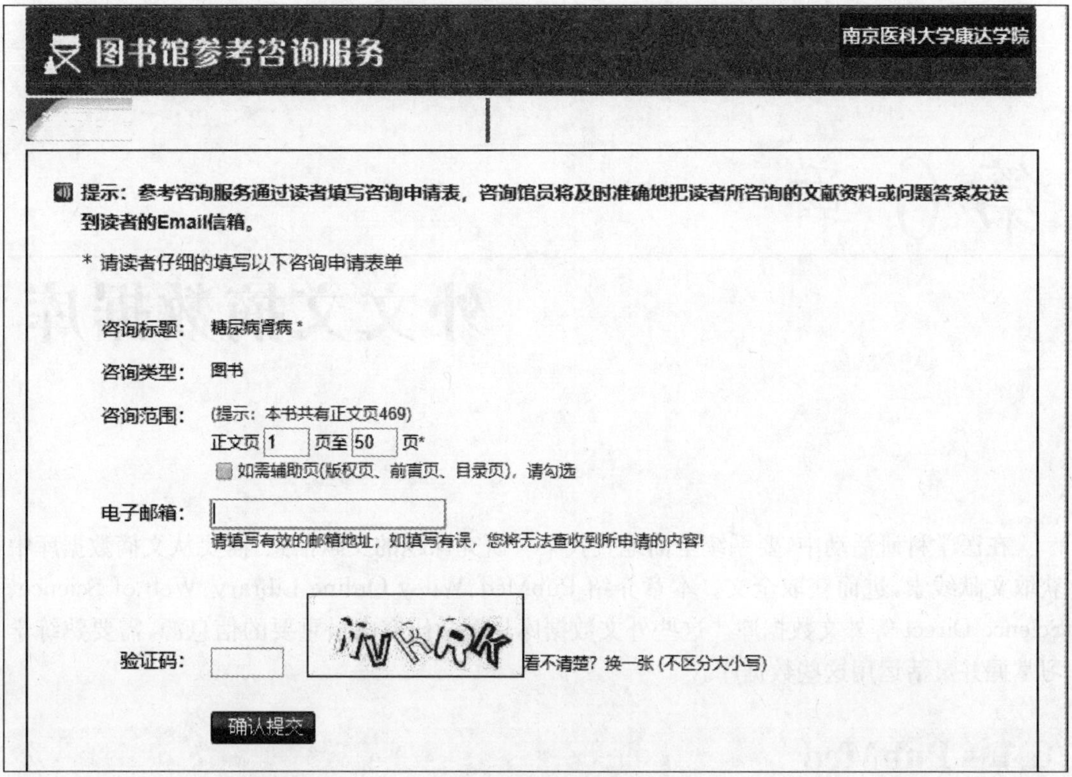

图书馆参考咨询服务　　　南京医科大学康达学院

提示：参考咨询服务通过读者填写咨询申请表，咨询馆员将及时准确地把读者所咨询的文献资料或问题答案发送到读者的Email信箱。

* 请读者仔细的填写以下咨询申请表单

咨询标题：　糖尿病肾病 *

咨询类型：　图书

咨询范围：　(提示：本书共有正文页469)
正文页 1 页至 50 页*
如需辅助页(版权页、前言页、目录页)，请勾选

电子邮箱：
请填写有效的邮箱地址，如填写有误，您将无法查收到所申请的内容！

验证码：　　　　　　看不清楚？换一张 (不区分大小写)

确认提交

图 5.31　文献传递

第6章

外文文摘数据库

在医学科研活动中,要系统全面地查找某一研究课题的文献信息,需要从文摘数据库中获取文献线索,进而获取全文。本章介绍 PubMed、Wiley Online Library、Web of Science、Science Direct 等外文数据库。这些外文数据库是医学研究中最重要的信息源,需要熟练学习掌握并灵活运用这些数据库。

6.1 PubMed

6.1.1 PubMed 概述

PubMed 是生物医学领域最重要、最权威的数据库之一,是由美国国家医学图书馆(NLM)下属的国家生物技术信息中心(NCBI)研制开发,可通过互联网免费访问。PubMed 最早源于 1879 年创刊的医学检索工具 Index Medicus(IM)。20 世纪 60 年代,为实现 IM 的自动化编辑,NLM 创建了医学文献分析与检索系统(Medical Literature Analysis and Retrieval System, MEDLARS),其后又进一步实现了联机检索,称为 MEDLINE (MEDLARS Online)。1983 年,MEDLINE 发行光盘版并得到广泛应用,成为医学文献检索的最常用的数据库。1996 年,NCBI 推出了基于 Web、以 MEDLINE 数据库为核心的 PubMed 检索系统,并免费向全球开放。PubMed 文献报道速度快,数据每天更新,检索功能强大,使用方便快捷,还提供丰富的外部链接及多种个性化服务功能,是当今移动互联网环境下全球生物医学研究中不可或缺的文献信息资源。

PubMed 收录了来自全球 80 多个国家和地区的 5 600 多种生物医学期刊及部分在线图书的摘要信息,绝大部分期刊文献可回溯至 1946 年,最早可回溯至 19 世纪初。PubMed 的文献记录主要有以下几类。

① MEDLINE:为 PubMed 的主体内容,占总文献量的 90%,现有近 2 200 万条文献记录。MEDLINE 的每条文献记录都进行深加工,按照医学主题词表(MeSH)标引了 MeSH 主题词(MeSH terms),还提供文献类型(publication types)、基因库索取号(genbank accession numbers)等信息。这些记录标注为[PubMed-indexed for MEDLINE]。

In-process citations：PubMed 将尚未完成主题词标引等加工处理的最新文献存入临时库中，并标注为［PubMed-in proess］。

② Publisher-supplied citations：为加快报道速度，PubMed 同步发布出版商提供的电子文献信息，并标记为［PubMed-as supplied by publisher］。大部分属于 MEDLINE 收录范围的记录随后会转为［PubMed-in process］状态，少部分不属于 MEDLINE 收录范围的记录（例如，综合性期刊中的非生物医学文献），PubMed 会继续保留，其记录状态不变或仅标注为［PubMed］。

③ OLDMEDLINE：PubMed 包含部分 1966 年之前出版且尚未被 MEDLINE 收录的文献记录，并标注为［PubMed-OLDMEDLINE］。

④ 其他：包含部分由美国国立卫生研究院（NIH）资助的研究人员提交的作者手稿（author manuscript）、NCBI 在线图书检索系统 Bookshelf 的电子书及研究报告，以及 NCBI 的生物医学期刊开放存取仓储平台——PubMed Central（PMC）收录的期刊文献等信息。PMC 目前收录了来自 200 多种期刊的 300 多万篇全文记录。PubMed 中这些可以链接到 PMC 并免费获取全文的记录标注为［Free PMC Aricle］。此外，部分由出版商免费提供全文的记录，PubMed 则直接标注为［Free Article］。

PubMed 中每条记录都有唯一的识别号 PMID（PubMed unique identifier）。对出版商通过在线平台优先发布的电子期刊文献，PubMed 标注为［Epub ahead of print］，并提供每篇文献的 DOI（数字对象唯一标识符）及全文链接地址。

PubMed 的常用检索字段：PubMed 的记录字段有 60 多个，可检索的字段有 43 个，表 6.1 列出了常用检索字段的标识、字段名称及字段含义（表 6.1）。

表 6.1　PubMed 的常用检索字段

字段名称	字段标识	字段含义
Affiliation	［AD］	第一著者的单位、地址（包括 E-mail 地址）
Article Identifier	［AID］	文献识别码，例如 DOI 所有字段
All Fields	［ALL］	著者 合作者或团体著者
Author	［AU］	美国 FDA 物质登记系统唯一识别码，文献被 PubMed 收录的日期
Corporate Author	［CN］	第一著者 著者全名 获资助项目的编号或合同号
EC/RN Number	［RN］	期刊的期号 对研究项目有贡献的主要研究者
Entrez Date	［EDAT］	期刊全称、缩写或 ISSN 号 语种
First Author Name	［IAU］	排名最后的作者 主要 MeSH 主题词
Full Author Name	［FAU］	MeSH 副主题词 MeSH 主题词

字段名称	字段标识	字段含义
Grant Number	[GN]	文献在期刊中的起始页码 期刊的出版国别
Issue	[IP]	PubMed 中文献的唯一识别码 文献的出版日期
Investigator	[IR]	文献类型 第二来源库 ID 补充概念
Journal Title	[TA]	PubMed 数据库子集
Language	[LA]	文本词 文献的题名
Last Author	[LASTAU]	文献的题名/摘要 期刊的卷号
MeSH Major Topic	[MAJR]	
MeSH Subheadings	[SH]	
MeSH Terms	[MH]	
Pagination	[PG]	
Place of Publications	[PL]	
PMID	[PMID]	
Publications Date	[DP]	
Publication Type	[PT]	
Secondary Source ID	[SI]	
Supplementary Concept	[NM]	
Subset	[SB]	
Text Words	[TW]	
Title	[TI]	
Title/Abstract	[TIAB]	
Volume	[VI]	

6.1.2 PubMed 检索方式与技巧

1. 检索技术

(1) 自动词语匹配检索

自动词语匹配(automatic term mapping)是 PubMed 的特色检索技术,其基本原理是:系统自动对输入的检索词进行概念分析,在多个索引词表(包括 MeSH 转换表、刊名转换表、著者索引及转换表、研究者索引及转换表)中搜索、比对、匹配,并转换为相应的 MeSH 主题词、刊名、著者或研究者,再将检索词在所有字段[All Fields]中检索,最后执行"OR"布尔逻辑检索。如果检索词是短语词组,系统会将其拆分为单词后在所有字段检索,单词之间的布尔逻辑关系为"AND"。检索结果显示页面右下方的 Search Details 栏目会显示

PubMed 实际执行的检索式。

（2）布尔逻辑检索

PubMed 支持布尔逻辑检索，运算符 AND、OR、NOT 分别表示逻辑"与"、逻辑"或"、逻辑"非"，运算规则是按照检索式自左向右顺序运算，圆括号为优先运算符，可改变运算顺序。

（3）截词检索

PubMed 支持右截词检索，以提高查全率，截词符为星号"＊"。截词检索时，PubMed 关闭自动词语匹配功能。

（4）短语检索

PubMed 的短语检索是将短语加上双引号进行精确检索，含有连词符的短语，或者将短语限定在特定字段如［w］（文本字段）也可以进行精确检索。精确检索时，PubMed 关闭自动词语匹配功能，不进行短语拆分。

（5）限定字段检索

PubMed 支持限定字段检索，格式为：检索词［字段标识］，常用可检索字段及标识参见表 6.1。

2. 基本检索方法

PubMed 的检索方法包括基本检索、高级检索、主题词检索及专项检索。PubMed 主页面（图 6.1）上方为检索区，页面中部为 PubMed 的 3 个专栏，分别是 Using PubMed、PubMed Tools、More Resources。页面底部是 NCBI 资源总览及帮助系统汇总。

（1）基本检索

进入 PubMed 主页，默认为基本检索，可在检索框中直接输入有实际意义的检索词，如关键词、著者、刊名等，点击"Search"，系统执行自动词语匹配检索，返回检索结果（图 6.1）。

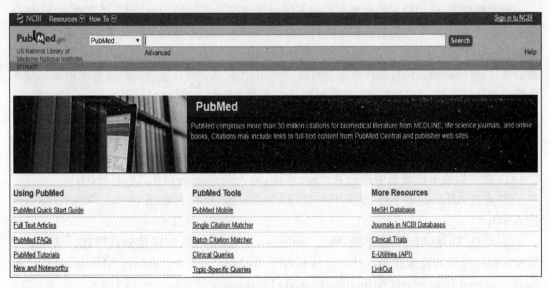

图 6.1　PubMed 主页面

输入检索词时，PubMed 有智能拼写检查及词语自动提示功能，帮助用户正确选词。点击检索框左侧的 PubMed 下拉菜单，可以选择 All Databases，或 NCBI 的其他数据库进行检索。PubMed 的自动词语匹配检索功能强大，简单好用，能满足一般的查询需求。基本检索还可以通过著者检索、期刊检索、短语检索、截词检索、限定字段检索、布尔逻辑检索等途径，实现复杂课题的检索。

（2）著者检索

PubMed 自动执行前方一致的截词检索。例如，输入 Smith M，系统自动检索出 Smith MB，Smith MR 等所有姓为 Smith，名字首字母为 M 的著者。要关闭自动截词功能，可将姓名加上双引号并限定在著者字段检索，例如，输入"Smith M"[au]，可实现著者精确检索。为提高著者检索的查准率，可结合著者单位、主题等信息。例如，输入 Smith MR Masachusts General Hospital，可以检索出哈佛大学麻省总医院（Massachusetts General Hospital）Smith MR 的文献；输入 Smith MR prostate cancer 可以检索出 Smith MR 有关前列腺癌方面的文献。此外，2002 年以后的文献，PubMed 可实现对姓名全称的检索，而且姓名排列顺序不限。

（3）期刊检索

可直接输入刊名全称、标准的 MEDLINE 刊名缩写或期刊的 ISSN 号。例如，要查询《美国病理学杂志》的文献，可输入刊名全称"American Journal of Pathology"、该刊的标准缩写"am j pathol"或者该刊的 ISSN 号 002—94400。当刊名与 MeSH 主题词相同时，为避免误检，可将刊名加双引号并限定在刊名字段，例如，"Cell"[ta]可检索出期刊 Cell 被 PubMed 收录的所有文献。

3. 高级检索

PubMed 的高级检索（advanced search）页面主要有检索输入框、检索构建器（search builder）及检索史（search history）三部分（图 6.2）。

检索构建器：应用检索构建器可以很方便地实现多个字段的组合检索，提高查准率；结合检索历史的操作，可完成复杂的布尔逻辑运算。检索时，先在左侧的下拉菜单中选择检索字段（默认为 All Fields），输入检索词（点击右侧的"Show index list"按钮，系统显示该检索词的相关索引词，可帮助正确选词），选择布尔逻辑算符 AND、OR 或 NOT，上方的检索框中即显示输入的检索词及运算符，点击"Edit"按钮可编辑检索式完成检索式的构建后，点击"Search"按钮，返回检索结果。也可以点选"Add to history"按钮，将检索式及其结果送入检索史中。

例如，检索美国西北大学范伯格医学院（Feinberg Medical School of Northwestern University）Robertson GL 发表的有关糖尿病（diabetes）的文献，用检索构建器的检索步骤如下：

① 在左侧的下拉菜单中点选 Author 字段，输入 Robertson GL，点选 AND；

② 点选 Affiliation 字段，输入 Feinberg Medical School of Northwestern University，点选 AND；

③ 点选 Title/Abstract 字段，输入 Diabetes，点选 Search，完成检索式构建。页面上方的检索框中显示的检索式为：((Robertson GL[Author]) AND Feinberg Medical School of Northwestern University[Affiliation]) AND Diabetes[Title/Abstract]（图 6.2）。

检索历史：完整记录本次检索以来所有检索式的具体内容及命中结果，包括检索式序号、检索提问式（query）、检索结果数（items found）及检索时间。单击检索式序号，可执行 AND、OR、NOT 逻辑运算，也可以删除检索式（delete from history）。显示检索结果（show search result)，显示实际执行的检索式（show search details）或将检索式保存到 My NCBI（save in my NCBI）。检索历史最多保留 8 小时。此外，还可以点击"Add"按钮直接将某个检索式添加至检索构建器（Add to builder）。高级检索尤其适用于需要分步检索才能完成的复杂课题。实际检索时，在检索构建器中选择检索字段并输入检索词，点选"Add to history"按钮，将该检索词及检索结果送入到检索史；重复这一步骤，把所有检索词送入检索史后，再在检索框中直接输入用检索式序号构建的检索表达式。

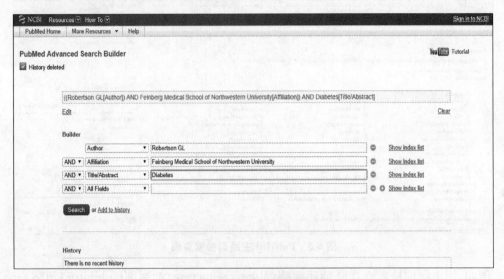

图 6.2　PubMed 高级检索页面

4. 主题词检索

主题词检索是 PubMed 最有特色的检索方法，能保证较好的查全率和查准率。在 PubMed 主页面或高级检索页面的"More Resoures"栏目下点击 MeSH Database，进入 MeSH 主题词检索页面。

主题词检索的步骤如下：

① 点击 MeSH Database 进入 MeSH 主题词检索页面；

② 输入检索词，点由"Search"按钮，页面显示与检索词相关的主题词列表，浏览选择合适的主题词；

③ 点击选定的主题词，页面显示该主题词的详细信息。包括主题词的定义、收录 MeSH 主题词表的年份（year introduced）、可匹配的副主题词（subheadings）、树状结构号（tree number）、款目词（entry terms，也称入口词，一般为主题词的同义词或相关词）、相关参照（see also）、历史注释（previous indexing）等；

④ 选择副主题词：PubMed 共有副主题词 83 个，每个副主题词均有特定含义及使用范围，主题词/副主题词的组配可使检索结果更有专指性。若无法确定合适的副主题词也可不选，系统默认选择全部副主题词；

⑤ 其他检索限定：点击"Restric to MeSH Major Topic"表示将检索词限定在 Major Topie（主要主题词），可提高查准率。此外，若点选"Restrict to MeSH Major Topic"，表示不扩展检索主题词的下位词，易造成漏检，一般不建议点选。点击右上方 PubMed Search

Builder(检索构建器的"Add to search builder"按钮,其上的 PubMed Search Builder 中显示选定的主题词/副主题词)及检索限定;

⑥ 若检索课题有多个主题词,可重复上述步骤,通过下拉菜单选择布尔逻辑检索符,构建检索式。最后点击"Search PubMed"按钮,完成主题检索。也可以先分别检索每个主题词的文献,最后在高级检索的检索史中完成主题词的布尔逻辑组配(图 6.3)。

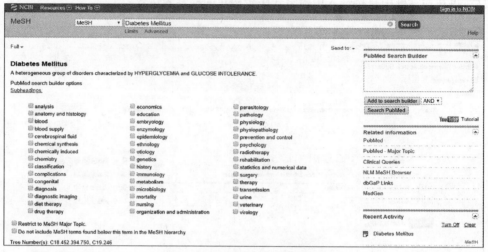

图 6.3　PubMed 主题词检索页面

例如,用主题词检索查找醛糖还原酶(aldose reductase)抑制剂(inhibitor)预防或治疗糖尿病肾病(diabetic kidney diseases)方面的相关文献,用主题词检索的基本过程如下:① 进入 MeSH 主题词检索页面,输入 Aldose reductase,点击"Search"按钮,显示醛糖还原酶的 MeSH 主题词为 Aldehyde Reductase;② 点击该主题词,选择副主题词 antagonists and inhibitors(拮抗剂和抑制剂),点击"Add to search builder";③ 继续在该页面的检索框中输入 Diabetic Kidney Diseases;点击该主题词,选择副主题词 prevention and control(预防及控制)、therapy(治疗),点击"Add to search builder",然后点击"Search"按钮完成检索(图 6.4)。

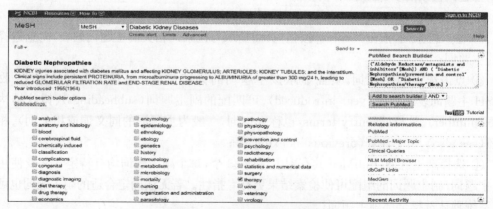

图 6.4　PubMed 主题检索示例

主题检索的优点很明显,主题词对同一概念的不同表达方式进行了规范,而且可以通过组配副主题词及限定主要主题词使检索结果更加专指、准确。同时,利用主题词的树状结构

表,可以很方便地扩大或缩小检索范围。需要注意的是:

① 主题词检索只针对 MEDLINE 数据库中的记录,不能检索其他来源的记录(包括 in-process citations,supplied by publisher 等),因此主题词检索可能漏掉一些已经被 PubMed 收录但尚未完成主题词标引加工的最新文献。

② MeSH 主题词表每周更新,每年都会修订,但新出现的名词术语一般不会马上被主题词表收录。

③ 2014 年 MeSH 词表中收录的主题词超过 27 000 个,而且可以通过 21.8 万个款目词及 21.9 万个补充概念(supplementary concepts)自动转换为相应的主题词。尽管如此,仍有一些专指的医学概念没有直接对应的主题词。因此,实际检索中应根据课题情况,灵活应用各种检索方法,如主题词检索结合自动词语匹配检索,主题词检索结合多字段组合检索等,以达到满意的检索效果。

5. 临床查询

临床查询(clinical queries)是专门为临床医生设计的检索服务。在 PubMed 主页面的"PubMed Tools"栏目下点击"Clinical Queries",即可进入临床查询页面(图 6.5),包括 Clinical Study Categories、Systematic Reviews 及 Medical Genetics 三类检索。

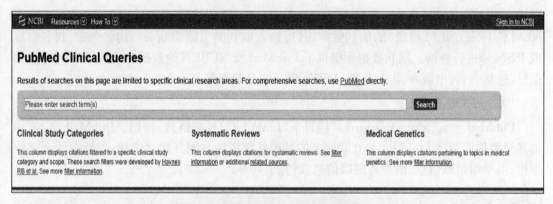

图 6.5　PubMed 临床查询页面

① Clinical Study Categories:提供疾病的 etiology(病因)、diagnosis(诊断)、therapy(治疗)、prognosis(预后)及 clinical prediction guides(临床预测指南)等五个方面的查询,检索范围(scope)可以选 Broad(敏感性检索,检索结果较宽泛)或 Narrow(特异性检索,检索结果较专指)。

② Systematic Reviews:专用于检索 systematic reviews(系统评价)、meta analysis(meta 分析)、reviews of clinical trials(临床试验综述)、guidelines(指南)等循证医学信息。

③ Medical Genetics:专用于查询疾病的遗传学方面的文献,有 All(所有)、Differential Diagnosis(鉴别诊断)、Clinical Description(临床描述)、Management(处理)、Genetics Counseling(遗传咨询)、Molecular Genetics(分子遗传学)、Genetics Testing(遗传测试)等选项。

6. 单篇引文匹配器

单篇引文匹配器(single citation matcher)主要用于查找某篇文献的准确信息。在

PubMed 主页面的"PubMed Tools"栏目下点击"Single Citation Matcher"即可在系统给出的选项中输入任何已知的信息,包括有效的刊名信息(全称或缩写均可)、出版年、卷、期、起始页码、作者、篇名中的任意词。点击"Search"按钮,系统返回符合要求的文献信息。

7. 批量引文匹配器

点击 PubMed 主页的"PubMed Tools"栏目下的"Batch Citation Matcher",进入批量引文匹配器,主要用于批量核对文献信息。检索时输入的格式为刊名、年、卷、起始页码、著者、核对文献的标识,返回的结果含有文献记录的唯一识别码 PMID。用 Batch Citation Matcher 一次可核对不超过 100 条,文献检索机构可通过 E-mail 发送或直接存入文件中。

8. 临床实验数据

点击 PubMed 主页"More Resources"栏目下的"Clinical Trials"进入 NLM 研制开发的临床试验数据库(https://clinicaltrials.gov/)。Clinical Trials 收入了美国及全世界170 多个国家经注册登记的 8 万多个临床试验的详细信息,是重要的循证医学信息资源。

9. 期刊数据库检索

在 PubMed 主页面"More Resources"栏目下点击"Journals in NCBI Databases",进入NLM Catalog(NLM 目录)的期刊数据库,可输入期刊的主题(Topic)、刊名全称、刊名缩写或 ISSN 号进行查询。期刊数据库提供了 PubMed 及 NCBI 其他数据库所收录期刊的详细信息,包括刊名、出版商、出版日期、MEDLINE 收录状态等。

10. LinkOut

PubMed 主页"More Resources"栏目下"LinkOut"(外部链接)按钮。PubMed 及 NCBI的其他数据库通过 LinkOut 与互联网上的其他外部资源与服务建立链接,包括在线全文数据库、图书馆馆藏信息、消费者健康信息、研究工具等。

6.2　Wiley Online Library

6.2.1　Wiley Online Library 概述

Wiley Online Library 是 Wiley Blackwell 在网上推出的电子文献信息检索平台。美国JohnWiley 公司是一家有着 200 多年历史的国际知名的专业出版机构,创建于 1806 年,在生命科学、化学以及工程技术等学科领域的文献出版方面颇具权威性。2007 年,John Wiley 与另一家国际知名的学术出版机构 Blackwell 公司合并,称为 Wiley Blackwell。Wily-Blackwell 的电子资源通过 Wiley Online Library 在线平台提供浏览访问及检索服务。

Wiley 的科学、技术、医药和学术(STMS)业务,也被称为 Wiley Blackwell,是为世界各国的科研和学术团体提供服务,也是面向专业领域和学术团体的全球最大出版商。Wiley Blackwell 的出版计划包括期刊、书籍、主要参考工具书、数据库和实验室手册,提供印刷版和电子版。通过 Wiley Online Library 在线平台提供广泛的科学、技术、医药和学术的内容,其中包括超过 1 500 种期刊、400 多万篇文章、9 000 多本在线图书,还有许多参考工具书和数据库。用户查看摘要和检索均免费,签订许可协议可访问全部内容。2019 年,Wiley Online Library 平台上可访问的学术期刊 2 617 种,涉及生命科学与医学、数学统计学、物理、化学、地球科学、计算机科学、工程学、商业管理金融学、教育学、法律、心理学等多个学科领域。此外,Wiley Online Library 平台上还包括 23 342 种图书(Books 和 Book Series)、18 种实验室指南(Lab Protocol)、16 种数据库(Databases)。订购了上述资源的机构用户都可以实现全文下载与检索。本节主要介绍 Wiley Online Library 平台电子期刊全文数据库的使用。

6.2.2　Wiley Online Library 检索方式与技巧

点击 https://www.onlinelibrary.wiley.com/,进入 Wiley Online Library 平台主页(图 6.6)。

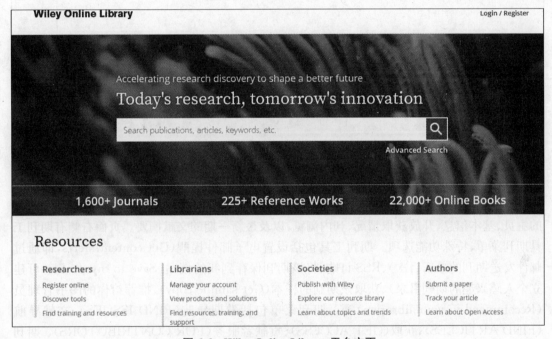

图 6.6　Wiley Online Library 平台主页

新版主页针对不同的研究人员制定了有针对性的资源导航,分别是研究人员(researchers)、图书馆员(librarians)、社会人员(societies)、投稿作者(authors)。系统提供浏览和检索两种检索功能。

1. 浏览

(1) 按主题浏览书刊

在 Wiley Online Library 平台主页面,根据学科主题浏览(browse by subject)栏目下列出了 17 个学科主题,点击进入感兴趣的学科主题页面,每个学科主题之下又细分为多个次级学科主题类目,继续点击感兴趣的类目,进入该次级学科主题页面,其下按字母顺序列出该次级学科主题的资源一览表,包括期刊、在线图书、参考工具书等。选择感兴趣的期刊,点击即进入每种期刊的目录页。Wiley Online Library 学科主题浏览内容浏览页面(以 ABACUS 为例,如图 6.7 所示)。

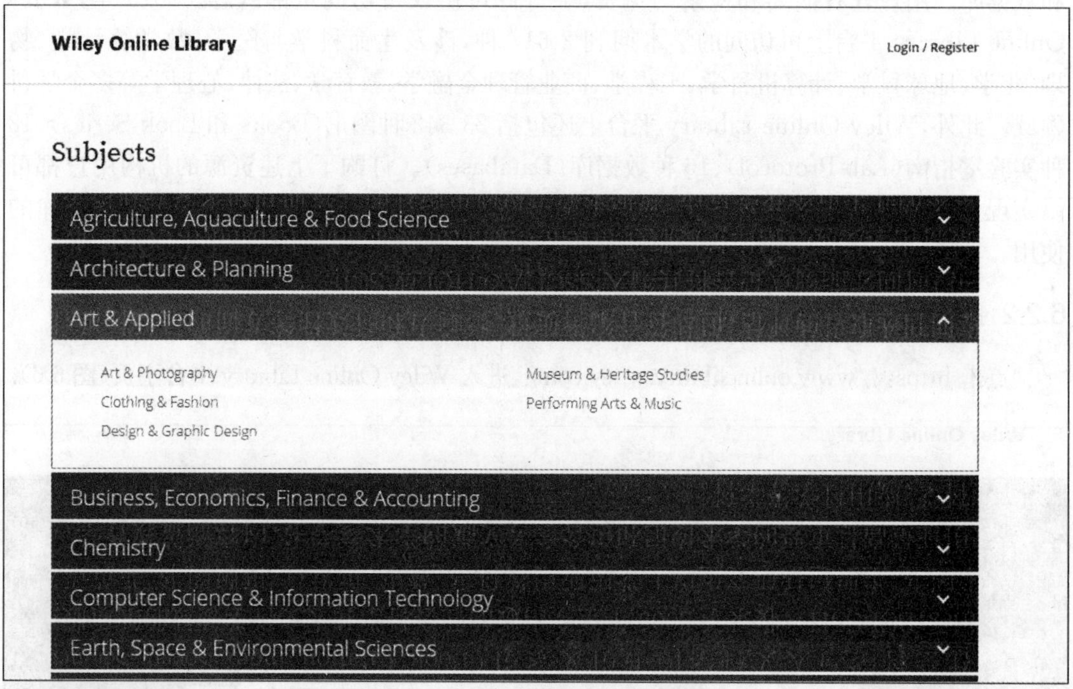

图 6.7　学科主题浏览内容浏览页面

　　页面上方列出了期刊的基本信息包括期刊的编辑（Edited By）、影响因子（Impact factor）、在线 ISSN 号（Online ISSN）等，以及最新的卷期数。页面的中部分别列举了期刊的主页、基本信息、开放获取情况、刊内浏览，以及最新一期的文献摘要。页面右侧有期刊工具期刊菜单、特殊功能选项。期刊工具包括设置电子邮件提醒（Get content alerts，即通过邮件发送期刊的最新目次）、RSS 订购、将该期刊保存到我的档案（Save to my profile，可建立个人感兴趣的期刊目录）、获取该期刊的样本（Get sample copy）、推荐给你的图书管理员（Recommend to your librarian）等。期刊菜单包括卷期导航（FIND ISSUES）、文献导航（FIND ARTICLES）、获取（GET ACCESS）、贡献者服务（FOR CONTRIBUTORS）、期刊介绍（ABOUT THIS JOURNAL）等。卷期导航（FIND ISSUES）图下方为"Current Issue"，显示最新一期的文献；"All Issues"显示全部文献。文献导航（FIND ARTICLES）下为"Early View"显示已经在 Wiley Online Library 平台在线发布但尚未印刷出版的最新文献。获取（GET ACCESS）显示订购或更新的文献。页面中部为期刊封面、刊名、期刊影响因子及卷期列表。点击相应的卷期即可显示本期的文献（图 6.8）。

　　期刊浏览页面的右侧为检索栏，包括：① 一般在所有期刊中检索（All content）：在 Wiley Online Library 平台检索；② 期刊检索（Publication titles）：查找某种期刊；③ 在这个期刊中检索（In this journal）：输入检索词，点击，即在该期刊中进行二次检索，例如在浏览 ABACUS 时，想查找该刊中有关"机器学习"的文献，可以在检索框中输入"Machine Learning"，点击"Search"；④ 引文检索（By Citation）：输入已知的卷、期、页码来查找某一篇特定文献（图 6.9）。

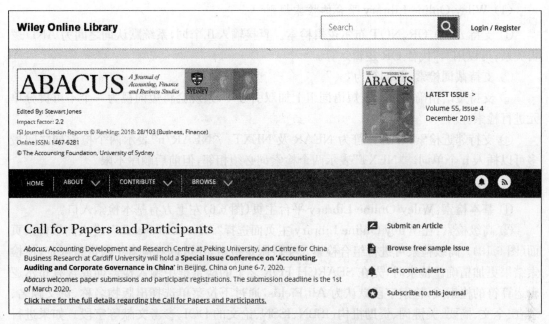

图 6.8 Wiley Online Library 平台的期刊浏览页面

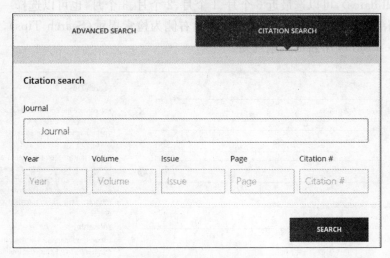

图 6.9 期刊检索页面

（2）按字顺浏览书刊

在平台主页左侧可直接按字母顺序浏览出版物，也可以通过点击"Publications"，打开全部资源列表界面，在此界面右侧有按文献类型筛选链接及各类型文献的数量，直接点击文献即可打开相对文献类型的目录。

2. 检索

Wiley Online Library 平台检索功能强大，支持布尔逻辑检索、截词检索、短语精确检索、邻近检索等多种检索技术，有基本检索和高级检索两种检索途径。

（1）Wiley Online Library 平台的检索规则

① 支持 AND、OR、NOT 布尔逻辑检索。直接输入几个词，系统默认词之间为 AND 逻辑关系；可以用"，"代替 OR 逻辑运算。

② 支持截词检索，截词符为"＊"。

③ 支持短语精确检索。在短语词组上加双引号""，系统会将短词视为一个不可拆分单元进行检索。

④ 支持邻近检索，邻近算符为 NEAR 及 NEXT。"NEAR/n"表示两个检索词之间最多可以插入 n 个单词。"NEXT"表示两个检索词必须相邻，但前后顺序不限。

（2）Wiley Online Library 平台的检索途径

① 基本检索：Wiley Online Library 平台主页（图 6.6）左上方有基本检索入口。

② 高级检索：在 Wiley Online Library 主页面选择"Advanced search"，进入高级检索页面（图 6.10）。高级检索可进行组合检索及字段限定检索，还可以对检索年限进行限定，使检索结果更加精确。检索时，先在 SEARCH FOR 之下的检索框中输入检索词或含有布尔逻辑运算符的检索式，检索字段默认为 All Fields，通过下拉菜单选择出版物名称、论文题名、著者、全文、摘要、关键词、资助机构、ISBN、ISSN、论文的 DOI、参考文献等字段。如果进行多个字段的组合检索，可以在下拉菜单中选 AND、OR、NOT 逻辑运算符。检索年限默认为所有年限（All dates），可以选最近 6 个月、1 个月、2 个月、3 个月，也可以选择一定的年份范围（最早可回溯至 1799 年）。高级检索页面的右侧为检索提示（Search Tips），详细给出了 Wiley Online Library 平台的检索规则。

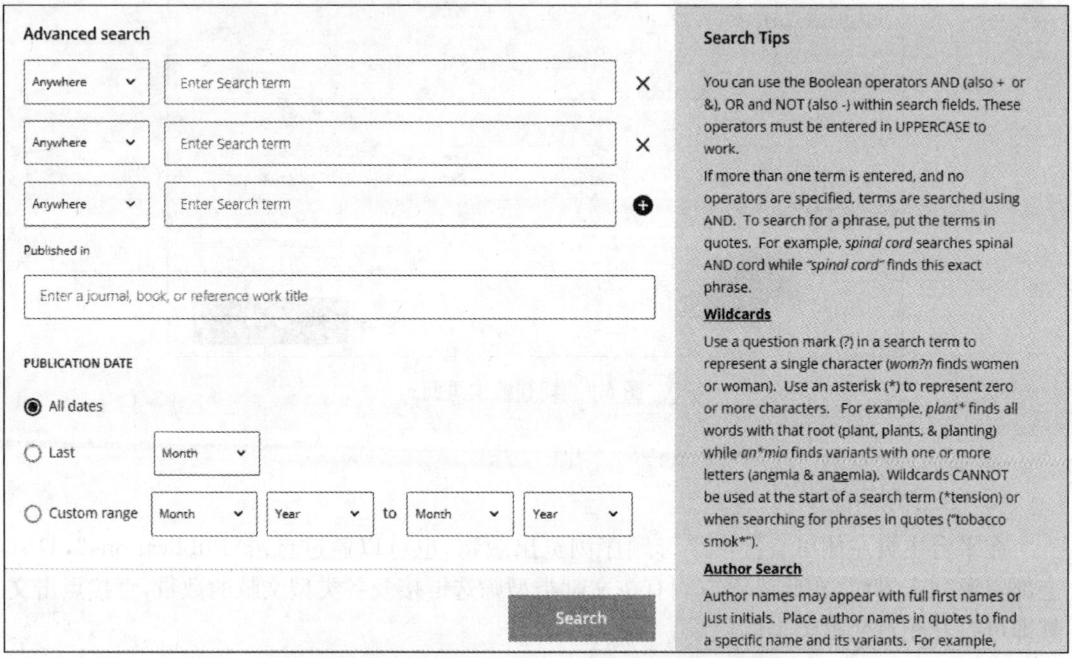

图 6.10 Wiley Online Library 平台的高级检索页面

6.3 Web of Science

6.3.1 引文检索概述

1. 引文检索的概念

20世纪50年代，美国情报学家加菲尔德(E. Garfield)提出编制引文索引的设想。由其创办的科学情报研究所(Intitute for Scientific Information, ISI)于1961年出版了印刷版科学引文索引(Science Citation Index, SCI)，之后又继续出版了社会科学引文索引和艺术与人文科学引文索引。1988年ISI推出SCI光盘版，1997年推出SCI网络版，取名SCI扩展版，并与SSCI和A&HCI集成于Web of Science中。2001年ISI推出新一代学术信息资源整合平台ISI Web of Knowledge，于2013年改版为Web of Science™。将Web of Science™、ISI Proceedings、BiobisPreviews、Current Contents Connect、Derwent Innovations Index、MEDLINE、Inspec、Journal Citation Reports等数据库整合于同一平台，提供跨库检索。目前引文数据库越来越多，如Elsvier编制的Scopus、中国国家科学图书馆的CSCD、中国知网的中国引文数据库、解放军医学图书馆的CMCI、Cite引文在线集成检索系统等。

2. 基本概念

(1) 引文(cited reference)和引用文献(citing paper)

文献A提到或描述了文献B，并在其文后以参考文献或脚注的形式列出了文献B的出处。这时称文献B为文献A的参考文献(references)或被引文献(cited paper)；称文献A为文献B的引证文献(citing article)，也称为施引文献或来源文献(source article)。

(2) 自引(self-citation)

自引分作者自引和期刊自引。作者自引指作者引用自己发表的文献，期刊自引指同一期刊上文献的相互引用。非同一作者之间和非同期刊之间的引用称为他引。

(3) 来源文献(source article)和来源期刊(source journal)

来源文献是指为引文数据库提供数据的文献。来源文献一般来自期刊，这些期刊也称来源期刊。

(4) 引文检索(cited reference retrieval)

引文检索又称参考文献检索或被引文献检索，是对引文数据库的检索。它既具有一般文献数据库的检索功能，又可以反映文献之间的印证、被引及相关关系。

(5) 引文索引(citation index)

引文索引是按文献之间引证关系建立起来的索引，是提供引文检索的工具。

(6) 引文数据库(citation index database)

引文数据库是指含有引文检索的数据库。引文数据库除了提供引文检索外，还提供篇名、作者、来源出版物等常规检索。

（7）被引文献索引

被引文献索引（cited reference index）是引文数据库中引文检索后查到的被引文献信息。

3. 引文检索的作用

引文检索是通过文献之间的互相引证，由此产生的引文数据库。引文检索在学术交流和科研评价中的作用越来越大，其作用有以下几个方面：可以检索同一主题的相关文献；了解某一课题发生发展与变化的规律；跟踪当前研究前沿和热点问题，发现科学研究新突破点；了解自己以及同行之间的学术交流；了解研究人员的论文或成果被引用情况，测度其研究能力；可以对期刊等文献资源进行评价；可以对机构或是国家的科研实力进行评估。由此，引文检索除具有一般文献检索的功能外，还具有一定的预测性科研评价和情报分析的功能。

4. Web of Science 基本概况

1997 年，美国汤姆森公司（Thomson）将 SCI（Science Citation Index，科学引文索引），SSCI（Social Science Citation Index，社会科学引文索引），A&HCI（Arts & Humanities Citation Index，艺术与人文科学引文索引）三者整合，利用互联网开放环境，创立了网络版的多学科文献数据库——Web of Science。2008 年 4 月，汤姆森公司与英国路透集团合并重组成汤森路透公司（Thomson Reuters），Web of Science 转由汤森路透知识产权与科技事业部（Thomson Scientific）负责。2017 年，汤森路透知识产权与科技事业部被 Onex 公司（Onex Corporation）和霸菱亚洲投资基金（Baring Private Equity Asia）进行业务收购并更名为科睿唯安（Clarivate Analytics），Web of Science 平台由科睿唯安独立运营。目前，Web of Science 已成为全球最大、覆盖学科最多的综合性学术信息资源，收录了包含自然科学、生物医学、工程技术等多个研究领域最具影响力的多种核心学术期刊，其推出的影响因子（impact factor，IF）已成为国际上通用的期刊评价指标，不仅是一种测度期刊有用性和显示度的指标，更是测度期刊的学术水平乃至论文质量的重要指标。

Web of Science 平台整合的资源包括：Web of Science 核心合集、Current Contents Connect（1998 年至今）、Derwent Innovations Index、BIOSIS Previews（1926 年至今）、MEDLINE（1950 年至今）、SciELO Citation Index（2002 年至今）、中国科学引文数据库（1989 年至今）、CABI：CAB Abstract 和 Global Health（1910 年至今）、Date Citation Index（1900 年至今）、FSTA（1969 年至今）、Inspect（1898 年至今）、Korean Journal Database（1980 年至今）、Russian Science Citation Index（2005 年至今）、Zoological Record（1864 年至今）等书目数据库。本节将重点介绍 Web of Science 核心合集。

5. Web of Science 核心合集的构成

Web of Science 核心合集收录了多种高影响力的国际权威学术期刊、国际学术会议论文、图书及报告等各类型资源，涵盖了近 100 年来自然科学、社会科学、生物医学、艺术与人文等各个领域的研究发现与创新成果，最早可回溯至 1900 年，数据每周更新。该核心合集主要包括以下 8 个索引数据库和 2 个化学数据库。

① 科学引文索引拓展版（Science Citation Index Expanded，SCIE），收录了 1900 年至今的 8 000 多种科技期刊，内容涵盖天文学、数学、精神病学、儿科学、外科学、肿瘤学、生物学

等100多个自然科学学科。

② 社会科学引文索引(Social Sciences Citation Index,SSCI),收录了1900年至今的3 000多种社会科学学术期刊,同时从世界一流科技期刊中选择性收录于社会科学相关的文章,内容涵盖历史学、公共卫生学、社会学、药物滥用等几十种社会科学学科。

③ 艺术与人文科学引文索引(Arts & Humanities Citation Index,A&HCI),收录了1975年至今的1 000多种艺术与人文科学学术期刊,同时从自然科学和社会科学期刊中选择性收入与人文艺术相关的文章,内容涵盖文学、音乐、语言、舞蹈、戏剧、宗教、哲学等学科。

④ 科学会议录引文索引(Conference Proceedings Citation Index-Science, CPCI-S),收录了1900年至今自然科学领域的会议录,内容涵盖生物化学、生物学、物理学、环境科学、医学等学科。

⑤ 社会科学与人文科学会议录引文索引(Conference Proceedings Citation Index-Social Science & Humanities,CPCI-SSH)收录了1990年至今社会科学与人文科学领域的会议录,内容涵盖心理学、公共卫生学、经济学、艺术、哲学等学科。

⑥ 科学图书引文索引(Book Citation Index-Science,BKCI-S)收录了2005年至今出版的自然科学领域的纸质版或电子版学术图书,主要包括研究生以上学历所用教科书、丛书、再发行/再版图书、非英语和译著图书、引证量高且重要的学术传记和包含参考文献的学术参考书,多为英语语种图书,内容涵盖生物化学、临床医学、工程学、农学、计算机科学等学科。

⑦ 社会科学与人文科学图书引文索引(Book Citation Index-Social Science & Humanities,BCI-SSH),收录了2005年至今出版的社会科学和人文科学领域的纸质版或电子版学术图书,主要包括研究生以上学历所用教科书、丛书、再发行/再版图书、非英语和译著图书、引证量高且重要的学术传记和包含参考文献的学术参考书,内容涵盖教育学、心理学、社会科学、应用科学等学科。

⑧ 新兴来源引文索引(Emerging Source Citation Index,ESCI),该索引数据库是Web of Science核心合集2015年新增的引文索引数据库,主要收录2005年至今SSCI、A&HCI、SCIE中尚未涵盖的期刊中的论文记录,由于该数据库中的期刊还尚未经过Web of Science核心合集期刊选取者的评估,但却符合编辑质量、影响力和时效性等方面的最低标准,因此需评估一段时间才能确认是否将其编入SSCI、A&HCI或SCIE。

⑨ 最新化学反应数据库扩展版(Current Chemical Reactions Expanded,CCRE)收录了1985年至今的几十万个化学反应,数据来源于权威出版社的一流期刊和多家专利授予机构的化学新合成方法,每一个方法都提供完整化学反应过程,并配有详细精确图形。

⑩ 化学物质索引(Index Chemicus,IC),收录了1993年至今国际一流期刊上报道的最新有机化合物化学结构与评论信息,其中许多记录展示了从原料到最终产品的整个化学反应过程。该数据库是检索有关生物活性化合物和天然产物最新信息的重要信息源。

6. Web of Science平台上基于引文分析的学术评价工具

(1) 期刊引证报告(Journal Citation Reports, JCR)

JCR是一个独特的多学科期刊评价工具,它提供基于引文数据的统计信息的期刊评价资源,通过对参考文献的标引和统计,在期刊层面衡量某项研究的影响力,显示出引用和被引用期刊之间的关系。JCR 基于 Web of Science 核心合集的 SCIE 和 SSCIO,分别有自然科学(Science Edition)和社会科学(Social Sciences Edition)两个版本。其中,JCR-Science 涵盖了 SCIE 来自 83 个国家或地区约 2 000 家出版机构的 8 500 多种期刊,包含了 176 个学科领域;JCR-Social Sciences 涵盖了 SSCI 来自 52 个国家或地区 713 家出版机构的 3 000 多种期刊,包含 56 个学科领域。JCR 除了提供刊名(缩写和期刊更名)、出版周期、语种、出版国家、出版商、所属学科及分区信息等期刊基本信息外,还提供被引总次数、期刊影响因子(IF)、5 年影响因子、即年指数、期刊被引半衰期、特征因子分值(EFS)、论文影响力、学科集合影响因子等常用数据。

JCR 对各种用户都具有重要作用。对于图书馆员和信息专家,JCR 帮助管理和规划期刊馆藏,协助其对馆藏期刊的保留或剔除,协助做出期刊存档决定;对于出版商和编辑,JCR 可以协助评价期刊的市场影响力,明确自身定位,提升期刊竞争力;对于作者,JCR 协助识别合适的期刊投稿,确认刊登作者文章的期刊的学术地位;对于教授和学生,JCR 帮助发现与他们各自领域相关的文献;对于信息分析师,JCR 协助跟踪各学科期刊的发展趋势,深入研究各期刊之间的引证关系。JCR 界面如图 6.11 所示。

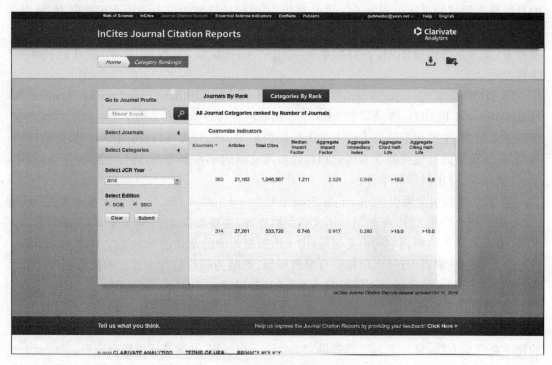

图 6.11　Web of Science 期刊印证报告界面

(2) 基本科学指标(Essential Science Indicators,ESI)

ESI 是一个基于 Web of Science 核心合集的衡量科学研究绩效、跟踪科学发展趋势的基本分析评价工具。ESI 提供包含临床医学、化学、物理学等 22 个学科研究领域中的各个国家、机构和期刊的科研绩效统计和科研,它的数据来源于 SCIE 和 SSCI 中 11 000 多种期刊、最近 10 年的论文和综述,每 2 个月更新一次。每一种期刊都按照 22 个学科进行分类标引,提供国家/地区、机构、论文和期刊排名,以及全球 5 000 多个规范化的机构名称、客观的科研绩效基准值等。

通过 ESI 可以基于期刊论文发表的数量和引文数据对科研文献进行多角度、全方位分析的理想资源,从而实现分析机构、国家、期刊的论文产出和影响力;按研究领域对国家、期刊、论文和机构进行排名;发现自然科学和社会科学中的重大发展趋势;确定具体研究领域中的研究成果和影响力;评估潜在的合作机构,对比同行机构,这对于政府机构、大学、企业、实验室、出版公司和基金会的决策者、管理者、情报分析人员和信息专家理想的分析资源。ESI 界面如图 6.12 所示。

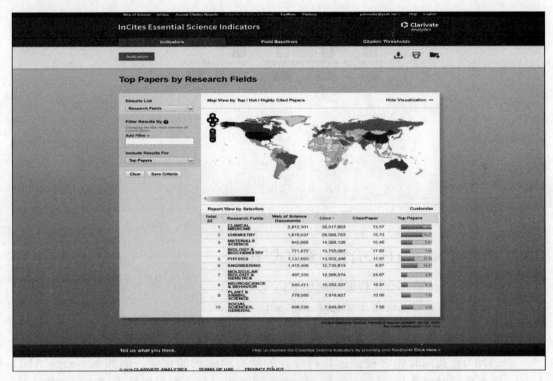

图 6.12　Web of Science 基本科学指标界面

(3) InCites 数据库

InCites 数据库是基于 30 年来 Web of Science 核心合集七大引文数据库建立的科研评估与分析数据库,拥有更加全面的数据资源、多元化的指标和丰富的可视化效果。

InCites 属于事实型数据库,可以查询各机构学科和其他机构学科论文产出及影响力的详细数据,分析机构学科表现和国际合作、研究队伍的科研表现,预测和跟踪学科进入 ESI 全球前 1% 的可能性,识别高效的合作伙伴,支持开展机构学科研究绩效的多角度对标分析,是深度开展 ESI 绩效定量分析和高水平科学研究的必备工具。同时利用 InCites 数据库可以:定位重点学科、优势学科,发展潜力学科,优化学科布局;跟踪和评估机构的科研绩效;与同行机构开展对比、分析,明确机构全球定位;分析机构的科研合作开展情况,识别高效的合作伙伴;挖掘机构内高影响力和高潜力的研究人员,吸引外部优秀人才。InCites 界面如图 6.13 所示。

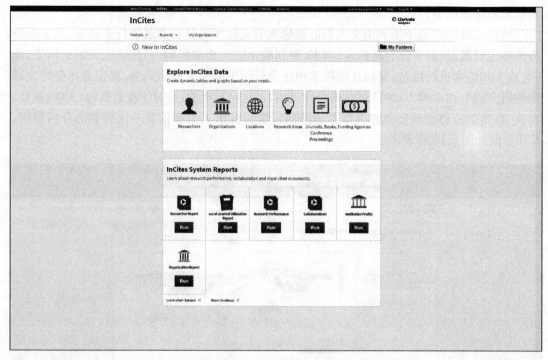

图 6.13　InCites 数据库界面

6.3.2　Web of Science 核心合集检索方式与技巧

Web of Science 核心合集检索规则如下：

（1）系统中检索词和逻辑运算符均不区分大小写

（2）布尔检索逻辑运算符

① AND：查找同时包含被该运算符分开的所有检索词的记录。例如 beverage AND bottle，即查找同时包含 beverage 和 bottle 两个词语的记录。在相邻检索词之间如输入空格，则系统会默认空格为运算符 AND，但此条不适用于中文检索式。

② OR：查找包含被该运算符分开的任何检索词的记录。例如 beverage OR bottle，即查找包含 beverage 或 bottle（或同时包含二者）的记录。

③ NOT：将包含特定检索词的记录从检索结果中排除。例如 beverage NOT bottle，即查找包含 beverage 但不包含 bottle 的记录。

（3）位置限定运算符

① NEAR/x：查找由该运算符连接的检索词之间相隔指定数量的单词的记录。用数字取代 x 可指定将检索词分开的最大单词数，如果只使用 NEAR 而不使用/x，系统将查找其中的检索词由 NEAR 连接且彼此相隔不到 15 个单词的记录。需要注意的是，在"主题"和"标题"字段中不能将 AND 运算符作为 NEAR 运算符的一部分使用，如果来源项目（图书、期刊、会议录文献或其他类型的著作）的标题中包含单词 NEAR，检索时需要用半角双引号""将其引起。例如，beverage NEAR/5 bottle，即查找同时包含 beverage 和 bottle 的记录，但两个单词间相隔必须在 5 个单词内。

② SAME：主要在"地址"字段检索中使用，使用 SAME 可以将检索运算符所分割的两个检索词出现在同一个地址中的记录。例如，Mineral Resources SAME Beijing，即查找记录的"地址"字段中某作者的地址同时包含检索词 Mineral Resources 和 Beijing 的记录。

当在其他字段（如"主题"和"标题"）中使用 SAME 时，如果检索词出现在同一记录中，SAME 与 AND 的作用就完全相同。检索包含布尔运算符（AND、NOT、NEAR 和 SAME）的组织名称时，应始终使用引号（""）将单词引起。

（4）运算符的优先级

在检索表达式中使用不同的布尔检索逻辑运算符和位置限定运算符及括号时，运算的优先顺序为：（ ）＞ NEAR/x ＞ SAME ＞ NOT ＞AND ＞OR。

（5）截词检索与精确检索

系统支持使用通配符"？"" * ""＄"，进行截词检索，使用双引号""进行精确短语检索。

"？"代表任意 1 个字符。例如：wom？n 可查找 woman 或 women。

" * "代表 0 个或者任何字符，可以用于单词的左、中、右 3 个位置，其中左截词只限于"主题""标题""入藏号"和"识别代码"4 个字段。例如：s * food 可查找 seafood 或 soyfood；enzym * 可查找 enzyme 或 enzymes 或 enzymatic；Hof * man * 可查找 Hofman 或 Hofmann 或 Hoffman 或 Hoffmann。

"＄"代表 0 或者 1 个字符，一般用于查找同一个单词英美不同拼写形式。

以上所有通配符都不适用于"出版年"字段，不能在双引号引起的检索词内使用"＄"。在检索词已经使用通配符进行截词检索，匹配范围很广的情况下，应尽量避免再在同一检索词中重复使用通配符。

Web of Science 核心合集检索提供基本检索、作者检索、被引参考文献检索、高级检索和化学结构检索 5 种检索途径。

（1）基本检索（basic search）

基本检索是 Web of Science 核心合集检索系统的默认检索途径，该检索途径提供的检索字段包括主题、标题、作者、出版物名称、出版年、基金资助机构、机构扩展、入藏号、地址、作者识别号、会议、文献类型、DOI、编者、授权号、团体作者、语种、PubMed ID 共 18 个。选择主题字段时，系统将同时对标题、摘要、作者关键词、KeywordsPlus 4 个字段进行检索。自动建议的出版物名称选项用于打开或关闭出版物名称的自动建议，该选项打开时，系统将根据用户在检索字段中输入的字符提供相关出版物名称的列表。该检索方式可以对时间跨度和子数据库范围进行限定。基本检索多用于检索与某个课题相关的文献，也是检索文献被 Web of Science 核心合集收录与被引用情况的主要检索方式。基本检索界面如图 6.14 所示。

（2）作者检索（author search）

作者检索可以查找来源文献的所有作者和编者。系统还可以采用向导方式，通过输入作者的研究领域和组织进一步区分，能够较为准确地查找出某个作者的文献被 Web of Science 核心合集的收录和被引用情况。作者检索界面如图 6.15 所示。

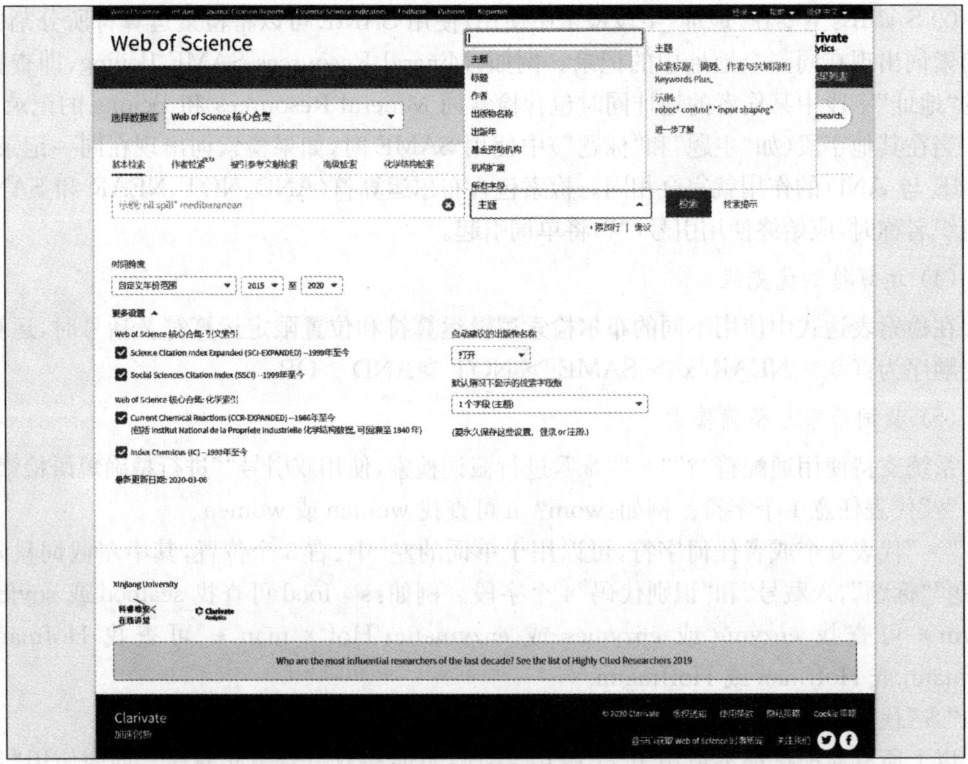

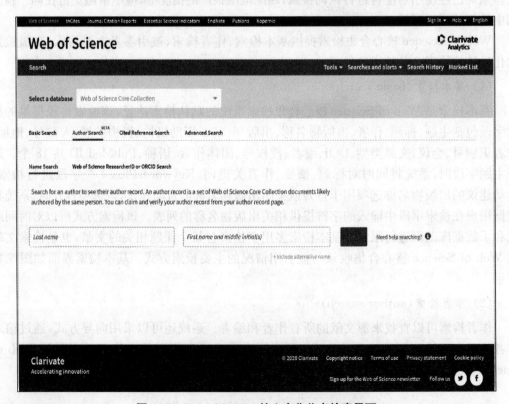

图 6.14   Web of Science 核心合集基本检索界面

图 6.15   Web of Science 核心合集作者检索界面

（3）被引参考文献检索（cited reference search）

该检索途径可以通过被引用文献获得引用文献。提供检索字段包括被引作者、被引著作、引用的 DOI、被引年份、被引卷、被引期、被引页、被引标题。检索时可选择单一字段检索，也可选择多个字段组合检索。选择多字段检索时，系统默认各字段之间为 AND 关系。被引参考文献检索界面如图 6.16 所示。

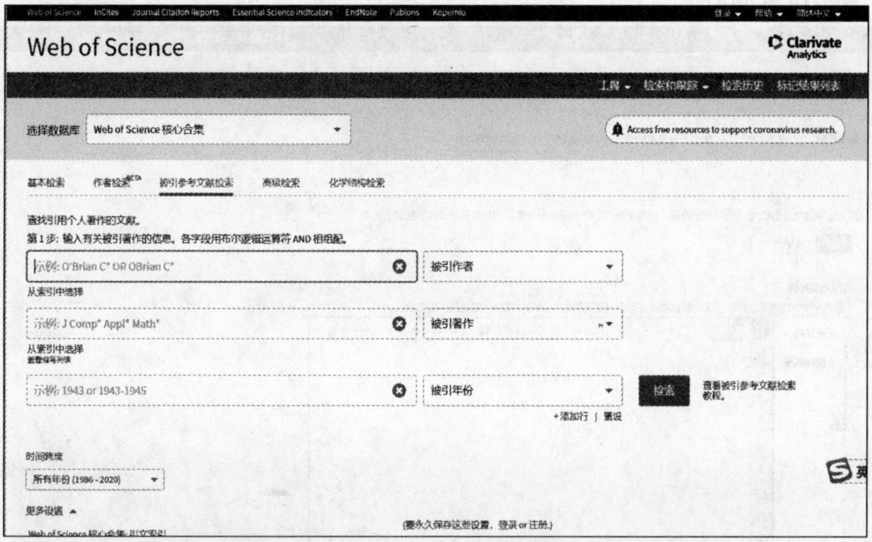

图 6.16　Web of Science 核心合集被引参考文献检索界面

引文索引数据库的最大特点是将其所收录的每篇文献的文后参考文献进行标引并编制成引文索引，提供被引参考文献检索的即引文检索，这是 Web of Science 核心合集的特色检索方式，可以检索包括图书、期刊论文、专利文献等在内的文献被引用的情况。

作者在编制文后参考文献时，有时也会如标注的被引文献标题及刊名拼写、年、卷、期、页码出现错漏或顺序有误等疏漏。因此在进行被引参考文献检索时，系统会将正确或错误的参考文献信息全部列出，这就需要检索者检索时加以甄别。需要注意的是，即使一篇文献没有被该系统收录，用户通过被引参考文献检索，也能够了解该文献的被引情况。如果一篇文献被系统收录在内，检索者除了可以通过被引参考文献检索获得文献被引情况外，还可以通过基本检索或作者检索检出该篇论文，通过点击检索结果中该篇文献的被引用次数，同时能够知晓哪些文献引用了被检索文献。

（4）化学结构检索

该检索途径可以通过文本检索词或者化学结构图，在 Web of Science 核心合集中的 Current Chemical Reactions 与 Index Chemicus 两个数据库中，检索到相关化学反应信息和化合物信息。化学结构检索界面共分为化学结构绘图（提供绘图软件绘制化合物化学结构图检索）、化合物数据（通过化合物名称、化合物生物活性、分子量等检索）和化学反应数据（通过气体环境、回流标记、压力、时间、温度、产率、反应关键词、化学反应备注等检索）3 个部分。化学结构检索界面如图 6.17 所示。

（5）高级检索

检索者可以使用字段标识符、布尔逻辑算符、括号和检索词在检索框中构建检索表达式进行高级检索。高级检索途径为检索者提供了比基本检索更多的字段,十分适合专业检索者使用,从而提高其检索效率。高级检索的检索结果显示在页面底部的"检索历史"中,检索者可以对检索历史中的检索表达式进行组配检索,检索历史可以保存,创建定题跟踪服务。但高级检索仅限于检索来源文献,不能进行引文检索。高级检索界面如图 6.18 所示。

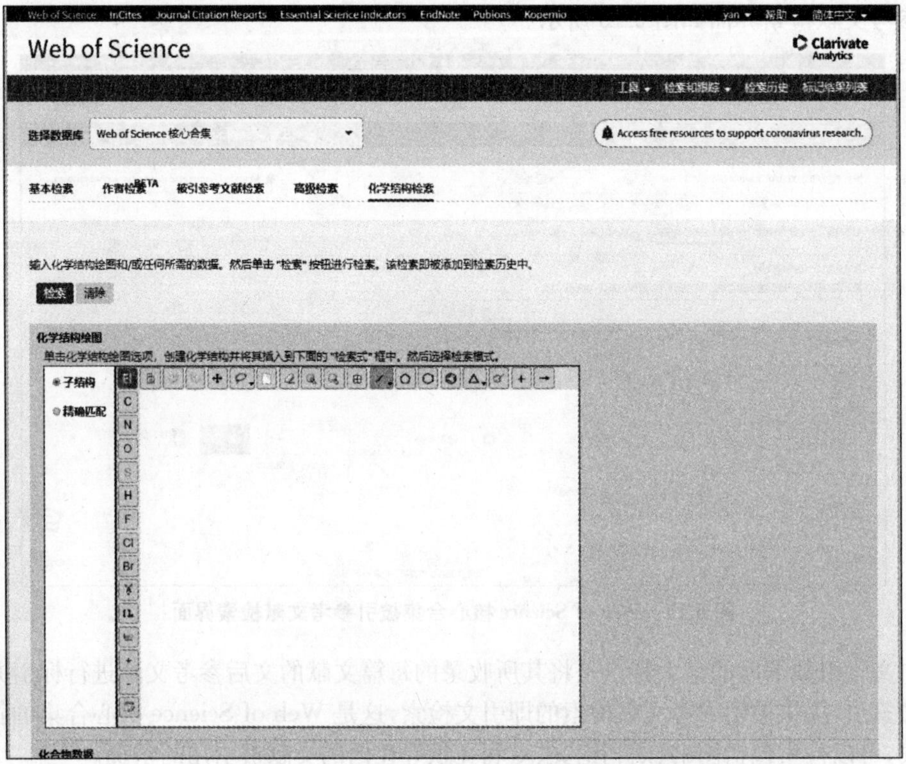

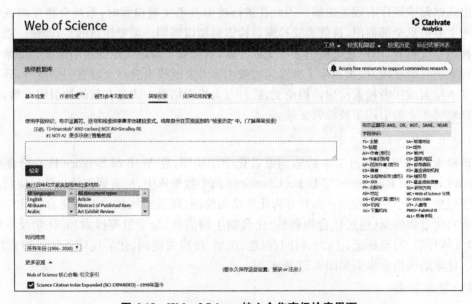

图 6.17　Web of Science 核心集合化学结构检索界面

图 6.18　Web of Science 核心合集高级检索界面

6.4 Science Direct

6.4.1 Science Direct 数据库概述

Elsevier Science 公司是荷兰一家全球知名的学术期刊出版商。1997 年起，Elsevier 公司推出名为 Science Direct 的电子期刊服务，将其出版的全部印刷型期刊转换为电子期刊，并使用基于浏览器开发的检索系统 Science Server。这项计划还包括对用户的本地服务措施 Science Direct On Site(SDOS)，即在用户可以在本地服务器上安装 Science Server 和购买的数据，并每周向用户邮寄光盘更新数据库。

2000 年 1 月起，我国国家图书馆、中国高等教育文献保障系统(CALIS)项目的 9 个高等学校图书馆和科学院图书馆联合分别在清华大学图书馆和上海交通大学图书馆建立了 SDOS 服务器，开始向国内用户提供 Elsevier 1998 年以来的出版的电子期刊服务。

Science Direct 数据库作为 Elsevier 公司的核心产品，自 1999 年开始向用户提供电子期刊全文的在线服务，包括 Elsevier 出版集团所属的多种同行评议期刊和多种系列丛书、手册及参考书等，内容涵盖物理学与工程、生命科学、健康科学、社会科学与人文科学四大学科领域，Science Direct 界面如图 6.19 所示。

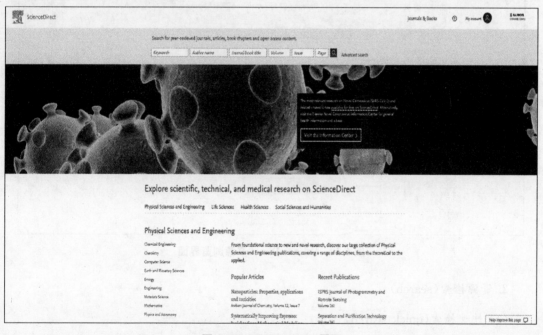

图 6.19 Science Direct 界面

目前，该数据库收录期刊涉及的学科类目包括：农业与生物科学(agricultural and biological sciences)，生物化学(biochemistry)，遗传学和分子生物学(genetics and molecular biology)，环境科学(environmental science)，免疫学与微生物学(immunology and microbiology)，神经系统科学(neuroscience)，化学(chemistry)，计算机科学(computer science)，地球和行星科学(earth and planetary science)，能源科学(energy)，工程技术

(engineering),材料科学(materials science),数学(mathematics),物理学与天文学(physics and astronomy),医学与牙科学(medicine and dentistry),护理与健康(nursing and health professions),药理学、毒理学与制药学(pharmacology, toxicology and pharmaceutical science),兽医学(veterinary science and veterinary medicine),艺术和人文(arts and humanities),商业、管理与会计学(business, management and accounting),决策科学(decision science),经济学、计量学与金融学(economics, econometrics and finance),心理学(psychology),社会科学(social sciences)。

6.4.2 Science Direct 数据库检索方式与技巧

Science Direct 数据库的文献资源类型包括期刊(journals)和图书(books),具有资源浏览(browse)和检索(search)两种功能。

1. 资源浏览(browse)

Science Direct 数据库提供浏览功能,点击主页右上方的"Journals & Books"按钮,即可进学科主题浏览(Filter by Subject)页面,如图 6.20 所示,根据需要可选择按期刊名称浏览或按学科主题浏览。

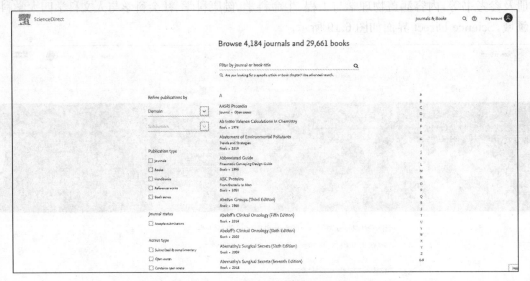

图 6.20　Science Direct 资源浏览界面

2. 资源检索(search)

(1) 快速检索(quick search)

快速检索为 Science Direct 数据库系统默认的检索方式,点击进入主页即"Quick Search"检索界面,如图 6.21 所示。

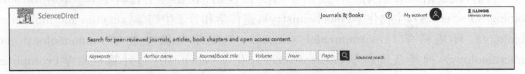

图 6.21　Science Direct 数据库快速检索界面

（2）高级检索（advanced search）

高级检索即多字段逻辑组配检索，点击快速检索界面右侧"Advanced Search"按钮，即可进入高级检索界面，如图 6.22 所示，用户可以通过限定年份、机构名称、关键词、摘要、文章类型等检索所需文献。

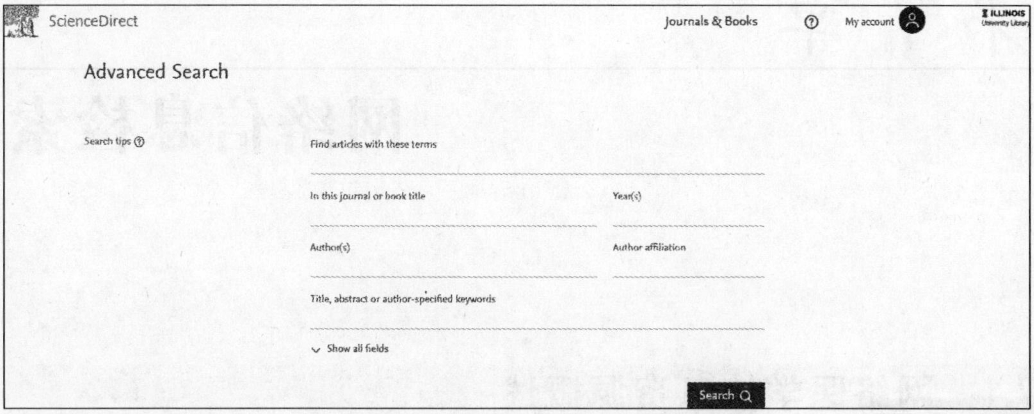

图 6.22　Science Direct 高级检索界面

第7章

网络信息检索

7.1 网络医学信息资源概述

7.1.1 网络医学信息资源定义

网络信息资源(network information resource)是随着因特网在全球的崛起而迅速发展起来的无限、无序的信息空间,是指以数字形式记录,以多种多媒体形式表达,存储在网络计算机磁介质、光介质及各类通信介质的信息集合。网络医学信息资源(network medical information resource)是指以电子数据的形式将生物医学相关的文字、图像、声音、动画等多种形式的信息存放在光磁等非印刷型的载体中,并通过互联网、计算机或终端等方式再现的信息资源。按其发布形式分为数据库资源、电子出版物资源、医学新闻资源、生物医学软件资源、医学教育资源、市场信息资源、循证医学资源和参考信息资源。

7.1.2 网络医学信息资源特点

20世纪80年代以来,网络技术发展迅速,信息资源日益丰富。特别是 Internet 和万维网(World Wide Web,WWW)的出现,获取网络资源更容易。种类繁多的医学信息资源大量出现在网络上,在很大程度上改变了人们的工作和学习方式。

与传统信息资源相比,网络信息资源在数量、结构、分布、传播范围、类型、载体形态、控制机制和传递手段等方面,都有着明显的差异,呈现出许多新的特点。

(1) 信息量大

涵盖了各学科领域,网络信息资源极为丰富,速度快,覆盖面广。

(2) 信息层次多,品种多样

网络信息资源的层次众多,有一次信息、二次信息和三次信息。它包括各种数据库、电子期刊、电子报纸、搜索引擎、分类指南、BBS 和新闻组等资源,覆盖了各地域、各语种的信息资源。多媒体技术在网络资源中的利用,使文字、图形、声音、动画和三维图像等相结合,提供了丰富多彩、生动逼真的信息,大大拓展了信息的获取和传播范围,使用户更容易理解和接受。

（3）传播速度快，时间性强

网络信息资源由于网络的动态更新和快捷的实时传递，在充分发挥信息的时效价值方面有着无可比拟的优势。例如，美国 PubMed 数据库、中国 CNKI 期刊全文数据库等都是每日更新，检索者能很快检索到最新的数据信息。

（4）共享性强，检索方便快捷

与传统文献相比，电子资源使多个用户可在同一时刻下共享同一信息源。

（5）内容庞杂，缺乏社会监督，无序现象严重

在网络上，任何人或机构都可以发布信息，没有严格的发布审查程序，不需要经过出版机构的编辑、审核，缺乏社会监督，缺乏必要的过滤和质量控制，所以网络信息的内容非常庞杂，无序现象严重。正式出版物和非正式出版物交织在一起，科技信息、学术信息、商业信息、个人信息与一些不健康的信息混为一体，既有大量国际水平的研究成果，又有许多难登大雅之堂的信息和许多虚假信息，信息质量良莠不齐。

7.1.3 网络医学信息资源类型

Internet 上的信息资源内容丰富多彩，涉及所有学科和专业，表现形式多种多样。按不同的分类方式，其类别也不同。

1. 按网络信息服务方式分类

按网络信息服务方式分类，网络医学信息资源分为万维网医学信息资源、FTP 医学信息资源、Telnet 医学信息资源、USENET/Newsgroup 医学信息资源、Listserv/Mailing List 医学信息资源五类。

（1）万维网医学信息资源

万维网是当前因特网上最受欢迎和最新的基于 Internet/Web 结构的信息检索服务系统。万维网利用超文本标记语言（hyper text markup language，HTML）和"统一资源定位器"（universal resource location，URL）来描述和定位存在于网络上某台计算机上的信息资源，方便用户查询。

（2）FTP 医学信息资源

FTP（file transfer protocol）称为文件传输协议，是历史悠久和应用广泛的网络工具。它允许人们通过协议连接到网络上的一台远程主机，读取所需文件，并下载到自己的计算机上。传送的文件可以是文本、图像、声音、多媒体数据库和可执行二进制代码。从某种意义上来说，FTP 链相当于在网络上两个主机间复制文档，目前互联网上有大量的 FTP 资源库。但要查找所需文件和主机地址、目录路径和具体文件名，就需要特定的检索工具。

（3）Telnet 医学信息资源

Telnet 是计算机网络的远程登录协议，允许用户将自己的计算机作为某一网络主机的远程终端与该主机相连，从而使用该主机的硬件、软件和信息资源。许多机构都建立了可供远程登录的信息系统，如各类图书馆的公共目录系统、信息服务机构的综合信息系统政府和公共事业部门的信息系统、商业化数据库系统等。用户可以通过 Telnet 协议进行查询，如通过远程登录检索美国 MEDLARS 系统数据库等。

（4）USENET/Newsgroup 医学信息资源

USENET 是一种网络应用软件，用于提供新闻组（news group）服务。在这个服务体系中，有众多的新闻服务器，它们作为主机运行的服务器（news server）软件，接收和存储有关主题的消息，供自己的用户查阅。用户在自己的主机上运行新闻组阅读软件（newsreader），申请加入某个新闻组，并从服务器中读取新闻组消息或将自己的意见发送到新闻组中。用户可查阅别人的意见并予以回复，可以反复讨论，所以新闻组又称"电子论坛"。

（5）Listserv/Mailing List 医学信息资源

网上进行交流和讨论的工具主要有 USENET/NewsGroup（新闻组）、Listserv（电子邮件群）和 Mailing List（用户邮件群）三种。这三种工具的原理和使用方法非常相似，均用于网络用户间的信息交流。

2. 按信息内容表现形式和用途分类

（1）网络数据库

网络数据库是网络医学信息资源的主要形式之一，主要是指出版商和数据库生产商在网络上发行的数据库。它可以是电子图书、电子期刊和电子报纸等一次文献数据库，也可以是文摘、索引和目录等二次文献数据库。网络数据库经过订购后直接通过 Internet 或以本地镜像站点访问检索，同时依托网络发行传递的快捷方便，将信息检索原文传递和最新文献报道等服务融为一体。

题录型数据库中最著名的是美国国立医学图书馆（National Library of Medicine, NLM）免费提供的 PubMed 数据库，TOXNET、CANLIT、美国专利数据库、中国期刊题录数据库、中国专利数据库等也都提供免费检索。商用数据库如著名的联机检索系统 Dialog 和 STN 都通过网络提供多种医学数据库查询。OCLC FirstSearch 检索系统提供 3 000 多万条书目数据库和文献数据库服务；ISI Web of Knowledge 资源系统提供 Web of Science、Science Citation Index Expanded、BIOSIS Preview、ISI Chemistry 等数据库检索服务。国内有中国生物医学文献数据库（CBM）、中文生物医学期刊数据库（CMCC）及中国科技文献数据库（CSTDB）等题录型数据库，可以对光盘塔局城网或网上注册的用户提供服务。

全文型医学数据库目前主要有 ProQuest Medical Library、OVID、Science Direct 全文检索系统，EBSCO 数据库和中国知网（CNKI）提供的清华全文期刊数据库等。这些数据库大都需付费或注册使用。

网络中的数值事实型数据库主要包括基因库、核酸序列、蛋白质结构库等分子生物学数据库，以及毒理学、药物方面的事实型数据库。如美国 NCBI（National Center for Biotechnological Information）提供的 GeneBank、Nucleotide Database、Protein Structure，TOXNET 提供的 HSDB、IRIS 等。

多媒体数据库包括化学物质或药物三维立体结构数据库、各种医学图谱库、医学影像库（X 线片、CT 片、磁共振图像）、病理切片库等，如美国国立卫生研究院的"可视人计划"数据库、TOXNET 中的 NCI-3D 和 HSDB 结构库等。

（2）电子出版物资源

电子出版物主要包括电子期刊、电子报纸、电子图书和电子法规等，在网上浏览、订购该类出版物已成为一种发展趋势。与印刷型的图书、参考工具书相比，网络上的图书和参考工具书内容更丰富,使用更方便,数据更新颖。Merck 公司在网上提供默克(Merck)诊断治疗手册、药物手册及医学信息手册的部分内容,可免费利用。Freebook 网提供包括医学健康在内的免费图书。超星公司对国内 40 万种图书进行数字化加工,并开展网上阅览服务,其中生物医学图书有上千种。

除了以上介绍的全文数据库外,目前网上免费生物医学期刊主要有斯坦福大学的 Highwire 网站,收录 400 多种医学期刊和电子出版物。此外,一些著名学会的出版物也可通过登录学会网站获取,如美国医学会出版的 JAMA 及系列进展性刊物、美国微生物学会出版的 10 种学会出版物。目前我国部分期刊有自己的网站,提供目次、摘要及部分全文。例如万方数据资源系统和中国学术期刊网提供数字化的期刊,有近 2 000 种科技期刊全文在网上供注册用户使用。

目前上网的报纸已有几千种。各大报纸有自己的网络版,与印刷版报纸相比,有不受时间和地域的限制,大多提供免费阅览的优点。如国外有 Science Daily、Physiweekly、International Medicine World Report 等,国内有《健康报》《中国医学论坛报》《中国中医药报》等报纸网络版。

(3) 网络医学信息资源搜索引擎和馆藏联机目录

除了常规的综合性搜索引擎,如 Google、AltaVista、Infoseek、Lycos 等,还有多元搜索引擎、医学专业搜索引擎。如 MedicalMatrix、MedWebplus、Medfinder 等。多数的网络检索工具同时具有关键词检索和目录检索。

馆藏联机目录是各图书馆馆藏文献的检索系统,在揭示馆藏文献内容和提供检索、馆藏利用和馆际互借、资源共享等方面发挥着非常重要的作用。目前,全球 600 多所著名的公共图书馆、大学图书馆以及 400 多个学术机构将其馆藏目录通过 Internet 向公众免费开放。这些图书馆馆藏目录检索系统称为联机公共目录查询(Online Public Access Catalog, OPAC)。用户利用目标图书馆 URL 可以不受时间和空间的限制,查询世界各地图书馆的馆藏。例如,美国国立医学图书馆在网上提供馆藏目录检索。我国的中国高等教育文献保障系统(China Academic Library and Information System,CALIS)和国家科技文献图书中心(NSTL),通过网络提供中外文书刊联合目录和会议学位论文的检索、馆际互借和文献传递服务。世界上最大的联机图书馆文献数据中心 OCLC 系统也联入互联网,它拥有 3 700 余万条编目记录和世界各地 25 000 余所成员馆的 6 亿条馆藏目录,还收录了 800 万篇文献,内容涉及科技、医学、人文科学和社会科学。越来越多的图书馆在提供联机馆藏目录的同时,开始提供流通服务,读者可联机提出借阅请求,图书馆可将图书或文献寄给读者。

(4) 网络医学教育信息资源

医学教育资源包括针对医学从业人员的职业教育资源和针对普通大众及患者的普及教育资源。前者主要为医学院校网站中的继续教育内容,以及分散在各类网站上的医学教育资源。如想详细了解整个医学继续教育情况,可登录医学继续教育联盟网站(Alliance for CMC),获得医学继续教育机构信息、适用对象、教育专题及所提供的资源类型等。美国医学教育资格认证委员会(ACCME)网站可浏览全美 680 多个获认证资格的教育机构的详细信息。目前,许多生物医学网站都专门设有针对患者及普通大众的医学信息,如美国癌症学会、美国内科医师学会、美国癌症研究所的 PDQ 都提供丰富可靠的病人教育资源。一些权威协会期刊的网页中也提供病人教育信息,包括各种疾病的病因、诊断、治疗标准和预后等详细易懂资料。

（5）网络循证医学资源

循证医学（Evidence Based Medicine，EBM）是遵循科学证据的临床医学。1979 年英国 Archie Cochrane 提出以系统综述来总结和更新医学各科临床随机对照实验结果，并于 1993 年成立世界 Cochrane 中心协作网。迄今 Cochrane 协作网已发展成为包括六大洲 13 个国家，有 15 个中心的世界性组织。

（6）其他医学信息资源

网络信息几乎囊括了医学科研临床、商务和学习的各个方面，其他医学信息资源主要包括医药市场信息资源，生物医学软件资源，医院、医学院和医生信息资源，科研基金申请，求职信息等。

3. 按医学信息专业内容分类

大多数医学信息的组织管理者按照医药卫生的学科属性进行分类，将网络医学信息资源分为基础医学、临床医学、传统医学、预防医学、护理学、药学等。许多网站使用自创的分类体系，如 Medical Matrix 将各种医学信息分为专业（specialties）、疾病（diseases）、临床实践（clinical practice）、文献（literature）、教育（education）、卫生保健和职业（healthcare and professionals）、医学计算和互联网技术（medical computing & internet technology）、市场（marketplace）等八大类。每一大类下再根据内容的性质分为新闻（news）、全文和多媒体（fulltext/multimedia）、摘要（abstracts）、教科书（textbooks）、主要网址和主页（major sites/home pages）、操作手册（procedures）、实践指南和问题解答（practice guidelines/FAQs）、病例（cases）、影像、病理/临床（images、path/clinical）、患者教育（patient education）、教育资料（educational materials）等七大类。

此外，一些网站使用传统的图书分类法，如《美国国会图书馆图书分类法》（Library of Congress Classification，LCC）、《杜威十进分类法》（DC 或 DDC）、《国际十进分类法》（Universal Decimal Classification，UDC）等已经被应用于网络信息资源的组织和检索。还有一些网站应用主题词表构建主题目录，如 CliniWeb International 采用 NLM 医学主题词树状结构表的结构体系，将所有的临床 Web 地址分为解剖学，有机体，疾病，化学制品和药品，分析、诊断和治疗技术及设备，精神病学和心理学，生物科学等七大类。

7.2　搜索引擎

Internet 的飞速发展，网上资源日新月异，呈爆炸性增长，而且网络信息浩瀚庞杂，缺乏整体过滤机制的网络信息未免鱼龙混杂，泥沙俱下。面对浩如烟海又繁杂无序的信息资源，如何高效、准确地找到自己所需的信息已成为用户迫切关心的问题。为此，各种网络信息检索工具应运而生。

网络信息检索工具是一种对分散、无序的网络信息资源进行有效控制的工具，具有数据组织机制和信息检索机制，它对庞大的网络信息资源进行收集、记录、标引，形成索引数据库，提供检索功能，指向相关网站或其中的相关资源。早期的网络检索工具有：用于查找 Telnet 资源的 Telnet 工具，针对检索 FTP 资源的 Archie，专门检索 Gopher 资源的 Veronicn 和 Jughead,检索网络新闻组的 DeJa News,以及检索整个 Internet 网上文本信息资源的 WAIS 检索工具等等。随着 WWW 逐渐成为 Internet 信息服务的主流,针对 WWW 资源的各种检索工具搜索引擎也逐渐成为检索工具的主流。目前,借助搜索引擎访问检索 WWW 资源,已成为用户查找网络信息最常用、最便捷的途径。

7.2.1 搜索引擎概念

搜索引擎,广义上是指一种基于 Internet 的信息查询系统,包括信息存取、信息管理和信息检索;狭义上是专指伴随着 WWW 信息资源出现的、为搜索 Internet 上的信息而设计的检索软件。搜索引擎具有检索面广、信息量大、信息更新速度快,特定主题的检索专指性强等特点,被誉为网络信息检索的导游。

搜索引擎的原理可以分为数据采集、数据组织和数据检索三部分。

1. 数据采集

搜索和采集网页资源,有人工采集和自动采集两种方式。人工采集由专门信息人员跟踪和选择有用的网页,并按规范方式进行分类标引;自动采集则是通过软件(如 Spider 程序)自动访问互联网,并沿着任何网页中的所有 URL,抓取其他网页,重复这一过程,并把抓取到的所有网页收集回来。

2. 数据组织

由分析索引系统程序对搜集的网页进行分析,提取相关网页信息,根据一定的相关度算法进行大量复杂计算,得到每一个网页针对页面内容及超链接中每一个关键词的相关度(或重要性),然后用这些相关信息建立网页索引数据库。索引数据库中的一条记录对应一个网页,记录的内容包括网页标题、关键词、生成时间、网页摘要及 URL 等信息。

3. 数据检索

根据用户检索要求,从索引数据库中检索出符合用户需要的网页,按相关度数值从高到低排序,再由页面生成系统将搜索结果的链接地址和页面内容摘要等内容组织起来返回给用户。

7.2.2 搜索引擎分类

1. 按检索方式分

(1) 主题分类指南

按某种分类依据(如学科分类),建立主题树分层浏览体系,由搜索引擎抓取网上信息之后,对信息进行标引,并将标引后的信息放入浏览体系的各大类或子类下面,使这些信息呈现出上下位关系。用户将其层层展开,最终进入浏览"树"的叶子节点,找到自己所需的信息。这类搜索引擎体现了知识概念的系统性,查准率高,但由于人工分类标引的干预,查全率低。这类搜索引擎分类体系的科学性和标准性也存在问题。国外典型的主题分类指南有 Yahoo、Open Directory Project(DMOZ)、LookSmart、About 等。国内的搜狐、新浪、网易搜索都属于这一类。

(2) 关键词搜索引擎

是在前台提供一个检索入口,用户通过入口提交查询请求(关键词),系统再将检索结果反馈给用户。这类搜索引擎交互性强,通常具备二次检索功能,以便用户逐步接近检索结果。它适合于查找目的明确,并具备一定的数据库检索知识的用户。国外代表性的关键词搜索引擎有 Google、AltaVista、Inktomi、Teoma、WiseNut 等,国内的如百度、天网属于此类。

2. 按搜索内容覆盖范围分

(1) 综合型搜索引擎

信息采集不受主题限制,包罗万象。包括各个学科,如 Yahoo、Google、百度、搜狐和新浪等。

(2) 专题型搜索引擎

信息的采集限制在某一学科或某一主题,如医学专业搜索引擎 MedicalMatrix、Cliniweb、Medscape 等。

3. 按检索机制分

(1) 独立搜索引擎

拥有自己的索引数据库,可向用户提供基于自身索引库的查询服务,并根据数据库的内容反馈出相应的查询信息或链接站点。较有影响力的独立型搜索引擎有 AltaVista、Excite、Google、百度等。

(2) 元搜索引擎

基于搜索引擎的搜索引擎,它自身不建立数据库,而是在接受用户查询请求的同时在其他多个引擎上进行搜索,并将结果返回给用户。国外著名的元搜索引擎有 Mama、Allonesearch、Dogpile、Metacrawler、InfoSpace、Vivisimo 等。国内元搜索引擎很少,有网络灯塔、万维搜索等。

7.2.3 综合型搜索引擎

1. Google 搜索引擎(http://www.google.com)

Google 是美国斯坦福大学两位博士生 Larry Page 与 Sergey Brin 于 1998 年 9 月创办的。Google 是互联网上最大的搜索引擎,也是第二代搜索引擎和关键词搜索引擎。据统计,通过 Google 可以搜索 80 多亿个网页及其网页快照,以及 4 亿多张图片。Google 功能强大、特点突出、技术先进、服务优良,成为搜索引擎的代表,广受用户喜爱。

Google 支持多语种检索,可在提问框内输入英、法、德、日、俄,中文等 35 种语言中任一种语言的关键词进行检索,系统默认为在所有语种网页中查找。

(1) Google 的特色

① 网页级别技术,是 Google 检索结果的一种排序算法,即根据网页被其他网页链接的次数来评定某一网页的重要性(级别),决定其结果的排名次序,更为客观公正。

② 超文本匹配分析技术,是 Google 的一种匹配技术,它不仅仅根据关键词在网页上出现的次数,还对该网页的内容及该网页所链接的内容进行全面筛查,来决定该网页与检索需求的匹配程度。

③ 手气不错,为定位检索功能,能将用户直接带到与提问词最相关的网站或网页,节约用户时间。

④ 网页快照,将用户浏览过的网页存储在服务器上,并用不同颜色突出显示检索词,用

于在无法访问或找不到原来的网页时使用,但目前在国内此功能无法正常使用。

⑤ 使用偏好,可将界面语言设置为中文简体,跨越了语言障碍。

⑥ 提供中文繁简体转换、英文单词解释和网页翻译功能。在 Google 中能方便地进行中英文单词互译;只需输入一个关键词("翻译"或"fy")和要查的中(英)文单词,Google 返回的网上字典链按显示要查的词的英文(或中文)翻译,如"fy kidney"和"翻译肾脏"。

另外,Google 地图、学术搜索等都为人们的工作、学习和生活提供了极大的便利。

(2) 检索规则

① 布尔逻辑。逻辑"与"用空格表示,最多可输入 10 个检索词;逻辑"或"用大写的 OR 连接多个词;逻辑"非"则在检索词前加上减号,减号前要留空格。如检索肾移植方面的文献,但不要儿童的,则输入 kidney transplantation-child。

② 短语检索。可以通过添加英文双引号来进行短语搜索。

③ 指定范围检索。检索词后面用位置代码(site 为网站限定;link 为链接指向某个 URL 地址的网页;intitle 为标题限定;filetype 为文件类型限定)。加冒号(冒号后不用留空格),可限制检索词出现在相应的位置,如输入"新闻 site www.google.com"表示"在 Google 站点上查找新闻"。为提供最准确的资料,Google 不使用词干法,也不支持通配符(*)搜索,也就是说,Google 只搜索与输入的关键词完全一样的字词。

除此外,Google 对大小写不敏感;无截词功能,若要检索单复数等不同词型的词,用 OR 连接;Google 还可自动进行拼写检查,当输入出错时提示拼写建议;对一些无助于检索的词诸如"the、of、的、是"等 Google 自动忽略,列为禁用词,如需强制检索,用短语检索方法表达。

2. 百度

百度公司于 1999 年年底成立于美国硅谷,是由资深的信息检索技术专家李彦宏与好友徐勇共同创建的,2000 年回北京中关村发展。百度的起名,来源于"众里寻他千百度,蓦然回首,那人却在灯火阑珊处"的灵感。百度(网址为 http://www.baidu.com)搜索简单方便,是集新闻、网页、贴吧、知道、音乐、图片、视频、地图、百科、文库等搜索为一身的综合性搜索引擎。

(1) 百度搜索

在百度主页搜索框内输入检索词,单击"百度一下"按钮即可。下面介绍一下百度支持的搜索功能和语法应用。

① 布尔逻辑检索。在百度搜索中,不支持"AND""＋"符号的使用,逻辑"与"用空格表示,语法是"A B";逻辑"非"用"－"来表示,语法是"A－B"(－之前必须留一空格);逻辑"或"用"|"(管道搜索)来表示,语法是"A | B"。

② 字段限定检索。在百度搜索中,可以限定在标题中、网站内、URL 中查找所要的信息。

在标题中搜索:在检索词的前面加上"intitle:",可以限定只搜索网页标题中含有检索词的网页。例如:"intitle:中国大学"表示标题中含有检索词"中国"和"大学"的网页(intitle 后面的冒号必须是英文状态下输入的)。

在网站内搜索:在一个网址前加"site:",可以限定只搜索某个具体网站或某域名内的网页。例如:"基因治疗 site:emuch.net"表示在 emuch.net(小木虫学术论坛)网站内搜索和"基因治疗"相关的资料。

在 URL 中搜索：在检索词前面加上"inurl："，可以限定只搜索 URL 中含有这些文字的网页。例如："祖国 inurl：mp3"表示"mp3"必须出现在网页 URL 中，"祖国"可以出现在网页的任何位置。

③ 精确匹配。使用双引号把检索词括起来，可以精确匹配检索词进行搜索。例如，搜索湖北科技学院，如果不加双引号，检索词可能被拆分，但加上双引号后，"湖北科技学院"就不会被拆分了。

使用书名号把检索词括起来，有两方面的功能：一是书名号出现在搜索结果中；二是被书名号括起来的内容不会被拆分。

④ 专业文档搜索。互联网上的许多资料，不是以普通网页的形式出现，而是以 Word、PDF、TXT 等格式存在的文档。百度支持对这些文档（如 Word、Excel、PowerPoint、PDF、TXT、RTF 等）进行全文搜索，只需在检索词后加一个"filetype："进行文档类型的限定，ALL 则可以表示搜索所有文档类型。例如要搜索"信息检索"的 PowerPoint 文档，只需在搜索框中输入"信息检索 filetype：PPT"即可；查找个人文献管理软件 EndNote 的使用教程，可在检索框中输入"endnote（教程|使用|技巧|指南|攻略 1 手册）filetype：PDF"，可查找到关于 EndNote 软件学习的 PDF 文档。

（2）百度的特色功能

百度提供百度百科、百度知道、百度快照、图片、视频、音乐、文库、国学等特色服务，下面简单介绍几种。

① 百度百科，是百度 2006 年 4 月推出的一部内容开放、自由的网络百科全书，提倡网络面前人人平等，所有人共同协作编写百科全书，让知识在一定的技术规则和文化脉络下得以不断组合和拓展。为用户提供一个创造性的网络平台，强调用户的参与和奉献精神，充分调动互联网所有用户的力量，汇聚上亿用户的头脑智慧，积极进行交流和分享，同时实现与搜索引擎的完美结合，从不同的层次上满足用户对信息的需求。百度百科的目标是成为全球最大中文网络百科全书。

② 百度文库，是供网友在线分享文档的开放平台，百度文库与 95 家专业出版机构达成正式版权合作意向。

用户首先需要注册一个百度账号，就可以在线阅读和下载涉及课件、习题、考试题库、论文报告、专业资料、各类公文模板、法律文件、文学小说等多个领域的资料。平台所累积的文档，均来自热心用户上传，百度自身不编辑或修改用户上传的文档内容。用户通过上传文档获得平台虚拟的积分奖励，但下载上传用户已标价的文档，需付出虚拟积分（也有免费文档，用户登录后即可下载）。百度文库已实现对手机终端的支持，对 doc、ppt、pdf、txt、xls 等多种文档格式的兼容和批量上传功能的完善。

③ 百度知道，是一个基于搜索的互动式知识问答分享平台，于 2005 年 6 月 21 日发布，并于 2005 年 11 月 8 日转为正式版。"百度知道"是用户自己根据具体需求有针对性地提出问题，通过积分奖励机制发动百度知道界面其他用户来解决该问题的搜索模式。同时，这些问题的答案又会进一步作为搜索结果，提供给其他有类似疑问的用户，达到分享知识的效果。百度知道也可以看作是对搜索引擎功能的一种补充，通过对回答的沉淀和组织形成新的信息库，其中信息可被用户进一步检索和利用。这意味着，用户既是搜索引擎的使用者，同时也是创造者。

7.2.4　学术搜索引擎

学术搜索引擎是垂直搜索引擎的一种,在技术上与普通搜索引擎是一样的,只是设定的搜索范围不同而已。学术搜索引擎以网络学术资源为索引对象,一般涵盖互联网上的免费学术资源和以深层网页形式存在的学术资源,通过对这类资源的爬行、抓取、索引以统一的入口向用户提供服务。学术搜索引擎把用户从面对海量、异构的学术资源不知如何下手的困境中解脱出来,用户可以通过一个简单的界面访问多种异构分布的资源。

1. Google Scholar

Google Scholar(谷歌学术搜索)是 Google 公司 2004 年推出的一个可以免费搜索学术文章的网络搜索引擎,2006 年 1 月面向中文信息的谷歌学术搜索正式上线。谷歌学术搜索的资料来源主要有下面几个方面:一是网络免费的学术资源,包括论文预印本、会议论文调研报告等;二是开放获取的期刊网站;三是付费电子资源供应商;四是图书馆链接。谷歌学术搜索的检索功能灵活、强大,尤其是支持多种字段检索、特定文件类型检索等功能,并可以按用户的习惯设置检索界面。

(1) 检索范围与类型

Google Scholar 涉及医药、物理、经济及计算机科学等多个领域,搜索的文献类型包括学术性刊物文章、研究机构论文、技术报告、摘要等。谷歌学术搜索推出后,可帮助用户搜索到万方数据资源系统、维普资讯,主要大学发表的学术期刊、公开的学术期刊、中国大学的论文以及网上可以搜索到的各类文章、技术报告和摘要等中文学术资料。

(2) 检索功能

Google Scholar 提供基本检索和高级检索两种检索模式。

① 基本检索模式为默认模式,使用简单、快捷。在搜索框中输入关键词,即可以搜索到与之相关的各种文献等;如果要检索某作者的文章,则可按“author:关键词”格式输入,其中“author:”是操作命令符。例如要查 Witten 写的文章,在搜索框中输入“author:Witten”即可。

② 高级检索提供更多的用户选项。通过四个检索框分别规定检索词在检索结果中出现的规律:有全部出现、至少出现一个、禁止出现、精确匹配供选择。

按作者查询:可以有效地获得特定学者的学术文献;

按出版物查询:可针对特定出版物检索相关主题;

按出版日期查询:适用于检索某一时间段或最新的学术文献;

限定检索词出现的位置:可限定在文章标题或全文中进行检索;

逻辑组配检索:可直接在检索框内输入逻辑表达式,支持 AND、OR、NOT 等布尔算符及其他一些运算符号;

主题内容限定检索:可限定检索在全部主题或其中某几个主题中进行。

此外,还可以设置个性化检索界面,包括界面语言、检索语言、单页检索结果显示条数、文献管理软件等。

2. 百度学术搜索

2014 年 6 月初,百度学术搜索上线。百度学术搜索是百度旗下提供海量中英文文献检索的学术资源搜索平台,涵盖了各类学术期刊、会议论文,旨在为国内外学者提供最好的科研体验。百度学术搜索可检索到收费和免费的学术论文,并通过时间筛选、标题、关键字、摘要、作者、出版物、文献类型、被引用次数等细化指标提高检索的精准性。百度学术搜索频道还是一个无广告的频道,页面简洁大方保持百度搜索一贯的简单风格。

在百度学术搜索页面下,会针对用户搜索的学术内容,呈现出百度学术搜索提供的合适结果。用户可以选择查看学术论文的详细信息,也可以选择跳转至百度学术搜索页面查看更多相关论文。

在百度学术搜索中,用户还可以选择将搜索结果按照"相关性""被引频次""发表时间"三个维度分别排序,以满足不同的需求。

3. BASE

BASE(Bielefeld Academic Search Engine,比勒费尔德学术搜索引擎,网址为 http://www.bassearch.net)是德国比勒费尔德大学图书馆开发的一个多学科的学术搜索引擎,提供对全球异构学术资源的集成检索服务。它整合了德国比勒费尔德大学图书馆的图书馆目录和 3 000 多个开放资源(超过 6 200 万个文档)的数据。

4. OJOSE

OJOSE(Online Journal Search Engine,在线期刊搜索引擎,网址为 http://www.ojose.com)是一个强大的免费科学搜索引擎,通过一次检索,能查找、下载或购买到近 60 个数据库的资源,包括期刊、论文、研究报告、图书等信息。

现有的免费综合性学术搜索引擎还有 Socolar(网址为 http://www.socolar.com)、Infomine(网址为 http://infomine.ucr.edu)、Information Bridge(网址为 http://www.ostil.gov/bridge)、化工引擎(网址为 http://www.chemyq.com)、CNKI 学术搜索(网址为 http://scholar.cnki.net)等。

7.2.5 医学专业搜索引擎

网上医学文献资源内容极其丰富,善于利用网上专门的医学搜索引擎是高效获取所需医学信息和资料的捷径。Google 等综合型的搜索引擎比较适合用于一些通用问题的查找,但对专题的查找,应用综合型搜索引擎易查出大量冗余信息,学术价值良莠不齐,给信息的筛选增加了难度。所以,对于专题信息的查找,首先应考虑使用专题型的搜索引擎。

在 Google 或百度中输入"医学搜索引擎"或"intitle:医学专业搜索引擎"或"intitle:medicine search engine"便可查到中外文医学专业的搜索引擎。

1. 国外常用医学专业搜索引擎

(1) Medical Matrix(医源)

Medical Matrix(网址为 http://www.medmatrix.org)是一种医学索引和目录,1994 年由堪萨斯大学建立,现由美国 Medical Matrix LLC 主持,是目前最重要的医学搜索引擎。它的最终用户是医生及工作在医疗第一线的卫生工作者。医源目前是收费网站,提供 24 小时免费注册使用,每台计算机只能免费注册一次。Medical Matrix 提供了分类目录检索和关键词检索两种途径。

(2) Medseape(医景)

美国 Medscape(网址为 http://www.medscape.com)于 1995 年 6 月创建,是面向医学

专家、专业医师和所有医疗卫生工作者,提供更新快、涵盖专业广、信息量大的专业医学信息资源库,可提供图像、声频、视频资料检索,是目前最大的免费提供临床医学全文和继续医学教育资源的站点。利用 Medscape 网站的资源需要注册成为其成员,注册是免费的,可根据个人的需要定制自己的 Medscape 界面或直接进入某一专业的界面。

Medscape 内容丰富,设有每日医学新闻,刊载 MedscapeWire 新闻和路透社医学新闻;临床实践指南;各类继续医学教育 CME 资源;电子杂志全文,其中包含有 *American Heart Journal*、*American Journal of Clinical Pathology*、*Chest*、*Diabetes Care* 等期刊;医学会议摘要和时间表;检索循证医学文摘数据库 ACP Club;检索 MEDLINE 数据库;同时提供网络医学词典和回答用户咨询等。Medscape 提供分类和关键词检索两种途径。

(3) HON

HON(The Health on the Net Foundation,网址为 http://www.hon.ch)是 1995 年创建于瑞士的一个非营利性国际组织,主要为职业医师和普通用户提供实用,可靠的网上医药卫生信息资源,并制定了医药卫生网站开发者的道德规范;HON 网站有英文和法文版,提供了丰富的资源和特色服务,包括两个医学专业的搜索引擎(MedHunt 和 HONselect)、多媒体资源(HONmedia)、国际医学会议信息(Conferences&Events)、医学新闻(DailyNews)、HON 项目(HONproiect)及 HON 档案(HONdossier)等。一般说来,若检索相应的医学站点、医院等信息可选择 MedHunt,若检索相应的医学主题、医学期刊、医学多媒体等信息,可选择 HONselect。

MedHunt 是 HON 于 1996 年建立的一个检索型免费全文医学搜索引擎,由人工和机器人 Marvin 建立的医学信息的索引数据库(Honoureddatabase 和 AutoIndexeddatabase),专供医学工作者使用。该引擎提供关键词或自然语言的查询,检索界面采用表单形式,可选择逻辑组配的方式,有 all the words(AND)、any of the words(OR)、adjacent words(NEAR),同时可对 Honoured database 进行限制,例如限制范围在医院,事件,限制检索的地理位置或域名(北美、欧洲、南美、商业、政治、军事等),检索结果按相关性从高到低排列。

HONselect 是一个多语种,智能型的搜索引擎,主要检索 MeSH 词、权威医学论文、新闻网站和多媒体等资源。采用美国国家医学图书馆(NLM)的 MeSH 词表组织网络医学信息资源,提供 33 000 多个 MeSH 词的释义和等级结构。HONselect 提供分类目录和关键词两种检索方法。

(4) MedSite

MedSite(网址为 http://www.medsite.com)是由美国 Medsite Publishing 公司于 1997 年 7 月在万维网上建立的著名医学搜索引擎,共收集了 10 000 多个医学及与健康相关的站点,收录范围主要以美国、加拿大为主,提供医学主题的分类目录浏览和站点检索的功能。

(5) HealthWeb

HealthWeb(网址为 http://www.healthweb.org)是美国中西部地区的健康科学图书馆合作开发的健康相关资源指南系统。该系统收集了全球范围的医学信息资源,提供按医学主题词浏览相关资源站点和按关键词检索相关资源站点的功能。

(6) HealthAtoZ

HealthAtoZ(网址为 http://www.healthatoz.com)是美国 Medical Network 公司于

1996 年建立的健康与医学专业搜索引擎。该引擎收集了全球范围的网上生物医学资源(以美国为主),资源类型有 Web、FTP、Gopher、讨论组和新闻组等,所有资源都经过医学专业人员人工分类和标注。

(7) MedExplorer

MedExplorer(网址为 http://www.medexplorer.com)是由加拿大的 Marlin Glaspey 在 1996 年 3 月建立的医学信息资源搜索引擎。该引擎主要收录了美国和加拿大的医学资源,还有少量其他国家和地区的资源,提供分类目录浏览和目录检索功能。

(8) Med Engine

Med Engine(网址为 http://www.thermedengine.com)是由美国 Goldberger & Associates 公司在网上建立的生物医学信息资源的专业搜索引擎。它提供分类目录浏览和网站检索的功能,收录范围是全球网站的医学信息资源,是网上生物医学资源搜索引擎的引擎或导航系统。

其他国外医学专业的搜索引擎还有 Biormednet(网址为 http://www.bmn.com)、Cliniweb International(网址为 http://www.ohsu.edu/cliniweb)等。

2. 国内医学专业搜索引擎

(1) 360 良医搜索

360 良医搜索推出专业的医疗、医药健康信息的子垂直搜索引擎良医搜索(网址为 http://ly.so.com),意在帮助网民在搜索医疗医药信息的时候,不受虚假医疗广告、虚假医疗信息的侵扰,从而保障网民放心看病、放心就医。

(2) 120ask 有问必答

120ask 有问必答(网址为 http://www.120ask.com)是放心医苑网的有问必答,在线解答您的问题,给所有网友提供一个解决问题、共享答案的地方。

(3) 好大夫在线

好大夫在线(网址为 http://www.haodf.com),目前已经收录了全国 3 200 多家重点医院、8 万多个医院科室、30 余万名医生,详尽展现了这些医生的专业方向和门诊信息。其中,针对患者最关心的热点医院,可以做到每天 19 点发布第二天停诊预报,已成为质量最高、覆盖最全面、更新最快速的门诊信息查询中心。

7.3 网络医学参考工具书

7.3.1 网络参考工具书概述

1. 网络工具书的概念

工具书是根据一定社会需要,全面系统地汇集一定范围内的文献资料,经审定整理或概括,用简明易查的方法加以组织编排,提供某一方面的基本知识或资料线索,专供查检和查考的特定类型的图书。工具书因其易检性、参考性、概括性、知识性和权威性等众多优点一直是指示读书门径、学习和研究不可或缺的助手。

网络工具书从狭义上讲,是指将传统的印刷型工具书数字化后形成的网络版。从广义上看,网络工具书指一切用来查检和查考的数字型资料,如百度百科、金山词霸、爱问知识人等。

2. 网络版参考工具书的特点

传统的印刷版工具书,尤其是大型工具书,存在体积大、使用时相对困难等缺点,难以充分发挥其作用。随着现代信息技术的不断发展,因特网上涌现出越来越多各种类型的网络版参考工具书。与传统的印刷版参考工具书相比,网络参考工具书有如下优点。

(1) 内容更丰富

由于存储容量大,在印刷版的基础上又增加了许多新的内容。普遍使用多媒体,具有视频、音频等多媒体效果,具有动态性和即时性,如在某些电子百科全书中查询"心脏"这个条目,可以见到心脏的血流变化图,并听到心音。

(2) 使用更方便

读者可以随时随地地联网使用,并可实现多用户共享。利用先进的检索技术增加了许多新的检索功能和检索途径,提高了检索速度,从而方便各类读者都能够瞬间找到所需资源。

(3) 数据更新颖

网络版工具书的更新速度都比印刷版工具书快。一般网络版工具书是按天、按周、按月或按季度更新的,因此在新颖性方面占有更大的优势。

3. 网络工具书的类型

网络工具书本质上是一种网络检索工具,以网络为门户,具有突出的"工具"性质,是工具书与现代信息技术相结合的产物。其在多方面克服了印刷版的不足,符合大众的要求,逐渐成为检索的主要工具。网络工具书大体可分为三种类型。

(1) 衍生型工具书

它是指传统工具书数字化形成的网络版。这类工具书以印刷版工具书为蓝本,完全不改变传统工具书的内容、体系,只是增加了相关条目之前的联系。如商务印书馆的"工具书在线"。

(2) 集成型网络工具书

它包括两种情况,一种是多种工具书的集成整合网站,如知识在线(www.Db66.com);另一种是以某一知名工具书为基础并整合其他资源,既保留了原有工具书的权威性、科学性与内容特色,又集成了其他工具书,同时对网络资源进行筛选与提供,如不列颠在线(Britannica Online)。

(3) 开放型工具书

它是指使用维基(Wiki)技术的网上免费参考工具书,也称维基百科。Wiki 是一种超文本系统,这种超文本系统支持面向社群的协作式工作,不但可以在 Web 的基础上对维基文本进行浏览,还可以任意创建和更改。也就是说,每位访问者可以同时扮演读者和作者的双重角色。

7.3.2　网络医学参考工具书举例

1. 词典

字典、词(辞)典是最常用的参考工具书,网络中有许多国内外著名的医学字典、词(辞)

典。例如：

(1)《道兰插图医学词典》(Dorland's Illustrated Medical Dictionary)

印刷版初版于 1900 年，是世界著名的权威性医学词典。该词典收词广泛、释义精确、补充新词及时。编有医学词源，附有插图和缩略语。网址为 http://www.mercksource.com，可免费使用。

(2)《斯特得曼医学词典》(Stedman's Medical Dictionary)

印刷版于 1911 年初版，27 版收编 104 000 个医学术语，近 1 500 个图像。有词的定义、发音、语源学、表格和动画等。网址为 http://www.stedmans.com。

(3) 在线医学词典(On-line Medical Dictionary，OMD)

它由 Graham Dark 博士创建，收录 460 000 多条医学术语，内容涉及生化、细胞生物、化学、临床医学、分子生物学、生物物理、植物生物学、放射学和技术等学科。网址为 http://cancerweb.nel.ac.uk/omd。

(4) 中药词典

唐汉中医药网站中的资讯博览中有中药词典和中医词典，可采取笔画查询和条目查询两种方式。网址为 http://www.th5.cn。

(5) Medical Dictionary Online

医学名词术语、药物、卫生保健仪器、卫生状况、医学设备、专业名词和医学缩略语的免费联机医学词典搜索引擎。除医学词典以外，还有 Medical Conditions(医学现状)、Medical News(医学新闻)、Legal Dictionary(法律词典)、Computer Dictionary(计算机词典)等免费词典。网址为 http://www.online.medical.dictionary.org/contactus.asp。

2. 百科全书

百科全书"是人类知识的总结"，号称"工具书之王"，收集了各个学科领域的知识信息，有名词、术语、人物、事件等内容条目，叙述概括精练，提供有关学科领域的一般性知识。国内外知名度高、学术性与权威性较强的综合性百科全书有：

(1)《不列颠百科全书》(The Encyclopedia Britannica)

《不列颠百科全书》原名《大英百科全书》，印刷版 1768 年初版发行，是著名的 ABC 三大百科全书之"B"，是世界公认的最具权威性、知识性、大容量性的经典百科全书。2001 年秋季发行全新改写的 32 卷印刷版 Encyclopedia Britannica，网络版于 1999 年推出，可使用的内容包括《韦氏大字典》与《大英百科全书》，可免费使用 14 天，继续使用每月要支付 5 美元。但其中的一些资料，可以从大英百科网站获得，网址为 http://www.britannica.com。

(2)《美国大百科全书》(The Academic American Encyclopedia)

《美国大百科全书》是著名的 ABC 三大百科全书之"A"，印刷版 1829 年出版。Grolier 的联机核心产品百科全书，就是基于 The Academic American Encyclopedia。网站提供 284 000 条以上相互链接的条目，通过其 Internet 索引，可将自身网站中 310 000 条以上的收藏内容链接于万维网中 40 000 个以上的站点，有 30 天免费试用期。网址为 http://Nauth.grolier.com。

（3）《哥伦比亚百科全书》

《哥伦比亚百科全书》是著名的 ABC 三大百科全书之"C"。该书印刷版于 1935 年由哥伦比亚大学出版社首次出版,1950 年和 1963 年曾两次大幅修订,现版本为第六版,2000 年印刷。书中有 51 000 个条目,总计 650 万个词。网络上有该百科全书的数个不同的网络版,且不需要付费。网址为 http://www.encyclopedia.com。

（4）微软电子百科全书

微软的 Encarta 网络版百科全书,免费使用,每年更新。可查询 4 500 多个有关世界知识的条目。网址为 http://encarta.msn.com。

（5）A.D.A.M.卫生插图百科全书（The Adam Health Illustrated Encyclopedia）

在美国国立医学图书馆的 MEDLINEplus 网页中有 A.D.A.M.公司制作的医学百科全书。可免费查询。内容可靠,由医生评述的 4 000 条以上有关疾病、试验、综合征、损伤和外科方面的条目。还有大量医学照片和插图,多达 10 000 页。查询按照概念相关性进行。网址为 http://www.nlm,nih.gov/medlineplus/encyclopedia.html。

（6）生命科学百科全书（Nature Encyclopedia of Life Sciences,Nature ELS）

Nature 于 2001 年 4 月推出,自称是最全面的生物科学参考工具。其最后更新时间是 2003 年 12 月 12 日,新增 25 个新条目,改写 118 条。从发布至今已新增 437 条,改写 561 条。总条目几乎达到 3 000 条。事业机构注册后可免费试用。网址为 http://www.els.net/els/public/home/default.asp? sessionid= public。

3. 年鉴

年鉴按照年度编辑出版,全面汇集一年内的大事、进展、成果、统计数据。权威性年鉴出版单位编辑报道的最新资料、科研动态和发展趋势,可信度高。

（1）急症医学年鉴

急症医学年鉴是美国急救医师协会（American College of Emergency Physicians,ACEP)的官方出版物,对 ACEP 成员免费提供网站内容。该刊由 Mosby 公司出版。该年鉴适用于急救的临床研究、小儿科急救护理、伤害预防等。网址为 http://www.acep,org/11560.html。

（2）内科年鉴

1927 年创刊,双月刊,美国内科医师学会主办。网上可以免费阅读 1993 年来的文献全文。

4. 手册

手册一般汇集某专业学科领域内较成熟稳定的知识和经验,简明实用。可归在此类工具书的还有指南便览、必备、大全等。例如,默克诊疗手册,印刷版于 1899 年问世,该手册致力于提供可靠的、简单易用的医学信息,是世界上最为广泛使用的医学参考书,有 14 种语言的版本,由美国 Merck 公司出版。该手册详述了内科、儿科、老年病、眼科、耳鼻喉科、妇科、精神病科及其他特殊科目的疾病信息,为临床医生、护士、牙科医生、医生助理及医学生和其他健康从业者提供了有用的、经过仔细核查的信息,其网址为 http://www.merck.com。

7.4　基础医学信息资源

7.4.1　基础医学文献信息概述

　　基础医学属于基础学科,是研究人的生命和疾病现象的本质及其规律的自然科学。研究关于人体的健康与疾病的本质及其规律为其他所有应用医学所遵循,是作为临床医学的理论基础。基础医学文献信息随着医学科学的不断发展而剧增,基础医学研究出现了既高度分化,又高度综合的局面。学科分支逐渐增多,且各分支之间相互交叉渗透,边缘学科和新兴学科不断涌现。基础医学文献信息已成为医学工作者学习、科研、创新等有力工具和重要法宝。基础医学文献信息是医学的重要组成部分。

　　网络基础医学信息资源的分类和分布与其他医学信息资源的一样,既包括数据库,也包括网站、论坛等。

7.4.2　基础医学信息资源网站

　　1. 综合性的基础医学资源网站

　　(1) 基础医学科学数据共享网作为国家科技基础条件平台建设下医药卫生共享项目的子项目,其主要目的就是实现我国网络环境下的基础医学资源整合。基础医学科学数据共享网(网址为 http://www.brmicc.cn 或 http://www.bmice.cn/web/share/home,以下简称"共享网")2004 年正式投入建设,目前共整合了来自清华大学、北京大学、中科院生物物理所、中国医学科学院、军事医学科学院等 10 多家单位的 20 多个数据库资源。根据数据内容的不同,共享网将整合的几十个数据库分为以下 4 类:人群调查及人体数据资源、分子机制类数据资源、模式生物类数据资源、实验材料数据资源。

　　(2) 基础医学网址大全——金叶天盛医学导航,网址为 http://www.meddir.cn/htm/1213948391375.htm。

　　(3) 基础医学——医学论坛网,网址为 http://www.cmt.corm.en/slist/124.html。

　　(4) 医学全在线下载,网址为 http://www.med126.com。

　　(5) 中国健康网,网址为 http://www.69jk.cn/。

　　(6) 基础医学——首席医学网,网址为 http://www.9med.net/。

　　2. 国外基础医学各学科网站

　　(1) 美国解剖学家协会(The American Association Anatomists,AAA)网站

　　美国解剖学家协会是美国最大的解剖协会,1888 年始建于美国华盛顿,初始目的在于促进解剖科学的发展。其成员来自世界各国的相关专业,包括医学基础教育、医学图像工作、细胞生物学、遗传学、分子发育学、内分泌学、组织学、神经科学、法医学、显微镜、自然人类学等。今天它已成为那些致力于解剖学形态、功能的研究及教育人员的家园。其网站(网址为 http://www.anatomy.org)主页中的中心位置为"Anatomy links"内容,列出重要消息,例如:与解剖学相关的最新学术进展、各有关协会即将召开的会议摘要、相关机构最新动态、最新推荐的免费论文全文、最新研究课题及资助项目信息等。

　　主页菜单栏中有:About Us(关于美国解剖学会)、Membership(会员)、News & Journals

（新闻和期刊）、Careers（职业）、Awards（奖励）、Resources（资源）、Meeting & Events（会议和活动）。在这些菜单栏中 Resources 比较有情报检索价值，包括了解剖学能力、解剖学教育资源、解剖学图像库、大体解剖实验室设计、解剖学训练图、虚拟显微镜数据库和 Web 内容。

（2）美国生理学会（American Physiological Society，APS）网站

美国生理学会创建于 1887 年，是一个致力于提升生理学领域教育、科研和信息传播推广的非营利性组织，现拥有超过 10 500 名会员，绝大多数会员都拥有生理学、医学或其他卫生领域的博士学位。学会出版 10 种同行评议期刊、2 种评论性期刊、1 种开放性教育期刊和学会通讯，以及生理学系列丛书和手册，涵盖了生理学领域所有研究主题，其网站网址为 http://www.physiology.org。

（3）美国病理医师学会（College of American Pathologists，CAP）网站

美国病理医师学会，CAP 是世界上最大的由病理医师组成的联合会，包括世界各国 15 000 多个会员及实验室团体。该学会致力于临床实验室步骤的标准化和改进，所产生的影响超过了其他任何一个组织，因此被公认为是实验室质量保证的领导者，其网站网址为 http://www.cap.org/apps/cap.portal。

（4）美国药理学与实验治疗学学会（American Society for Pharmacology and Experimental Therapeutics，ASPET）网站

美国药理学与实验治疗学学会成立于 1908 年，目前有 5 000 名成员，其成员为学术界、政府、大型制药公司、小型生物技术公司和非营利组织开展基础和临床药理学研究和工作，以对抗疾病致力开发新药与治剂为宗旨。学会内容主要包括会议与产品、出版物、药理学教育资源、药学资源链接、培勘计划、政府与公共事务等，其中出版物包括该学会的 4 种期刊，其网址为 http://aspetjournals.org/。

（5）美国生物化学与分子生物学会（American Society for Biochemistry and Molecular Biology，ASBMB）网站

美国生物化学和分子生物学会（American Society for Biochemistry and Molecular Biology，ASBMB）成立于 1906 年，是一个非营利性的科教组织，目前拥有超过 12 000 名会员，均是生物化学和分子生物学领域的专家和学者。学会的目标是通过出版物、学术会议和人才培养促进生物化学与分子生物学的发展，其出版的期刊质量较高，根据学会相关编辑部的出版政策，可在文章发表后 0、3、6 或 12 个月后免费获得全文。其网址为 http://www.asbmb.org。

（6）美国实验生物学联合会（Federation of American Societies for Experimental Biology，FASEB）网站

美国实验生物学联合会成立于 1912 年，FASEB 的主要使命是通过研究人类的健康状况、思想及工作能力来促进生物医学和生命科学的发展。FASEB 是一个独立的学会成员联盟，包括美国生理学会（APS）、美国生物化学与分子生物学会（ASEMB）、美国药理学与实验治疗学会（ASPET）、美国研究病理学会（ASIP）、美国营养科学学会（ASNS）、美国免疫学家协会（ASI）、美国解剖学家协会（AAA）、美国人类遗传学会（ASHG）、生物物理学会（BS）、蛋白质学会（PS）、美国骨与无机物研究学会（ASBMR）、美国临床研究学会（ASCD）、内分泌学会（ES）、发育生物学学会（SDB）等二十余个主要成员学会。其网址为 http://www.faseb.org。

（7）其他外文基础医学网站

基本组织英文教材，网址为 http://www.sru.edu/pages/5908.asp。

Blue Histology，网址为 http://www.lab.anhb.uwa.edu.au/mb140/default.htm。

Embryology，网址为 http://konig.la.utk.edu/embryo.htm。

Virtual Slide Database，网址为 http://www.path.uiowa.edu/virtualslidebox。

3. 国内基础医学网站

（1）解剖学类

中国解剖网，网址为 http://www.china-anatomy.com。

中华关节外科网 http://www.jointsurgery.com.cn。

系统解剖学网页，网址为 http://www.windrug.com/book/book85.php。

（2）病理学类

病理网站（经典），网址为 http://www.medlibmed.utah.edu/WebPath/webpath.html。

华夏病理 http://www.ipathology.cn

北京协和医院病理科，网址为 http://cn-pathology.com。

中国远程病理中心，网址为 http://www.cipe.org.cn。

病理医学网，网址为 http://www.moticpathology.com。

中华病理技术网，网址为 http://www.dingw.com。

（3）微生物学类

中国科学院微生物研究所信息网络中心，网址为 http://www.im.cas.cn。

微生物馆——中国科普博览，网址为 http://www.kepu.net.cn/vmuseum/。

（4）诊断学类

医学教育网——诊断学精品课程，网址为 http://www.med66.com/demo/zhongyi/c711925/。

中国实验诊断学杂志社，网址为 http://mall.cnki.net/magazine/magalist/ZSZD.htm。

（5）组胚学类

上海交通大学医学院，网址为 http://basic.shsmu.edu.cn/。

中国医科大学，网址为 http://www.cmu.edu.cn/education/undergraduate/histology/index.htm。

一些医科大学的网站还有各种基础医学，如医学免疫学、生药学、解剖学等精品课程网站或图库、视频等信息，在此不再一一赘述。

7.5 临床医学信息资源

7.5.1 临床医学信息概述

临床医学（clinical medicine）是研究疾病的病因、诊断、治疗和预后，提高临床治疗水平，促进人体健康的科学。它根据病人的临床表现，从整体出发综合研究疾病的病因、发病机制和病理过程,进而确定诊断,通过预防和治疗以激励机制,由用户共同参与建设维护,一站式满足最大程度上减弱疾病、减轻病人痛苦、恢复病人临床在线查阅资料、寻求专业帮助和交流学习健康、保护劳动力。根据《中国图书馆图书分类》(第五版)的类目设置需要的医学网站。网站设立了我的智库、临床医学信息源、医学文献、学习交流、兑换图书等栏目,其资源按以下类目进行细分:临床诊疗问题,诊断资源包括临床资料、个人经验和图书兑换库 3 个,还包含治疗学、护理学、临终关怀学、康复医学和全科医学、循证医学等其他分支科学。此外,还包括以下临床各科内容:内科学、外科学、妇产科学、儿科学、肿瘤学、神经科学与精神病学、耳鼻咽喉科学、眼科学、口腔科学、外国民族医学和特种医学等。

临床医学信息资源十分丰富,目前,互联网作为全球最为庞大的信息资源库,蕴藏着极为丰富的临床医学信息资源,人们通过互联网可了解全球临床医疗技术的最新发展动态,在网上与同行专家进行学术交流,探讨各种疾病的病因、发病机制及诊断和治疗的新方法。但同时,互联网信息资源也由于其信息重复、污染以及分散分布等问题,影响了其深层次的信息应用。专业文献信息资源库则在充分利用现代网络技术的基础上,继续保持自身的优势特点,进一步扩大其产品的应用范围。

7.5.2 常用网络上的临床医学信息资源

1. 国外临床医学信息资源网站

(1) 内科医学网(Internal MDLinx)

MDLinx(网址为 http://www.mdlinx.com)由近 40 个专业网站组合而成,Internal MDLinx(网址为 http://www.mdlinx.com/internal-medicine)只是其中的一个关于内科学的网站。该网站由内科临床医师自发组织创建,主要为内科医师提供一次到位的全面的服务,提供最集中的专业信息资源。该网站的主要功能是为内科医生提供关于各种内科疾病的诊断、治疗等临床信息。其主要读者对象为临床医师、护士。网页定期更新,用户可在网页左侧的目录中选择所需内容来查看最新的消息、文摘或全文(部分全文是免费的),同时还可输入关键词进行检索。

(2) 美国医师学会-美国内科学会(American College of Physicians-American Society of Internal Medicine,ACP-ASIM)

成立于 1915 年,是美国最大的医学专业协会。它的宗旨是通过在医师中间培养高超的行业水平和职业的医学道德来促进国民的健康水平。其网站(网址为 http://www.acponline.org)的主要读者对象为内科医生和内科各专业的医务人员,包括心血管学、胃肠病学、肾病学、肺病学、内分泌学、血液学、风湿病学、神经学、肿瘤学、传染病学、变态反应和免疫病、老年病学等学科。该网站提供的服务很多,内容涉及临床、科研和教育各方面,主要栏目有 Clinical Information(临床信息)、Education & Recertification(教育与认证)、Residents & Fellows(住院医师)、Medical Students(医学生)、Patients &Families(患者与家庭)。

(3) 默克诊疗手册(The Merck Manual of Diagnosis and Therapy)

默克诊疗手册(网址为 http://www.merck.com/mmpe/index.html)作为美国默沙东公司(在美国称为默克公司)对医疗界提供的非营利性服务。纸质版《默克诊疗手册》自1899 年出版以来至今已再版了 17 版。并翻译成 16 种语言,发行量超过了 1 000 万本,它也是英语中连续出版的最古老的医学参考书。《默克诊疗手册》为临床医生、护士、牙科医生、医生助理及医学生和其他健康从业者提供了有用的、经过仔细核查的信息。这本书详述了内科、儿科、老年病、眼科、耳鼻喉科、妇科、精神病科及其他特殊科目的疾病信息。读者可免费阅读全文。此外，还可输入关键词对该书进行检索。中文版可登录 http://www.msdchina.com.cn/manual/index.html 查阅。

（4）美国心脏协会（American Heart Association，AHA）

美国心脏协会是美国全国性的非政府卫生机构，是国际学术影响较大、历史悠久的心血管学术团体，致力于降低心血管疾病的致残率和死亡率。该协会网站（网址为 http://www.americanheart.org）提供了丰富的科研、医疗、教学资源和信息。网页主要栏目有：Heart Attack/Stroke Warning Signs（心脏病发作/中风先兆体征）、American Stroke Association（ASA）、Diseases & Conditions（具体疾病）、Heart Disease & Health、CPR&ECC（Cardiopulmonary Resuscitation & Emergency Cardiovascular Care）、Healthy Lifestyle（健康生活方式）、Advocacy：You're the Cure、Heart and Stroke Encyclopedia（心脏和中风百科全书），Science & Professional（专业知识）。

（5）美国心脏病学会（American Collge of Cardiology，ACC）

美国心脏病学会网站（网址为 http://www.acc.org）的主要功能是为心血管专业人员提供高质量的继续教育机会，并为心血管疾病的治疗提供权威的临床实践指南、治疗标准和最新信息，以促进心血管疾病的基础和临床研究。ACC 最初作为教育机构于 1949 年成立，1977 年会址定于马里兰州贝塞斯达（Bethesda），现拥有会员超过 26 000 名，通过对医务人员的专业教育、促进研究、制定指导方针和健康政策，提高心血管病的治疗和预防水平。该网站提供的主要服务包括临床实践、继续教育和信息服务三个方面。

（6）美国国立卫生研究院心肺血液研究所（National Heart，Lung and Blood Institute，NHLBI）

美国国立卫生研究院心肺血液研究所是美国国立卫生研究院的下属机构之一，是世界最大的心肺血液研究机构，其网站（网址为 http://www.nhlbi.nih.gov）为患者和专业医学人员提供关于心脏、血管、肺脏、血液的研究和睡眠障碍的内容。另外还链接到关于 NHLBI 基础研究、临床试验和教育计划等内容。NHLBI 提供的信息资源包括会议消息、临床诊疗指南、临床试验病例、最新信息、NHLBI 下属各实验室的科研情况等。

主要栏目有 Patients and Public、Health Professionals、Clinical Trials、Information for Researchers 等。此外该网站还提供下载或阅读很多图书的 PDF 格式文件和纯文本文档。

（7）心胸外科网（The Cardiothoracic Surgery Network，CTSNet）

心胸外科网（网址为 http://www.ctsnet.org）由心胸外科专业的三个主要学会，即胸外科医师学会（The Society of Thoracic Surgeons）、美国胸外科协会（American Association for Thoracic Surgery）、欧洲心胸外科协会（The European Association for Cardio Thoracic Surgery）主办，其他 30 多个心胸外科组织协办。该网站的主要用户为临床心胸外科医师及其相关专业人员，同时也向患者及家属介绍心、肺、食管等疾病的诊治信息。

CTSNet 是一个开放的综合性的网络知识库，蕴涵了极丰富的临床医学资源，目前在世界范围内拥有会员 1 300 余人。该网站信息包罗万象，如相关的学术机构、会议消息、期刊及图书出版物、病例影像资料、产品信息、求职信息等。因其为用户提供全方位的服务,被认为是心胸外科第一大网站。该网站主要包括以下几个重要栏目:Organization(机构组织)、Clinical Resources(临床资源)、Journal&Book(图书和期刊)。

(8) 胸外科医师学会(The Society of Thoracic Surgeons,STS)

胸外科医师学会是一个非营利性组织,成立于 1964 年,由全世界 5 000 多名会员,包括外科医生、研究员及专家等,该学会目的是通过教育、科研及倡导以提供医学的能力,该网站(网址为 http://www.sts.org)在促进学科发展方面起着举足轻重的作用。其主要栏目如下:Patient Information(患者信息)、Member Services(会员服务)、Education(教育)、STS National Database(数据库)、Government Relations(政府相关)、Resources(资源)、Search(检索)。该网站提供其学会杂志(The Annals of Thoracic Surgery)(胸外科纪事)的链接,该刊是权威的胸外科综合性期刊,内容覆盖整个胸心血管外科,多为本学科及心内、儿外、普外、麻醉、肿瘤、放射等相关学科的最新进展、手术方法及有争议的话题。

(9) 美国胸外科协会(American Association for Thoracic Surgery,AATS)

美国胸外科协会重视其教育职能举办的年会、学会等在专业领域内享有较高声誉。在网站首页(网址为 http://www.aats.org)上提供了此方面的大量信息,如在华盛顿举行的第81 届、82 届年会、2001 年度报告等。在第 81 届年会出版物中设 7 个专题列出相关文献,即成人心脏外科、先天性心病、胸外科总论、科技全会、住院医师论坛、急症抢救与技术论坛和争鸣等。该协会的网页设计比较简洁,一目了然,主要栏目如下:What's New(最新信息)、Events(大事纪要)。

此外,还有 Scholarships and Fellowship(奖学金)、Members(会员信息)、Commuttees(委员会成员信息)、Search(检索)、Feedback(反馈)等栏目。

2. 国内临床医学信息资源网站

(1) 临床智库

临床智库(http://www.cicaline.com)是基于开放的信息共享平台和智点激励机制,由用户共同参与建设维护,一站式满足临床在线查阅资料、寻求专业帮助和交流学习需要的医学网站。网站设立了我的智库、医学资源、医学文献、学习交流、兑换图书等栏目,其资源包括临床资料、个人经验和图书兑换库三个部分及其服务。

(2) 临床医学网

临床医学网(MDLinx)(http://www.mdlinx.com)成立于 1999 年,由各科临床医师自发组建而成,旨在为临床工作者提供综合性、快捷、针对性强的医学新闻信息服务。用户免费注册后可以浏览每日新闻和专业新闻、期刊、站点、继续教育信息和文章。

(3) 丁香园

丁香园网站(http://www.dxy.cn)成立于 2000 年,其初衷是建立专业文献检索网站,向大家介绍检索经验,传授检索方法和技巧,普及知识共享。近几年来,它已逐步发展成为行业规模最大,极具影响力的社会化媒体平台。该网站开辟了心血管、高血压、冠心病、肿瘤、肺癌、肝癌、骨科、脊柱、创伤、内分泌、糖尿病、甲状腺功能亢进症、神经、卒中、癫痫、感染、乙肝、丙肝等信息专栏。除此之外,它还将服务范围扩展到大健康领域,结合互联网和移动互联网技术为大众健康服务,其建设的用药助手、肿瘤时间等移动专题服务,深受临床工作者的好评。

(4) 首席医学网(https://www.9med.net/)

中华首席医学网成立于2003年,2008年更名为首席医学网。由华夏时代(中国)投资集团投资创办,通过互联网为医学专业人士提供一个开放的学术交流及服务平台。每天首家发布最新医学会议邀请,是5 000家医学会议官方报名平台,此外还提供最前沿的医学资讯分享和医学事业机会。

(5) 医学全在线(https://www.med126.com/)

始创于2006年,努力致力于医学考试免费辅导,覆盖医学考研、医师资格、药师资格、护士护师等各类医学类考试,提供最快的考试资讯,最全的免费资料下载。

(6) 中国健康网(http://www.69jk.cn)

中国健康网站提供最实用的健康知识、健康饮食、心理健康、养生保健和权威的健康之路视频等知识,了解更多健康知识,享受健康生活。

以上列举了国内外几个临床医学综合性网站,还有许多临床医学信息网站这里就不再一一列举。

【微信扫码】
相关资源

第8章
医学信息评价与利用

8.1 医学文献管理

收集获得的原始文献通常是杂乱无章的,要想更好地利用文献,就需要进行必要的整理、鉴别与分析。整理是将文献进行有序组织,使其成为便于利用的形式的过程;鉴别是剔除无效、不可信、不科学、不符合主题或重复的文献,区别主次文献的过程;分析是通过定性、定量的方法,提出观点,得出结论的过程。

8.1.1 文献的整理

1. 形式上

凭借文献某一外在依据,对其进行分门别类的整理,即对文献的粗加工。例如,可以按照文献的载体,也可以按照主题热度等进行整理。

2. 内容上

针对文献内容进行以下形式的整理。

(1) 分类整理

根据文献中课题包含的对象、内容范畴、领域、主题及时间、空间等进行整理。

(2) 数据整理

数据整理即在对文献进行对比、鉴别后制成统计图、表,便于观察和分析的整理工作。

(3) 观点整理

观点整理要注意各种观点和事实的对比,包括矛盾的观点或事实的剖析、不同观点或事实的列举、相近观点或事实的归并、相同观点或事实的去重等。

8.1.2 文献的鉴别

收集的文献质量到底如何,关系着文献本身是否有价值,同时还关系到最终研究成果的价值。文献的鉴别通常从可靠性、先进性、适用性等方面入手。

1. 可靠性

可靠性主要是指文献能够客观、真实地反映科学研究与医疗实践活动的程度。原始信息的可靠性一般包括四个方面:真实性、完整性、科学性和典型性。

2. 先进性

在时间上,文献的先进性表现为内容的新颖性;在空间上,可按照地域分级来鉴别,例如国际水平、国家水平、地区水平、行业水平等。

3. 适用性

适用性主要是指文献对于用户可利用的程度。判断适用性是以可靠性和先进性为基础的,要将文献的提供源和使用源在各方面的情况加以对比,找出异同。它是决定文献价值的重要因素。

8.1.3 文献的分析、评价

文献的分析、评价是一项综合性很强的思维活动,需要运用各种方法、手段对获取的文献进行定性或定量分析,得出结论。它侧重于相关分析、理论构架的形成、研究方法的选择和比较、模型的建立、评估和优势分析、预测分析等。国内相关统计数据显示绝大多数的科研成果是以期刊论文的形式出版发行的。期刊的影响力决定了其在国内外研究同行中的影响程度,对其的评价指标主要有核心期刊、期刊被国际著名检索系统收录的情况、影响因子、被引频次等。常用的英文学术类核心期刊评价工具有美国的 Journal Citation Reports(期刊引用报告,JCR)。中文学术类核心期刊的评价工具有三种:《中文核心期刊要目总览》(北京大学图书馆主编)、《中国科技期刊引证报告》(中国科技信息研究所主编)、《中国科学计量指标:论文与引文统计》(中国科学院文献信息中心主编)。

1. 核心期刊

核心期刊是指刊载某学科文献量大,文摘率、引文率和使用率均高的那部分高质量期刊。

(1) 统计方法

① 载文法。这是将某一领域的期刊按照相关载文量的多少递减排列,然后累计排在前面的 n 种期刊的载文量的方法。当此载文量与所统计的全部期刊总载文量的百分比达到了选定的要求,即可确定前 n 种期刊为核心期刊。

② 文摘法。这是根据被书目文献数据库摘录情况将期刊依次排序的方法,凡期刊中被摘录或索引的论文数量较多者,可选为核心期刊。

③ 流通率法。这是对馆藏期刊在一定时间内的外借次数、馆内阅览次数、复制次数进行统计分析,流通率高的即为核心期刊。

④ 引文法。这是根据期刊上文献被引用情况的统计,如按照文献被引量、影响因子、即时被引指数等将期刊排序的方法,靠前的被引用率高的期刊被认为是某一学科的核心期刊。

⑤ 专家评审法。这是由各学科领域的专家、主编等对各学科的学术期刊打分、评选的方法。

⑥ 综合法。因以上各种测评方法都存在局限,于是将引文法、文摘法和流通率法等多种方法结合起来进行测定,就是所谓的综合法。

(2) 评价工具

由北京大学图书馆主编的《中文核心期刊要目总览》对每种期刊的基本情况(如主办单位、联系地址、专业范围等)都有介绍,查阅此书具有很强的现实意义。科研人员查询核心期刊目录及作者投稿都是有选择性的。科研人员撰写论文,其目的不仅仅在于发表论文,更重要的是论文能被他人阅读,成果能被社会认可、引用,并对社会发展和科技进步起到积极的推动作用。这就要求作者要根据自己论文的内容和适应范围等,有目的地向适当的期刊投稿。如果一篇研究水平较高的论文被不对口的期刊录用,则会因读者群和发行范围等方面的因素,使得阅读的人很少,无法发挥其作用。因此,科研人员应在保证学术水平的前提下,选择合适的核心期刊来投稿。

2.《中国科技期刊引证报告》

科技部自 1987 年起,委托中国科技信息研究所编制"中国科学引文索引"(Chinese Science Citation Index,CSCI),并参照 JCR 的模式,编制了《中国科技期刊引证报告》(CJCR),即中国的 JCR。它所用的期刊引用计量指标主要用于显示该期刊被科研人员使用和重视的程度,可以帮助科研人员确定相关领域的国内核心期刊并有针对性地发表论文,提高论文的知名度,使更多的同行专家能对其进行评价。与 JCR 一样,它只是从某些角度评价期刊的影响力的指标,而不是用来评价某篇论文的质量水平的。

3.《中国科学引文数据库》

中国科学引文数据库(Chinese Science Citation Database,CSCD)是由中国科学院文献情报中心研制的引文数据库,主要统计数据有:被引频次最多的中国科技期刊 500 名排行表,中国科学引文数据库来源期刊影响因子表和中国科技期刊被引频次及影响因子排行表等。

4. Journal Citation Reports

Journal Citation Reports,简称 JCR,即期刊引用报告。位于美国费城的科学信息研究所(ISI)于 1961 年编制出版了世界著名的引文检索刊物科学引文索引(Science Citation Index,SCI)。之后美国科学信息研究所根据 SCI 提供的数据每年出版一份期刊引用报告。期刊引用报告是依据文献引用情况来对期刊影响力进行评价的工具,它从不同的角度揭示了期刊间的引用和被引用情况,列出了每一学科按各引文指标排名的期刊表,从而定量地反映每一种期刊在本学科领域中的排名,是反映期刊质量的定量指标。

5. SCI

科学引文索引(Science Citation Index,SCI)是由美国科学信息研究所(ISI)1961 年创立出版的引文数据库,是世界著名的三大检索系统之一,另外两个是 EI(工程索引)和 ISTP(科技会议录索引)。所谓引文索引是指从被引论文查找引用论文的一种文献检索方法。一篇科技论文在写作过程中需要参考其他有关论文,或将其作为理论依据,或将其作为比较对象,或借其说明自己的创新之处,一些评论性论文更是以评论其他论文作为自己的任务。这种参考他人研究成果的引用工作也是论文创作的重要部分,发表科技论文时应该以引用书目或参考文献的方式列在文后。这样就形成了论文间相互引用与被引用的"关系网",由此就建立了引文索引。

SCI 的所有论文都是从 ISI 庞大的自然科学资料库中选取的,该资料库的主要文献是期刊,也有少量的会议文献、报告、专著、丛书等出版物。科研人员可以运用引文数据、期刊标准和专家评判的方法选择某一种期刊。其中,引文数据是定量的硬指标,它客观、公正,具体指标包括引文量、影响因子、当年指标三项。SCI 索引不仅可以从引文角度评价文献的学术价值,还可以快速地组建研究课题的参考文献网络。如果某期刊被 SCI 收录,则该刊物上发表的所有论文都被 SCI 收录,这只能说明该论文所在期刊的各项指标已经达到 SCI 收录要求,并不是说被 SCI 收录的论文全是高质量的。

6. 引文索引的作用

(1) 追踪

通过引文索引,可检索出一篇文献的参考文献及后来引用它的文献,从科学的角度查明文献与其他文献的引证关系,反映各项研究之间的联系,从而了解其所论述问题的产生原因和目前的研究进展,以追踪课题的相关情况。同时综合性引文索引通过揭示文献之间的联系,可以使读者追踪学科之间的交叉渗透,了解其间的联系。

(2) 评价

① 评价学术论文的价值和影响力。通常情况下,高质量的文献被引用的次数多,有生命力的论点被引用的年限长。一旦了解了文献被引用的情况将有助于评价文献的科学价值和影响力,有助于用户选择合适的文献。

② 评价学者的科研水平和影响力。往往在某一学科领域卓有成就的人,其论文经常被引用。因此,作者发表文献的被引用情况有助于评价作者的科研水平和影响力。

③ 评价学术期刊的整体质量。学术期刊所刊载论文的被引用情况可以用来对期刊进行评价。评价指标有影响因子、被引半衰期、被引频次等。

④ 评估机构、城市、国家和地区的宏观科研水平。从其科技论文的发表数量和被引用情况,可以判断它的整体科研实力。

(3) 分析

通过引文索引可以获得各项评价指标,根据查出的相关数据进行计算和分析。同时,可以利用引文数据库,检索出各个国家、地区、学科领域的多频次被引用文献,利用引文分析法从中了解学科的研究热点。这些数据还可被科研人员用来确定研究方向或领域,被科研管理部门用来分析和追踪国际研究热点,判断科学发展的趋势,确定可以资助的重点。

8.2 常用文献管理软件

当今科研人员在从事科学研究前都需要搜集大量的文献进行研读。面对大量的文献,如果没有好的文献管理工具,仅仅借助个人的能力进行文献分类管理是相当麻烦的,因此,亟待出现文献管理的软件。文献管理软件是集检索、管理、分析及论文写作为一体的,能高效地帮助用户进行文献管理的软件。比较有名的文献管理软件有 Endnote、NoteExpress、医学文献王、Reference Manager 等。

8.2.1　Endnote

Endnote 是 ISI 的产品,是 ISI Web of Knowledge 平台的一部分,为用户提供检索和分析文献等方面的功能。Endnote 分为单机版和网络版两种,其单机版的使用方法和 NoteExpress 使用方法类似,在此仅介绍网络版的使用方法。

Endnote Web 免费提供购买了 ISI Web of Knowledge 平台的用户使用的软件,在 IP 允许范围内的用户都可注册使用。首次使用时需要注册一个账户,注册并登录成功后可在网页上找到我的参考文献、收集、组织、格式化和选项五个工具栏。利用以上工具栏可实现以下四个功能。

1. 收集文献

(1) 在线检索

Endnote Web 可以直接对 Web of Science、PubMed 和其他许多文献数据库进行在线检索,用户通过"定制列表"收藏个人常用的数据库链接地址,选择一个数据库,输入检索条件检索后,选择要保存的检索结果,添加到组,即"My Groups",即可保存,默认为未归档文献。

(2) 新建文献

新建文献即通过手工录入的方式逐条输入的文献,用于没有题录信息的输入。

(3) 导入文献

利用 Endnote Web 提供的各种导入过滤器,以及标准的 RefMan(RIS)和制表符分隔格式,可以成批导入文献。在主界面上单击"收集",进入后单击"导入参考文献",在文件处单击"浏览"找到并选择包含参考文献数据的文件和过滤器字段,选择与参考文献数据格式匹配的过滤器格式,选择保存位置后,单击"导入"即可。

2. 管理文献

管理文献是在"我的参考文献"界面对收录的参考文献进行编辑、检索、分组等操作。

3. 组织文献

Endnote Web 对专题文献进行网络协作管理。"管理我的组"可以对个人的文献分组进行管理和共享,设置要共享的文献分组及允许访问的 E-mail 账户;"其他人的组"可以阅读其他人的共享文献;"查找重复项"可以检索个人收集的文献里是否有重复的文献。该功能对同课题组研究者之间共享文献是很重要的。

4. 格式化参考文献

Endnote Web 的格式化工具栏中主要设置了"书目""Cite While You Write""格式化论文"和"导出参考文献"子菜单。"书目"可把收集的文献按照指定的书目输出格式及指定的文件格式保存为文本、打印或发送到电子邮件中;"Cite While You Write"用于当使用 Word 撰写论文时自动插入参考文献并设置引文和书目的格式;"格式化论文"可对论文的参考文献按照指定期刊格式进行格式化;"导出参考文献"可把指定的参考文献以 BibTex 或 Endnote 格式导出。

8.2.2 NoteExpress

NoteExpress(简称 NE)是北京爱琴海软件公司设计的一款文献管理软件,它实现了对文献的导入和有序化管理等功能。它所管理的文献对象主要是各种题录信息。题录,是指描述文献外部特征的条目,通常包含文献的题名、著者、出处等信息。该软件主要功能如下。

1. 建立题录数据库

用户安装好软件后,根据个人的需要建立相关文献的题录数据库,选择"文件"菜单下的"新建数据库"项,命名后单击"确定"按钮进行保存。在新建数据库中可以通过三种方式建立新的题录信息:手工建立、检索结果的批量导入和从在线数据库检索后直接导入。

(1) 手工建立题录

数量不多且零散的文献,可以选择手工建立题录。选中所需建立题录信息的文件夹,在右边的题录列表中右击,选择"新建题录",确定题录类型,输入作者、题名、出处等信息后保存。

(2) 检索结果的批量导入

对于已有的文献题录信息或者在数据库中提供了自动生成题录数据的文献,可以用NoteExpress 的批量导入功能。在提供自动生成题录数据的数据库(如 CNKI 或 PubMed)中进行检索,将检索结果中切题的题录信息选中,输出到剪贴板或特定文件夹下保存,而后在 NoteExpress 中选择相应的数据库。选择"文件"菜单下的"导入题录"项,选择文件来源及过滤器,将题录信息导入到当前数据库中。

(3) 从在线数据库检索后直接导入

NoteExpress 集成了一些在线数据库或信息源。用户可以通过 NoteExpress 工具栏的"检索"命令选择"在线检索"项,在弹出的检索框中输入检索条件,直接检索并保存题录,这样可以把相应文献自动添加到题录数据库(在 NoteExpress 中建立的)中。

2. 管理数据库

在 NoteExpress 建立了题录数据库后,可对其中的文献进行管理,包括排序、查重、笔记和检索等。

(1) 排序

单击题录区某个字段(如题名、作者等)项的标题栏,即可按照此字段进行排序。

(2) 查重

对于重复的数据进行处理即为查重。打开"查找重复题录"窗口,选择需要管理的文件夹,设置查重的条件即可开始查重,之后可将重复的数据删除。

(3) 检索

要阅读 NoteExpress 的题录,可以利用检索功能实现。确认好要检索的文件夹,在工具栏的检索框中输入检索词,然后按"回车"键即可。如果有多项条件的设置,可单击"检索"下的"在个人数据库中检索"项进入高级检索界面,输入检索词,限制检索的其他条件,单击"检索"按钮即可。如果要追踪某一专题的趋势,则可将检索后的检索词所在文件夹进行保存操作,即选好专题文件夹单击"保存检索",这样可以保存检索结果,并且该文件夹的内容会自动更新,一旦新加入的题录信息满足该检索条件,则会自动出现在该专题文件夹中。

(4) 全文管理

在科研过程中,常会收集大量的论文原文,如何对庞杂的论文进行有效管理呢? 在NoteExpress 中就能解决这个问题。该软件可以将文献全文或任何格式的文件以添加附件的方式与题录形成关联,组成个人的资源库。在需要添加附件的题录上右击,在快捷菜单中选择"添加附件",确定附件的类型(文件、文件夹、网络链接或笔记等),选择要添加的文件即可完成添加操作。当要阅读时双击附件就能打开该文件。

(5) 笔记

收集的文献要经过个人阅读才可转变为自己的知识,然而在阅读的过程中常会需要及时记录下心得,NoteExpress 提供了这样的笔记功能。用户可以通过两种方式创建笔记,一种是在选中笔记的文件夹后,在笔记列表上右击直接创建笔记;另外,可以在选中的题录上右击,在弹出的快捷菜单中选择"为题录新增笔记"来增加笔记。要想在以后阅读相关文献时查阅笔记,需要把笔记和题录做好关联,以后需要时点击题录下方的"笔记"即可打开笔记。

(6) 统计、分析

研究人员常需要对研究课题的文献进行定量分析,如统计文献的年度分布、作者分布、期刊分布等情况,以掌握该课题的研究状况和发展趋势。利用 NoteExpress 就可实现以上目标。用户只需在 NoteExpress 中建立一个文件夹,把要统计的课题数据导入后,在文件夹上右击,在弹出的快捷菜单中选择"文件夹信息统计",就能得到按照年份、期刊、作者等字段的统计资料。

3. 利用其撰写论文

科研工作者运用 NoteExpress 管理文献资料时,不仅能提高文献的利用效率,同时,也可以利用 NoteExpress 在论文中插入格式化的参考文献。

(1) 插件功能

安装了 NoteExpress 的计算机每次打开 Word 文档时,都会在左上方显示工具栏。功能从左往右依次为转到 NoteExpress、在数据库中检索、插入引文、编辑引文、格式化参考文献、去格式化、定位引文、查找引文、查找上一条、查找下一条、插入笔记、清除域代码、导出到数据库等。如果没有该插件,请单击 NoteExpress 菜单工具"选项"下的"扩展"子菜单,重新安装 NoteExpress Word 插件。

(2) 撰写论文

在 Word 里插入参考文献题录的步骤如下。

① 选择 Word 插件上的"转到 NoteExpress"项,启动 NoteExpress 软件。

② 在 NoteExpress 主界面上选中"题录"文件夹,单击,选择右侧题录列表中的目标题。

③ 切换到 Word 文档界面,将鼠标指针移至要插入的注释处,单击,选择插件列表中的"插入引文"项。单击 Word 插件的"格式化"项,选择"浏览",选择要使用的输出样式,单击"确定"按钮,即可自动完成引文格式化。用户还可在文中插入引文处,单击"编辑引文"按钮

编辑引文格式,单击"样式"按钮设置引文的输出样式等。

参考文献设置完成后,如不再修改,可单击插件上的"去除格式化"按钮;单击"清除域代码",断开与 NoteExpress 的关联。注意执行此步骤时要先关闭 NoteExpress 软件。

4. 参考文献的导出和交换

NoteExpress 的题录可以导出,便于用户之间的交流,具体操作如下。

① 在题录列表中选中需要导出的题录。

② 选择菜单"文件"下的"导出题录"项,确定导出题录的数据样式。

③ 选中要输出的题录,通过"文件"下的"导出题录"项进行操作。

8.3　医学论文写作

8.3.1　医学论文写作概述

撰写科学论文是研究工作的重要组成部分。它既要总结科研成果,又能启迪人们的科学思维。如果只做科学实验而不撰写论文,则成果无法体现,更不能进行推广和交流,也就丧失了科学研究的意义和作用。医学科学论文是医学研究实践和临床观察的总结。它有助于将研究结果提高到理性认识水平,为医学科学事业交流、积累、继承和发展提供条件和依据。因此,医务工作者及医科学生必须学会运用论文形式报道来交流自己的研究成果,为医学科学事业的发展与进步做出应有的贡献。医学论文是科学论文的一种,是对医学领域的现象(问题)进行探讨、研究和描述科研成果的文献,是医学研究实践和临床观察的总结。

8.3.2　医学论文写作特点

1. 医学论文的特征

医学论文的特征是由科学研究的性质所决定的,因此,必须以严谨的科学态度撰写论文,在坚持理论与实践相结合的同时,还应遵循下述原则。

(1) 医学论文的科学性

科学性是医学科学论文写作的基本要求,是医学科学论文的灵魂。主要体现在:① 论文内容的科学性。要求论文研究内容是真实的,不仅能够客观地反映医学科研的实践与经验,其科学价值还应该能接受实践的检验。② 论文表述的科学性。要求表述准确、明白,也就是语言使用要十分贴切,不得含糊;概念的表述上要选择科学术语;数值的表述要严谨、准确,并经统计学处理。③ 论文结构的科学性。其结构要具有高度严密的逻辑性,要用相关分析、综合归纳等方法从错综复杂的事物事理中找到其内在规律性。

(2) 医学论文的创造性

科学论文的精髓在于创新。创新是一个国家和民族进步的灵魂,是推动社会进步的杠杆,是国际竞争取胜的标志。因此,创新既是科学研究的生命,又是科学论文的生命。一篇科学论文社会价值的高低,关键在于能否在前人研究成果的基础上提出新发现、新成果、新办法,提出新的独创观点,其结果能否服务于社会。衡量科学论文价值的根本标准在于它有没有创造性。评价一篇医学论文是否具有先进性或创造性,许多人采用"DICA"作为判断的标准,即 discovering(发现),inventing(发明),creating(创造),advancing(先进)。

为保证论文的先进性和创造性,在决定科研方向和论文题目前应通过查新检索,尽可能多地查找国内外有关资料,了解有关信息及研究水平,防止重复劳动。

(3) 医学论文的实用性

医学论文应有其实用价值。医学论文的实用价值主要看其理论是否能用于指导临床实践,能否推广应用,其方法、技术是否可供实用,是否有助于解决疾病诊断、治疗中某个技术问题。能推动医学发展或提高技术水平的都是有实用价值的医学论文,这些论文具有较高的科学价值和实用价值。

(4) 医学论文的学术性

一篇医学论文没有学术性,就没有了科学论文的资格。学术性,即论文侧重于对事物进行抽象的概括或论证,基本内容不是客观事物的外部直观形态和过程,而是事物发展的内在本质和发展变化的规律。用通俗的话来说,就是论文应站在理论的高度上回答现实问题。要遵循逻辑思维规律,将粗浅、零散的感性材料,经过抽象概括、归纳推理以及分析综合等上升为理论认识。切忌就事论事,把论文写成消息报道和实验报告。

(5) 医学论文的规范性

从 1665 年法国巴黎和英国伦敦出现期刊后,加速了科学信息传递,但写作和编辑均无规范。据 1978 年 1 月欧美 19 家英文期刊编辑于加拿大温哥华研究确定了期刊投稿的统一要求,即国际医学期刊编委会公布的的国际标准《生物医学期刊对原稿的统一要求》。又称温哥华格式。我国于 1987 年正式颁布了国家标准《科学报告、学位论文和学术论文的编写格式》(GB 7713—87)。对论文的题目、作者、摘要、前言、方法、结果、讨论和参考文献的写法都有严格的要求,对图表的制作、数字计量单位、名词术语、省略语、标点符号都有规范要求。

(6) 医学论文的可读性、平易性

学术论文讲的是复杂的科学理论问题,只有容易为人们所理解,才能达到描述科研成果、交流信息的目的。因此,医学论文要有可读性、平易性。要注意层次分明,重点突出,明白易懂。

2. 医学论文的种类

医学论文分类方法很多,主要按论文资料来源、写作目的、医学学科及课题的性质、研究内容及资料内容、论文的体裁等方式进行分类。

(1) 按论文资料来源分类

根据医学论文使用资料的来源,通常将论文分为原著和编著两大类。

① 原著论文

原著论文又称原始论文,即著作的原本,是作者经过具体选题所进行的调查研究、实验研究、临床研究的结果和临床工作经验的总结,是作者的第一手资料(即直接资料)。其内容比较广泛,可以是实验研究临床观察、调查报告、病历报告、病历讨论;也可以是医学理论上的创新见解和新的科研成果;还可以是某种新理论、新技术应用与实际所取得的新进展的科学总结。原著论文既是具体单位和个人科研水平的重要标志,又是医学科研工作者提出的某些假说和观点的主要载体。它的主要形式有论著、短篇报道(如病例报告、技术革新成果、经验介绍)等。医学杂志主要由原著论文组成。原著论文应有作者自己的见解及新的观点、新理论和新方法,以推动医学科学向前发展。

② 编著论文

编著论文其主要内容来源于已发表的资料,即以间接资料为主,属于第三次文献。结合作者个人的部分研究资料和经验,把来自多种渠道的、分散的、无系统的、重复的甚至矛盾的资料,按照个人的观点和体系编排起来,使读者能够在较短时间内了解某一学科领域或某一专题的发展水平及进展情况。医学期刊中的综述、讲座、专题笔谈、专题讨论等多属于编著之列。

编著性论著内容虽不完全是作者亲身所做的研究,但它充满着新观点、新见解、新设想、新资料。它为原著性论文提供大量最新信息,使医学某一领域或某一专题更加系统化、条理化、完整化和理论化,是医学论文的重要组成部分之一。

(2) 按论文写作目的分类

根据医学论文写作目的,通常将论文分为学位论文和学术论文两类。

① 学位论文

学位论文是作者从事医学科学研究取得创造性的成果或有了新的见解后,以此为内容撰写而成的,作为申请授予相应学位时评审用的学术论文。学位分为三级,学位论文也相应地分为学士论文、硕士论文、博士论文。

学士论文应能表明作者确已较好地掌握了本门学科的基础理论、专业知识和基本技能,具有从事科学研究工作或担负专业技术工作的初步能力,并能解决不太复杂的问题。由大学本科毕业生在老师的指导下撰写。篇幅在 8 000 字左右。

硕士论文应能表明作者确已掌握了本学科坚实的基础理论和系统的专业知识,并对所研究的课题有新的见解,有从事科学研究工作或独立担负专业技术工作的能力,能够解决科学研究及技术工作中比较复杂的问题。由硕士研究生在导师的指导下撰写。篇幅在30 000～40 000 字之间。

博士论文应能表明作者确已掌握了本学科的坚实宽广的基础理论和系统深入的专门知识,并且具有独立从事科学研究工作的能力,在科学研究或专业技术上取得了创造性的成果,反映出作者在某一领域有渊博的知识和熟练的科研能力。由博士研究生独立撰写。篇幅在 50 000 字以上。

② 学术论文

阐述所取得的新成就、新技术、新观点、新发现。目的是向本专业的读者进行学术交流,如:期刊上发表的论文和学术会议上交流的论文。篇幅不宜过长,一般以 5 000 字左右为宜。

(3) 按医学学科及课题的性质分类

① 基础医学论文

主要有两种类型,即研究报告性质的论文和技术交流方面的论文。研究报告包括实验室资料汇总及现场调查资料汇总;技术交流主要是介绍实验技术,介绍有关仪器的设计、制造和使用方法。

② 临床医学论文常见的有 7 种类型

临床经验体会，是对临床工作的某一方面或某种疾病的诊疗方案及治疗措施所做的回顾性总结。通过总结，对临床工作进行分析、评价、鉴定，找出其中规律性的东西，使实践经验上升到理论，从而进一步指导临床实践。

临床总结报告，也称疗效观察。它是通过临床医务工作者在一定阶段内，以其所积累的相当数量的一组相同病例，用某一特定治疗方案的疗效观察总结为主要依据撰写而成的医学学术论文。

专题研究总结，是针对临床选题、科研成果或某一阶段结果的总结性的科研论文。此类论文首先要有课题研究计划和预期目的，在研究中按照预先设计的项目，严格记录，而后对研究观察所得的结果进行整理、归纳、总结。

新技术、新方法报道，是介绍新技术的应用方法，并对基本原理及有关知识进行阐述的文章。这类论文撰写范围广，既可写新诊疗方法，新的化验（诊疗）技术及其他辅助检查技术，新发展的手术方法，新型医疗器材和新的电子、激光医疗仪器的临床应用等，又可以写在原有技术基础上进行革新或改进的经验。撰写重点在于使用方法或操作步骤、技术原理、临床应用及效果。

病例分析，是对一组相同疾病的有关资料进行分析、讨论的文章。作者根据自己的临床积累与写作目的，将某一时间内相同疾病的病例资料汇集在一起，取其全部病例或选择一定数量的病例，按照设计要求，分几个具体项目进行统计和整理，将所得数据进行统计学处理，经过分析后撰写而成。

病例报告，又称个案报道，是指对个别少见或特殊病例的病情及诊断治疗方法所做的书面报告形式的文章。论文的重点在病情介绍和讨论（体会）两个部分。

病案讨论，也称病理讨论，是对疑难病例或病情复杂病例的诊断、治疗、发病机理进行讨论，并将讨论记录整理成文的一种医学论文。

③ 流行病学调查报告

这类论文的目的在于阐明疾病在时间、空间和人群中的分布特征，并研究影响这种分布的决定因素，揭示和探求疾病的流行规律、病因，或对各种治疗、预防效果做出科学的评价。

（4）按论文的论述体裁分类

根据医学论文的论述体裁，可将论文分为论著、文献、综述、述评讲座、技术与方法、临床分析疗效观察、病例报告和医学科普论文等。

① 论著

论著多为科研论文。基础医学多系通过科学实验的直接观察，发现和收集新的材料及结果，并有新的创见。科学上许多突破性成果就是通过这类研究所取得的。临床研究多系列专题研究总结也属于实验研究论文，按设计项目做记录，对结果进行归纳、总结。

② 经验交流

经验交流其内容可包括科研方法、科研经验、临床病例分析、病例报告（个案报告）以及临床病例讨论等。经验交流可为深入研究某些问题提供资料。比如疾病的首次发现、首次报道，虽例数不多，只要资料翔实，便可进行交流。至于对某些疾病的诊疗所做的回顾性总结，经过分析找出其规律性，并从理论上加以阐述，从而进一步指导临床实践，无论经验或教训均可交流。

③ 技术方法、技术革新

技术方法、技术革新指在技术方法上有创造性或重大改进,关于新技术的应用及操作步骤的文章。

④ 文献综述

文献综述是作者从一个学术侧面围绕某个问题收集一定的有关文献资料,以自己的实践经验为基础,进行消化整理、综合归纳、分析提炼而形成的概述性、评述性的专题学术论文。

(5) 按论文的研究内容分类

根据论文的研究内容可分为实验研究论文、调查研究论文、实验研究论文、资料分析论文、经验体会论文 5 类。

8.3.3　医学论文写作基本格式及要求

1. 基本结构

医学论文的基本结构主要包括论题、论点、论据和论证 4 大部分,也称之为医学论文的 4 大基本要素。

(1) 选择论题

撰写医学论文首先要选好论题。一个好的论题应该是:文题相符,主题突出,鲜明确切,概括全文,反映论点。

(2) 确立论点

论点是论文的核心,是作者提出的观点和主张。论点既是文稿论述的中心,又是论文的灵魂和核心,对论点要求正确、鲜明、集中、完整。

(3) 应用论据

论据是从数据和事实上或理论上用以阐明论点的各种资料,它是论文的重要组成部分,是论点成立的依据。一篇论文的论点能否确立,主要依靠论据。假如论据充分而可靠,论点就正确可信。对论据的要求是客观、真实、可靠,材料充分,有说服力。

(4) 论证方法

论证是组织、安排、运用论据证明和阐明论点的方法和过程。要想阐明论点,不仅要有正确的论点和充分可靠的论据,而且还必须通过论证,使论文的观点和材料统一起来。医学论文中常见的论证方法有以下三种:① 比较和分析的论证方法;② 由一般到特殊的论证方法;③ 综合归纳的论证方法。

2. 一般格式

医学论文由于研究项目、内容、要求和文章体裁的不同,论文的格式与写作方法也不完全一样。常见的医学论文都有较固定的格式。但不同的期刊在某些细节上可能会略有区别,因此在写作时还要参考所投期刊对论文的格式要求,多数期刊在每年的第一期刊出该刊论文及参考文献的格式要求。以下介绍医学论文的一般格式及学位论文和医学综述的写作要点。

（1）医学论文的一般格式

基础医学研究、临床医学理论研究和实验研究等各类学术研究论文，一般由前置部分、主体部分和附录部分构成。前置部分包括题名、著者、摘要、关键词、《中国图书馆分类法》分类号、文献标识码等；主体部分包括引言、材料和方法、结果、讨论、结论、参考文献等；附录部分常常是一些插图和表格等。以下是各部分的写作要点。

① 篇名

篇名要求概括性强，准确而具新颖性，切忌空泛、小题大做；篇名可以从科研"三要素"（处理因素、对象、研究效应）中去选词；既能反映文稿的本质又助于二次文献的编制。避免使用不常见的缩略语符号、代号、公式等；尽量不用副标题；省用不必要的非特定词，如漫谈、浅议、研究等；中文题名一般在 20 个字左右，外文题名一般不宜超过 10 个实词。

② 责任者署名

责任者署名包括责任者姓名、单位、邮政编码及 E-mail 地址。所谓责任者，是对论文的科学性、创新性、学术性等负有直接责任的著者。责任者署名要坚持实事求是的原则，按所承担责任和贡献大小进行排列。根据温哥华格式的要求，署名责任者应具备的条件是：参与论文主题内容的构思与设计，资料与数据的采集、分析和解释；起草论文或对其中重要理论内容作重大修正；参与论文撰写，了解论文全部内容，且有答辩能力并同意发表。作者单位和地址应详细；外文署名用汉语拼音，姓前名后，姓名的首字符应大写，其间留空格，双名或双姓的拼音字符连写，不加连字符号。署名不宜过多，一般不超过 6 人，其余参加者或提供部分资料的单位和人员、指导者、协作者、审阅者均可列入致谢中。

③ 摘要

摘要是医学论文的重要组成部分，只有极短（少于 3 000 字）的报道类文章可省略。摘要是以提供文献内容梗概为目的的，是全文的高度总结和概括，使读者、编者和审稿人对论文大概内容一目了然，可大大节省编辑部和读者的宝贵时间。随着期刊信息化管理及交流的扩大，摘要将被各类文献或数据库所采用。因此，必须认真对待摘要的写作。摘要的字数一般在 300 字左右，英文摘要可适当长一些，与中文摘要在意义上基本对应。结构式摘要一般包括目的、方法、结果、结论四部分。

目的。简要说明研究目的和意义，切忌冗长，目的部分的文字最好不是对文题的简单重复。如《脑膜炎后全聋病人多通道人工耳蜗植入术》一文，其目的为"评价脑膜炎后全聋病人耳蜗植入术的可行性"。

方法。应简述研究材料（对象）的数量及特征，新的或改进的方法及设备，研究的设计方案及观察指标，资料的收集处理和统计学分析方法等。描述要具体、明确。如《经鼻内镜下摘除蝶鞍占位性病变（附 7 例分析）》一文，其方法为"蝶鞍占位性病变共 7 例；垂体微腺瘤 5 例，巨大垂体腺瘤 1 例，鞍区炎性坏死性肉芽肿 1 例。6 例采用经鼻-蝶入路，1 例采用经鼻-鼻中隔-筛-蝶入路"描述简单、明了。

结果。为摘要的重点部分。提供研究所得出的主要结果，列出重要数据，说明其可信度及准确性的统计学分析结果。在结果部分要尽量用具体数据说明，避免用"高于""低于""大于""小于"等笼统字眼。如《44 例喉部分切除术的临床分析》结果为"全部病例的言语功能均有所恢复，均能经口进食，总的拔管率为 73.3％。Ⅰ期的 5 年生存率为 87.5％，Ⅳ期的 5 年生存率为 65％。总的 5 年生存率为 77.27％"。结果描述的数据比较具体。

结论。应根据研究的目的和结果得出主要的结论性观点，并指出研究的价值和今后有待探讨的问题。下结论要尊重事实、客观，作者要有科学的态度，既要避免妄下结论，也不要不敢下结论。如上文列举的《44 例喉部分切除术的临床分析》的结论"喉部分切除术是治疗喉癌的有效方法之一，但对一些晚期喉癌病例需要慎重选择"，此结论就比较客观。

④ 关键词

关键词是能表达论文主题内容特征的、具有实质意义的单词或词组，一般是从题名、摘要、正文中提取。关键词所采用的词或词组应尽可能规范化，以便于检索，可参考《医学索引》(Index Medicus)中的医学主题词表(list of medical subject heading)，也可参考《医学主题词注释字顺表》；中医药关键词可参考《中医药主题词表》。一篇论文列出 3～8 个关键词，最多不超过 10 个。

⑤《中图法》分类号

可查阅我国医学院校图书馆使用的《中国图书馆分类法》分类体系中的 R 类，并依次逐级找到与论文主题相对应的类号。

⑥ 文献标识码

为了便于文献的统计和期刊评价，确定文献的检索范围，提高检索结果的适用性，每篇论文或资料应标识一个文献标识码。"中国学术期刊(光盘版)检索与评价数据范围"共设置 A、B、C、D、E5 种文献标识码，它们表示的含义如下。

A：理论与应用研究学术论文(包括综述报告)；

B：实用性技术成果报告(科技)、理论学习与社会实践总结(社科)；

C：业务指导与技术管理性文章(包括领导讲话、特约评论等)；

D：一般动态信息(通讯、报道、会议活动、专访等)；

E：文件、资料(包括历史资料、统计资料、机构、人物、书刊、知识介绍等)。

⑦ 引言(前言、序言)

引言是论文最前面的一段短文，其内容包括论文的研究目的、主要方法、进展、现状、意义等。引言的篇幅不宜过长，开门见山而有吸引，不要过多地介绍该研究的历史状况，文字应少而精。一般引言的字数为 100～300 字，约占全文字数的 10%。

⑧ 材料与方法

说明实验所用的材料方法和研究的基本过程，详细描述其步骤，提供论文科学依据，以便使他人可用同样方法重复验证。不能重复验证的实验结果，在科学上是不被承认的。

基础研究论文一般为受试对象与分组；使用的设备与仪器；研究的条件和方法；检测项目与指标；数据处理与统计学分析。

临床研究论文一般为一般资料，包括患者情况、症状与体征检查结果、诊断标准和最后诊断；治疗方法，包括患者分组、各组情况、治疗方法(使用设备、治疗方案和疗程)；检测项目与观察指标；疗效评定标准；统计分析方法。

⑨ 结果

结果是论文的核心部分，讨论由此引发，判断推理由此导出，结论由此得出。其写作技巧在于统计分析，应将原始数据或资料，按研究目的要求做统计分析，借助图表和文字加以表达。要求整理核准数据、将有意义的数据分组汇总、制作频数表做统计分析，经统计处理后的数据，采用图表和文字按逻辑顺序加以表达。能用文字表达的不用图表，已用图表的，无须文字详述,只要强调或概括其主要表现。研究结果无论是阴性或阳性,甚至为"零"结果,只要是真实的都有价值,不可随意舍取;结果和"材料与方法"的内容应对应;图表应规范,具有自明性,统计表要简明、主谓分明、数据准确、便于比较;统计图应有标题标目、尺度、图例,图线图形绘制要准确、美观、清晰。

⑩ 讨论

这部分阐述以下内容:本研究涉及的主要原理和概念;本研究所使用方法的优缺点;本研究所得结果与已有的报道的异同之处;解释这些结果的产生机制,分清偶然性和必然性;阐述本研究的意义;理由充分时可提出新的假说,提示新的研究方向;指出本研究的局限性。这些每篇论文不必面面俱到,宜根据特点有所侧重。此部分根据论文结果结合已有的观点进行推理,得出结论,可进一步提出假说,其中推理要严谨,下结论要恰当。

结论。结论部分是根据研究结果和讨论所做的高度概括性的论断。主要是概括研究的主要内容和研究结果,指出通过研究解决了什么问题,总结发现的规律,对前人的研究或见解做了哪些修正、补充、发展、证实或否定。结论部分的写作应注意突出重点,观点鲜明,评价恰当,文字力求精练。

参考文献。参考文献是指文中涉及的或直接引用的内容的出处。论文正文之后将参考文献一一列出,做到文中论点查有实据,也表明作者尊重他人的研究成果,同时便于需进一步研究此课题的读者进行检索。论文中引用的参考文献应是作者亲自阅读过的在正式出版物上发表的原始文献,并尽可能引用近年的、较新的。未公开发表的文章不得作为参考文献引用。一篇文章中引用参考文献数不宜过多,一般论著不超过 10 篇,综述不超过 20 篇。参考文献著录时同一文献作者不超过 3 人,若超过 3 人,可以只著录前 3 个,后加"等"或"et al"(西文)、"他"(日文)、"nap"(俄文)等字样。

参考文献的著录格式举例如下:

A. 期刊

期刊分卷,每期单独编页码

如:汪国华,马进,季适东.急性出血坏死性胰腺炎的手术治疗[J].中级医刊,1995,30(8):22-25.

期刊分卷,连续编页码

如:吴梅丽,黄石安,回皓升.平板运动试验诊断冠心病的临床价值[J].中国基层医药,2004,11:907-908.

期刊不分卷

如:沈志坤.关于教育创新的几点思考[J].中国高等医学教育,2003,(<96):7-8.

卷的增刊

如:汪晓雷,凌祥,刘祖舜.家兔迷路破坏眼震电图描记[J].中华耳鼻咽喉科杂志,1995,30 增刊:13.

如:Magni F,Rossoni G,Berti F.BN-52021protetsguien-apigfromheartanaphylaxis[J].Pharm Res Commun,1988,20 Suppl.5:75-78.

期的增刊

如:Payne DK,Sulivan MD,Massi MJ,Women's pesychological reactionstobreastcancer[J].Semin Oncol,1996,23(1 Supple 2):89-97.

B. 专著

如：徐叔云，主编.临床药理学 第3版[M].北京：人民卫生出版社.2004.

专著中析出文献

如：郑芙林，刘家全.抗微生物药见：郑芙林，刘家全，傅兴治，主编.国家基本医疗保险临床药物手册 第1版[M].合肥：安徽科学技术出版社.2001.1-68.

（2）学位论文的一般格式

学士论文、硕士论文和博士论文三类学位论文水平要求不完全一样，但写作规律基本相同，而且格式与医学论文的一般格式有很多相同之处。以下是学位论文的格式及其写作的特殊要求：

① 封面

封面由学位授予单位统一印制。通常包括论文题名、所在单位、学生姓名、学科专业名称、指导老师姓名与职称、导师小组成员姓名与职称、论文完成日期等。

② 题名页

题名页与封面规定的内容基本一致。

③ 目次页

目次页由论文的篇、章、节、附录等的序号、标题和页码编排而成。

④ 中英文摘要

学位论文有两种摘要。一种摘要比较简短，篇幅、写法与医学论文一般格式中的摘要相同；另一种是详细摘要，供答辩委员会成员审阅。详细摘要的内容包括：充分反映学位论文的主要内容；所获得的主要结果和数据；讨论中的主要观点和最终的主要结论。详细摘要概括地介绍研究思路、过程及论证方法等，篇幅通常在2 500字左右。

⑤ 关键词

学位论文一般选择3~8个关键词。

⑥ 引言

学位论文的引言含选题理由、文献综述及其学术地位。通过引言，可以表明学生对该专业领域知识的掌握程度、收集文献信息的广度和深度及综合文献信息的能力。

⑦ 材料与方法、结果、结论、讨论、致谢、参考文献

这几部分的写作方法与医学论文的写作方法基本相同。但为了反映硕士、博士研究生在实验设计、基本操作、数据处理、理论分析等方面的能力和水平，在论文中对实验与设备研究过程、取得的结果、计算程序、推理论证等应写得较为详尽具体，以便评委对研究生是否掌握了坚实的基础理论和系统的专业知识，是否具有独立从事科研工作或担负专业技术工作的能力，做出恰当的评价。

⑧ 附录

附录包括在论文中没有直接引用而又与论文内容有关的原始文献、数据、图表、复杂的公式推导、照片；相关的注释、术语符号说明、全称缩写对照表；某些在正文中未做介绍的试剂配制、仪器设备；曾发表过的相关文献等。

（3）医学综述的一般格式

医学综述的作用在于它能够对医学科研或临床的研究过程进行全面系统地回顾，并反

映医学科研现状及发展趋势。在篇幅结构、参考文献等方面都有特别要求。国内发表的医学综述多为 3 000～6 000 字。最近，期刊上出现了一些短小的"微型综述"，被称为"mini-review"，高度概括现期研究、预测未来，很受读者欢迎。医学综述的前置部分与其他医学论文基本相同，其主体部分主要由前言、正文、总结、参考文献 4 部分构成。

① 前言

综述的前言简要说明写作本文的理由、目的、意义、涉及范围、学术背景、发展现状及争论焦点。一般在 200 字左右。

② 正文

综述的核心部分。其内容结构灵活多样，通常围绕中心论题，综合归纳前人文献中所提出的理论和事实，比较各种学术观点，阐明所提问题的历史与依据、研究现状与动向、发展趋势与展望等。一般可按题目大小、内容的多少及相互之间的逻辑关系安排不同层次的大小标题，按论点和论据组织材料，从不同角度叙述主题的中心内容。

③ 总结

概括正文的主要内容，得出一个简单明确的结论，并指出存在的分歧或有待解决的问题以及进一步研究的方向。一般以 300 字左右为宜。

④ 参考文献

综述是在阅读了某一专题在一定范围内的相当数量文献的基础上，经过分析研究，从中选取较有价值的信息资料，进行归纳整理而撰写的综合性描述论文。因此参考文献的选取十分重要，并注意按引用的顺序编号著录。

8.3.4　医学论文写作方法与步骤

医学论文的撰写方法，不单是一般文章的写作技巧和语言修辞，而是研究方法和研究过程在文字上的一种科学的表述和再提高，是撰写者在实际过程中知识广度和综合能力的体现，也是医学科学自身发展的结晶。一般医学论文的写作大多包括选题、构思与选材、拟定写作提纲、写成初稿、修改定稿等几个步骤。学位论文和医学综述的写作略有不同，下面分别介绍。

1. 一般医学论文的写作步骤

(1) 选题

医学论文的写作是从选题开始的，所谓选题，就是形成、选择和确定所要研究和解决的课题。选好、选准研究课题等于论文写作成功了一半。

一般来说，选题应遵循以下基本原则：需求性原则，科学性原则，创新性原则，可行性原则，经济效益原则。

选题一般包括以下几个步骤：调研、分析、发现问题；初步论证和筛选课题；评议和确定课题。选题的方式有先研究后定题；先定题后研究；逆流法。

(2) 构思与选材

每篇论文都有一定的结构，动笔之前，尽管作者不可能把每一细节、每一句话都想得十分周全，但是，论文的布局和所选的角度都必须清楚，应该考虑到文章分几部分来写，每一部分中包括哪几段，每个段落中使用哪些材料，说明哪些问题，先说什么，后说什么；哪里细说，哪里从略，都应该有个大致的设想，这就是所谓的构思。

构思是写文章不可缺少的准备过程,构思时文章的主题中心要明确,用以表现的材料要充分、典型、新颖,结构上要严谨、环环相扣,只有潜心构思,才能思路流畅,写好提纲和文章。

(3) 拟定写作提纲

撰写论文之前,应先拟定提纲作为全文的骨架,使其起到形成结构、疏通思路的作用。拟定提纲,一方面可帮助作者从全局着眼,明确层次和重点,文章才写得有条理,结构严谨。另一方面,通过提纲把作者的构思观点用文字固定下来,做到目标明确,主次分明,随思路的进一步深化,会有新的问题、新的方法和新观点的发现,使原来的构思得到修改和补充完善。提纲是论文的轮廓,应尽量写得详细一些,提纲的编写多采用标题式和提要式两种。

① 标题式提纲

标题式提纲以简明的标题形式把文章的内容概括出来,用最简明的词语标示出某部分或某段落的主要内容,这样既简明扼要,又便于记忆,是医学科研工作者常用的写作方法。例如实验研究型论文提纲通常用以下结构:

题目

A. 课题对象:课题的提出;研究的目的。

B. 材料与方法:实验目的、原理、条件、仪器和试剂;实验方法:分组情况,观察指标,记录方法;操作过程;出现问题和采取的对策。

C. 结果与分析:结果;统计学处理;结果的可信度;再现性。

D. 讨论(结论)。

E. 参考文献。

② 提要式提纲

提要式提纲是在标题式提纲的基础上较具体、较明确提要式地概括出各个层次的基本内容,实际是文章的缩写。

以上两种提纲形式,可根据自己的写作习惯选用,无论选择哪一种,其目的在于启发写作的积极性和创造性。在实际的写作过程中作者应做到既有纲可循,但又不拘泥于提纲,尽可能地拓宽思路,才能写出好的论文。

(4) 拟写草稿

拟写草稿就是根据提纲,把要写的内容依次连接起来,把实验数据和资料进行归类分析。它是对论文内容和形式的再创造过程,也是论文写作最重要的阶段。草稿的拟写方法有多种,实验研究论文的撰写多采用顺序写作法,即按照医学论文的规范体例或提纲顺序阐述自己的观点,分析实验数据。也可采用分段写作法,此种写作法多是作者对论文的中心论点已经明确,或提纲已形成,但对某一层次的内容没有把握或没有考虑成熟,而暂放一下,可先写已经成熟的段落内容,待内容成熟或进一步实验后再写作,这样不受顺序的先后限制,采取分段写作,最后依次组合而形成初稿。完成全文后,需进行前后对照检查,使全文风格一致,层次清楚,衔接紧凑,这种写法最好每次完成一个完整的部分。

(5) 修改定稿

在文章的初稿完成后,应征求各方面的意见,尤其是共同的工作者与指导者。然后加以反复推敲并作细致的修改。文章全部完成后,最好放置一段时间,再行修改。"温故而知新"常可发现重要问题,因而需要多次修改。

修改的重点；① 篇幅压缩；② 结构调整：期刊论文要求结构严谨、层次清晰、衔接得当、重点突出并有逻辑性；③ 语言修改：应具有准确性与可读性。对于"国内首创""国内空白"应有确切的依据，并避免应用"大约""可能"之类的字眼，还应避免应用非专业术语；④ 内容修改：根据自己写作的意图或要论证的内容材料，使内容修改得更为翔实、观点明确、结构严谨、论据充足。

2. 学位论文的写作步骤

(1) 选题

学士论文一般由指导老师给出选题范围，让学生从中选择；硕士论文是在导师的指导下，由硕士研究生独立选择研究课题，其中，导师主要在选题方向思路方面给予指点，并创造条件充分发挥硕士研究生的主观能动性，培养其独立选题的能力；博士论文则由博士研究生靠自己的探索和创新能力，独立进行研究课题的选择。

如用某种实验手段或方法对研究对象某方面的特性或效应进行实验观察或调查观察的观察性课题，比较适合学士、硕士论文的写作；用自己已有的或创新的手段或方法探索研究对象的本质或事物的机制的探索性课题，如创建新的测试方法、某种疾病的病因学研究、病理机制的研究等，则比较适合博士论文的写作。当然，选题应尽可能注意与导师或导师小组成员的专业及研究方向相近。

(2) 收集资料

一般认为，所收集的资料包括两大类，一类为前人既往的工作状况资料，即间接资料；另一类为自己实验及实践中所得出的数据、观点等，即直接资料。直接资料的收集，这一部分工作应该是论文的中心，也是最能体现论文的科学性，最具说服力的工作内容。

(3) 开题报告

课题选定后，在研究工作开始之前，要准备向导师、同行专家作开题报告，特别是研究生的开题报告应独立完成。报告的内容主要是选题的目的意义，课题的历史背景、现状和发展趋势，本人研究的初步方案，需要解决的问题和突破的难点，预期的结果，完成的主客观条件以及对课题的先进性和可行性的论证。在导师、同行专家评议后，再作必要的修改和补充，经导师最后审阅认可后，进入研究工作阶段。在研究的某个阶段或研究结束后，便可着手论文写作。

(4) 论文答辩报告

学位论文答辩是对学生知识结构、科研水平的检验，也是对其思维能力、表达能力、解决问题的能力、信息素养等的综合考察。答辩中要重视研究的数据和结果，又要看治学态度和学风。答辩报告是学生在答辩开始时做的 20～30 分钟的论文内容的简要报告。

报告的内容和思路大致如下：先说明为什么要选择这个研究课题，关于这个课题前人曾做过哪些方面的研究、解决了哪些问题、还存在哪些问题，自己的主攻方向是什么，研究中主要根据什么理论、采用什么方法、获得哪些结果、取得什么成果、有何资料佐证、创新之处何在、有何不足、有什么新的打算，等等。另外，还要做好回答论文中所涉及的各种学术问题的准备。回答问题时要冷静，对于有把握的问题要进一步申述自己的理由；对于拿不准的问题不能盲目辩解，应实事求是地回答；对于指定回答的问题不清楚的，应谦虚地当场问清楚，然后作答。

3. 医学综述的写作步骤

文献综述与"读书报告""文献复习""研究进展"等有相似的地方,它们都是从某方面的专题研究论文或报告中归纳出来的。但是,文献综述既不像"读书报告""文献复习"那样,单纯把文献客观地归纳报告,也不像"研究进展"那样只讲科学进程,其特点是"综","综"是要求对文献资料进行综合分析、归纳整理,使材料更精练明确、更有逻辑层次;"述"就是要求对综合整理后的文献进行比较专门的、全面的、深入的、系统的论述。总之,文献综述是作者对某一方面问题的历史背景、前人工作、争论焦点、研究现状和发展前景等内容进行评论的科学性论文。

写文献综述一般经过以下几个阶段:即选题、搜集阅读文献资料、拟定提纲(包括归纳、整理、分析)、写成初稿、修改定稿。

(1) 选题

医学综述的选题要从客观需要、自我优势出发,选择新的、有不同见解的、有足够的文献资料作佐证、能够充分体现医学综述价值的课题,注意选题不要太宽,要有一定的深度。

可从以下几方面选题:医学基础理论研究的新进展、新观点;新发现的疾病或对疾病的新认识;诊断治疗疾病的新技术、新方法的临床应用情况;某一疾病的诊断、治疗现状与进展;新药物、新仪器设备的临床应用前景;各学科之间的相互渗透和新产生的边缘学科的研究概况等。

(2) 收集阅读文献资料

丰富的文献资料是撰写医学综述的基础,因此,系统地收集有关课题的医学文献,仔细阅读分析相关医学文献,消化吸收其中的精华要点,并用医学信息研究方法加以归类整理等,是撰写医学综述的至关重要的步骤。

(3) 拟定提纲

按照医学综述的选题宗旨,对收集的医学文献进行分析研究、归类整理后,拟定出简明而又充分反映综述主题内容要点的标题式提纲,对文献资料如何排列编号,细节如何安排,在什么部分讨论什么问题等应明确而具体,并注明文献资料的出处。

(4) 写成初稿

根据拟定的提纲和相应的材料,宜一次性完成初稿的写作。

(5) 修改定稿

初稿完成后,除了做常规修改外,有时需要反复阅读有关文献资料,认真校对引用材料或请有关专家审校,最后定稿。

(6) 注意事项

由于文献综述的特点,它的写作既不同于"读书笔记""读书报告",也不同于一般的科研论文。因此,在撰写文献综述时应注意以下几个问题:

搜集文献应尽量全。掌握全面、大量的文献资料是写好综述的前提,否则,随便搜集一点资料就动手撰写是不可能写出好多综述的,甚至写出的文章根本不成为综述。

注意引用文献的代表性、可靠性和科学性。在搜集到的文献中可能出现观点雷同,有的文献在可靠性及科学性方面存在着差异,因此在引用文献时应注意选用代表性、可靠性和科学性较好的文献。

引用文献要忠实文献内容。由于文献综述有作者自己的评论分析,在撰写时应分清作者的观点和文献的内容,不能篡改文献的内容。

参考文献不能省略。有的科研论文可以将参考文献省略,但文献综述绝对不能省略,而且应是文中引用过的,能反映主题全貌的并且是作者直接阅读过的文献资料。

总之,一篇好的文献综述,应有较完整的文献资料,有评论分析,并能准确地反映主题内容。

8.4　信息伦理道德及规范

信息技术的迅猛发展与应用,计算机和国际互联网的日益普及,整个社会信息化和网络化的特征越来越明显。因特网极大促进了人类文明进步,它在促进社会经济、文化和人们生活方式变革的同时,又使社会遇到了前所未有的冲击和挑战,也引发了大量的道德问题和伦理困境,诸如侵犯隐私权、侵犯知识产权、信息污染、信息犯罪、信息的不安全、数字鸿沟、国家信息主权受到威胁以及信息活动中的利益利害冲突等,这些信息化发展带来的一系列道德伦理问题已经严重地影响人们生活及和谐社会的构建,同生态问题、人口问题、生命问题一样,信息伦理问题也是人类共同面临和关注的全球性问题。

伦理学是以道德为研究对象的学科。"伦"是指人与人之间的关系,"理"是道理与规则,"伦理"是指通过社会舆论、个人内心信念和价值观以及必要的行政手段,调节人与自然、个人与社会关系的行为准则和规范的总和,同时也是个人自我完善的一种手段、一种目标。

信息伦理又称信息道德,是调节信息生产者、信息服务者、信息使用者之间相互关系的行为规范的总和,它是信息社会中基本的伦理道德之一。其基本内容包括:信息交流与传递目标应与社会整体目标协调一致,承担相应的社会责任和义务,尊重知识产权,尊重个人隐私,遵循信息法规和抵制各种各样的违法、淫秽、迷信、反动信息等。

8.4.1　信息伦理失范现象

所谓网络道德失范,是指网络社会生活中基本道德规范的缺失与不健全所导致的社会道德调节作用的弱化以及失灵,个体的道德行为暂时出现某种程度失控的状况,并由此产生整个网络社会行为层面的混乱和失序。目前,网络社会道德失范现象正以各种各样的方式表现出来,给人类正常的生产生活带来非常严重的影响。

网络道德行为失范现象主要表现在以下几个方面。

1. 信息超载

信息超载或信息过剩,指个人或系统所接收的信息超过其处理能力或有效应用的情况。在信息量激增的状态下,面对数量巨大、内容庞杂无序的信息,不但不能消除人们认识中的不确定性,反而使人无所适从。信息爆炸带来的信息超载、垃圾短信和垃圾邮件给处理和有效利用信息带来严重的危害,造成信息浪费,甚至导致信息疾病,造成严重的社会和心理问题。正如有关专家所指出的"大量无序的信息,不是资源,而是灾难"。如今信息已经远远超过了人们的信息处理能力,并成为一种严重的社会负担。

2. 信息污染

由于网络(包括计算机网络和移动通信网络)具有数字化和虚拟性,再加上目前有关网络方面的法律条文不够健全,在网络中,存在各种各样的信息污染。信息污染主要是指虚假、错误、色情、暴力、恐怖、迷信等信息。信息污染不仅影响了人们对有用信息的利用,而且带来网瘾、网恋、人际关系冷漠等许多社会问题。美国的一份研究报告称,互联网使用者有60%承认上网成瘾;有统计资料显示,台湾地区的近600万名上网人口中,有约30万人上网成瘾;我国也有青少年上网成瘾猝死网吧的报道。近来又出现了由于信息污染引起的临床症候(如大脑皮层信息输入、输出失衡,心理不适应等现象),被现代医学称为"信息污染综合征",给人们的生活、学习及身心健康造成了极大的危害。

3. 个人隐私

合理的个人隐私作为人的基本权利,应得到充分的保障。对个人隐私权的保护是对人性自由和尊严的尊重,是一项基本的社会伦理要求。随着网络功能的强大,个人数据的收集与利用更为方便和快捷,网络隐私权的侵权者往往出于各种各样的目的运用形形色色的手段,对网上用户的个人隐私信息进行非法收集甚至盗取,匿名在网上散布谣言,肆意攻击,侮辱他人人格,个人隐私面临空前威胁。轻者个人隐私权被侵犯,重者人身安全还会受到威胁。

4. 知识产权

信息技术使得知识和信息产品容易被复制,且监控和约束十分困难。搜索引擎的出现使得互联网上各类文字、图片甚至音像信息唾手可得。目前由知识产权保护而引发的法律和道德问题越来越复杂。而知识产权的保护界限处于较模糊的状态。据统计,每年有关著作权、技术专利侵权和软件盗版等所涉及的金额已达数亿人民币。

5. 信息失衡

在信息社会里,人们享有获取所应该获取信息的权利,包括信息技术、信息设备以及信息本身的获取。但是在现实生活中,由于经济发展的不平衡,信息传播媒介发展也不平衡,经济发达的国家和地区有更多的优势和条件以更快的速度、更广的渠道占有和使用信息,进而利用信息创造更多的经济财富;而经济落后的国家和地区则处于弱势,使经济的发展更加迟缓。这种国家与国家之间、地区与地区之间经济和信息技术发展的不平衡,造成了人们获取信息的能力出现了严重的两极分化。

6. 信息安全

黑客和计算机病毒是信息安全的巨大隐患。黑客是英文"hacker"的译音。原指热衷于电脑程序的设计者,是网络空间中当之无愧的技术高手。现在一般指那些未经授权而随意进入他方网络系统,破坏、扰乱、篡改、删除网络程序,读取或变更数据及程序文件的人。到目前为止,已知黑客攻击手段多达500多种,黑客及其行为对网络信息、网络安全构成了巨大的威胁,扰乱了网络社会的基本秩序,给人们造成了物质、精神或心理上的损失,因而是一种严重不道德的网络行为。

各种各样的计算机病毒如"灰鸽子""熊猫烧香""红色代码"等,严重危害着信息世界的安全。据统计,2008年2月6日到2月12日仅7天,江民反病毒中心共截获35 000余种病毒,全国共有 1 346 000 余台计算机感染了病毒。电脑病毒的感染率呈逐年增长的态势,给个人和国家带来了不可估量的损失。

7. 信息犯罪

信息犯罪行为是指利用信息技术故意实施的严重危害社会、应负刑事责任的行为。信息犯罪的类型多种多样,最常见的主要有:信息窃取和盗用、信息欺诈和勒索、信息攻击和破坏信息污染和滥用。信息犯罪给国家安全和主权、知识产权以及个人信息权等带来了巨大的威胁,并日益成为困扰人们现代生活的又一社会问题。

8.4.2 信息伦理规范和信息道德的培养

网络赋予人们自由,也正因为这种自由才使得网络具有持久的生命力。但是自由是一个相对的概念,并不是毫无限制的自由,如果我们的自由妨碍了他人正常的工作和学习,就是不道德的行为。

个人信息伦理规范是以一定形式规范、制约信息行为者的行为,反映社会对信息行为者的道德要求,一般以条文的形式从外部给予信息行为者明确的认识。许多国家的计算机和网络组织制定了相应的行为准则,以此来规范人们的网络行为。其中影响较大的是美国计算机伦理学会制定的"计算机伦理十戒":①不应用计算机去伤害他人;② 不应干扰他人的计算机工作;③ 不应窥探他人的文件;④ 不应用计算机进行偷窃;⑤ 不应用计算机作伪证;⑥ 不应使用或拷贝没有付钱的软件;⑦ 不应未经许可而使用他人的计算机资源;⑧ 不应盗用他人的智力成果;⑨ 应该考虑所编程序的社会后果;⑩ 应该以深思熟虑和慎重的方式来使用计算机。

近年来,我国为了适应信息产业的发展和信息犯罪增加的形式,也加快了信息立法的步伐,从 1992 年以来针对不同的领域制定了一系列的法规,如《计算机软件保护条例》《计算机信息系统安全保护条例》《中华人民共和国无线电管理条例》《关于惩治侵犯著作权的犯罪的决定》《中华人民共和国计算机信息网络国际联网管理暂行规定》《中国公用计算机互联网国际联网管理办法》《中国公众多媒体通信管理办法》《计算机信息系统安全专用产品检测和销售许可证管理办法》《中华人民共和国公共安全行业标准——计算机信息系统安全专用产品分类原则》《中华人民共和国计算机信息网络国际联网管理暂行规定实施办法》《中国互联网络域名注册暂行管理办法》等法律法规,这为高等学校对大学生进行信息伦理道德培育提供了相应的依据。

目前,我国大学生上网成瘾并非个别现象,这对大学生的身心健康、人身安全及人格意识和思想等都造成严重影响。因此,必须在大学生中开展网络伦理道德和网络法制的教育,使学生具备网络法制意识,树立正确的信息道德观念,能科学合理地使用网络信息资源;规范网络利用行为,指导学生处理好网络与现实的关系,提高大学生的信息素养和识别、抵制负面信息的能力;唤起大学生自我教育、自我完善的欲望,从而发展成自主的伦理道德。

总之,在信息世界中,大学生面对网络的诱惑,要懂得"勿以恶小而为之,勿以善小而不为"的深刻道理,要传承中华文明,养成上网"自省"和"慎独"的优良品质。

【微信扫码】
相关资源

参考文献

[1] 韩冬,傅兵.信息素养教育论[M].北京:北京理工大学出版社,2017.

[2] 李贵成,张金刚.信息素养与信息检索教程[M].武汉:华中科技大学出版社,2016.

[3] 杨家燕,杨颖,汤伟.大学生信息素养[M].成都:电子科技大学出版社,2014.

[4] 任国升,王建亚.信息素养训练[M].保定:河北大学出版社,2011.

[5] 陈晓红.大数据时代的信息素养教育理论与实践[M].成都:西南交通大学出版社,2017.

[6] 肖海鹏.医学计算机基础[M].北京:高等教育出版社,2014.

[7] 董卫军,高飞.网络信息检索与利用[M].北京:电子工业出版社,2014.

[8] 刘伟成.数字信息资源检索[M].武汉:武汉大学出版社,2018.

[9] 樊瑜.现代信息检索与利用[M].武汉:华中科技大学出版社,2018.

[10] 孙建军.信息资源管理概论[M].南京:东南大学出版社,2008.

[11] 赵枫.大学阅读与图书馆信息服务[M].长春:吉林人民出版社,2018.

[12] 张言彩.文献检索与毕业论文写作[M].西安:西安电子科技大学出版社,2017.

[13] 刘元江.药学信息检索技术[M].武汉:华中科技大学出版社,2016.

[14] 赵鸿萍.新编药学信息检索教程[M].南京:东南大学出版社,2016.

[15] 章新友.中药文献检索[M].北京:人民卫生出版社,2018.

[16] 胡晋红,储文功.药学信息学[M].上海:第二军医大学出版社,2015.

[17] 郭继军.医学文献检索与论文写作[M].5版.北京:人民卫生出版社,2018.

[18] 徐庆宁,陈雪飞.新编信息检索与利用[M].4版.上海:华东理工大学出版社,2018.

[19] 蔡丽萍.文献信息检索教程[M].2版.北京:北京邮电大学出版社,2017.

[20] 韦剑锋.科技论文写作与文献检索[M].天津:天津科学技术出版社,2017.

[21] 孙波,孙昊.科技信息检索[M].重庆:重庆大学出版社,2015.

[22] 海涛.信息检索与利用[M].北京:北京航空航天大学出版社,2015.

[23] 李明.科技文献检索与分析[M].武汉:华中科技大学出版社,2015.

[24] 李修乾.科技论文写作与投稿[M].北京:兵器工业出版社,2019.

[25] 陈燕,李现红.医药信息检索[M].3版.北京:人民卫生出版社,2018.

[26] 顾萍,谢志耘.医学文献检索[M].2版.北京:北京大学医学出版社,2018.

[27] 赵玉虹.医学文献检索[M].3版.北京:人民卫生出版社,2018.

[28] 胡良平.医学论文写作与编辑统计学运用[M].郑州:河南科学技术出版社,2019.

[29] 姚仁斌.医学论文写作[M].2版.北京:北京师范大学出版社,2019.

[30] 莫安胜,卢健棋,王庆高.医学论文写作实例启示[M].南宁:广西科学技术出版社,2018.

[31] 熊浩.论文写作指南:从观点初现到研究完成[M].上海:复旦大学出版社,2019.

[32] 韩磊.医学科技论文写作概论[M].郑州:郑州大学出版社,2018.